Imke Naudascher

Goldglanz jenseits der Sprache

Die Demenz meines Mannes als Weg zu verwandelnden Erfahrungen tiefer Nähe

Imke Naudascher

Goldglanz jenseits der Sprache

Die Demenz meines Mannes als Weg zu verwandelnden Erfahrungen tiefer Nähe

VERLAG HERZENSWORT

ISBN 978-3-00-065241-7
1. Auflage 2021

Verlag Herzenswort

Luisenstraße 2e
76137 Karlsruhe
www.verlag-herzenswort.de

Gestaltung: Karin Hirsch
Korrektorat: Uta Reinicke und Inge Fittschen
Herstellung: Druckerei Lokay e.K., Reinheim

Hinweis: Dieses Buch ist ein persönlicher Erfahrungsbericht und keine allgemeine Anleitung zum Umgang mit Demenz. Jeder an Demenz erkrankte Mensch bedarf einer individuellen Begleitung und Ansprache.

Der Druck erfolgte mit mineralölfreien Druckfarben ohne Alkohol und klimaneutral auf FSC-Mix-Papier in einer EMAS-zertifizierten Druckerei. Aus ökologischen Gründen wurde auf eine Schutzfolie verzichtet.

Ich widme dieses Buch
in Liebe meinem Mann

Eduard Naudascher

* 03. August 1929
† 19. September 2012

Liebe Leserinnen und Leser,

mittlerweile liegt der Tod meines Mannes Eduard (Edi, Ed) Naudascher viele Jahre zurück. Bald nach Edis Tod begann ich zu schreiben. Doch es brauchte Reifezeit, bis aus den ersten Skizzen dieses Buch wurde. Aus dem Abstand heraus sehe ich noch deutlicher als während der Zeit der Demenzerkrankung meines Mannes, wie wertvoll unsere Erfahrungen waren – für mich, für ihn, für unsere Tochter und für viele Menschen unserer Umgebung. Dies mit Ihnen zu teilen und, hoffentlich, der Erkrankung Demenz einen Teil der mit ihr verbundenen Angst zu nehmen, ist Anliegen meines Buches.

In der Einstimmung finden Sie in „Dankbarkeit" und „Inneres Wachstum" einen ersten Blick auf unseren Weg und warum ich ihn jetzt in die Öffentlichkeit gebe. Danach folgt die Darstellung dem fortschreitenden Krankheitsverlauf, mit eingeschobenen Rückblicken auf die Zeit vor der Erkrankung.

Nach jedem Kapitel bildet eine „Perlensuche" eine Zäsur in diesem chronologischen Fortgang. Sie betrachtet reflektierend unsere Erfahrungen und ist jeweils eingeleitet durch einen Gedanken meines Mannes zur Bedeutung des Schicksals unserer, in seinen Worten, „schwerbehinderten Brüder und Schwestern". Diese seine Gedanken stammen aus einer Rede, die Edi 1998 hielt, um des Schicksals seines Bruders zu gedenken, der Opfer der NS-„Euthanasie" wurde. Im Anhang ist Edis Rede vollständig abgedruckt. Sie entfaltete ihre Wirkung noch einmal ganz neu, als mein Mann selbst einer dieser „schwerbehinderten Brüder und Schwestern" wurde.

Ich habe für dieses Buch eine beschreibende Sprache gewählt und auf Fachbegriffe jeglicher Art verzichtet. So hoffe ich, dass das Erzählte durch sich selbst spricht. Vielleicht vermag es auch Anregungen für eine eigene Situation geben und helfen, die Erkrankung Demenz in der Gemeinschaft zwischen Demenzerkrankten und Helfenden zu einem menschlich reichen Entwicklungsweg für alle Beteiligten werden zu lassen. Dies würde mich sehr freuen.

Imke Naudascher — im Juni 2021

Einstimmung

„… Erfahrungen, die die üblichen Werte- und Prioritätenvorstellungen auf den Kopf stellen und deutlich machen, was in unserem Leben allein zählen wird, wenn wir eines Tages einen letzten Blick darauf zurückwerfen."

Edi 1998 [1]

Dankbarkeit

Ich begleitete meinen Mann Eduard (Edi, Ed) Naudascher etwa vier Jahre lang in seiner Demenz, bevor er in meinem Beisein starb. Unsere Beziehung, unsere Liebe hat sich in diesen Jahren der Pflege vertieft. Unsere gemeinsame Tochter war sechs, als die Krankheit ausbrach. Sie war zehn, als ihr Vater starb. Ihre Beziehung zu ihrem Vater war nah und liebevoll bis zu seinem Tod.

Wie war dies möglich?

Wie vielleicht bei jeder tiefen menschlichen Erfahrung führte unser Weg durch schmerzvolle Prozesse. Immer wieder hieß es Abschied nehmen von Fähigkeiten. Denken, Sprechen, Gehen, Stehen, Essen – alles verlor sich innerhalb von vier Jahren. Dies auszuhalten war Teil unseres Weges. Doch gleichzeitig erschlossen sich neue Ebenen der Begegnung in unmittelbarer Gegenwart, fast ohne Worte und voller Freude und beglückender Erfahrungen tiefer Nähe. Im Fortschreiten seiner Demenz lebte unsere Begegnung mehr und mehr aus der Geste. Edi – wie er in der Familie genannt wurde – konnte sich weniger und weniger in unserer Welt äußern. So ging ich in seine.

„Dass ich das erleben darf", sagte mir mein Mann eines Abends in staunender Dankbarkeit, als er bereits schwerstpflegebedürftig war und sich verbal nur noch wenig äußern konnte, und ich empfand wie er. Hätte mir jemand im Voraus gesagt, welche inneren Reifeschritte seine Begleitung uns beiden, unserer Tochter und vielen Menschen unserer Umgebung bringen würde, ich hätte es nicht geglaubt. Doch gehört diese Erfahrung mit ihm in seiner Krankheit zu dem Kostbarsten meines Lebens. Sie hat mich und mein Leben verändert. Dass meine Kraft gereicht hat, meinen Mann bis zu seinem Tod zu Hause zu begleiten, verdanke ich all den lieben Menschen, die unseren Weg mit ihrer ganzen Tatkraft und Herzenswärme mitgegangen sind. Ohne sie wäre unsere Geschichte nicht möglich gewesen. So möchte ich ihnen an dieser Stelle von Herzen danken.

Für den „Goldglanz jenseits der Sprache" eine Sprache zu finden, die das Erlebte anzudeuten vermag, war eine große Herausforderung. Ich hoffe, dieser Glanz schimmert durch meine Worte hindurch. Wer unserer Reise lesend ein wenig nahe sein möchte, ist herzlich eingeladen.

Inneres Wachstum

Mein Mann Eduard (Edi, Ed) Naudascher war in seiner beruflichen Zeit Hochschullehrer für das Fach Hydromechanik und ein Wissenschaftler von Weltruf. Während der letzten mehr als zehn Jahre seiner Berufstätigkeit beschäftigte er sich weit über sein eigenes Fachgebiet hinaus intensiv mit der Frage, wie Ingenieurinnen und Ingenieure ihrer Verantwortung für eine soziale, menschengemäße und zugleich ökologische, nachhaltige Gestaltung von Technik gerecht werden können. Als Edi im Alter von 79 Jahren die Diagnose „Morbus Alzheimer, kombiniert mit einer vaskulären Enzephalopathie" erhielt, war er schockiert. Mein Mann und ich suchten nach Literatur. Die Schriften machten uns das Ausmaß der Veränderung bewusst, die die Erkrankung auf unser Leben haben würde, und mir die Verantwortung, die ich jetzt trug.

Ein großer Teil der damaligen Literatur war für uns nicht hilfreich. Im Vordergrund stand im Jahr 2008 fast überall ein defizitärer Blick auf den demenzerkrankten Menschen, ein Blick, der den Fähigkeitsabbau im Vergleich zum gesunden Zustand beschreibt. Dieser Blick bedrückt. Der Rat, die Zeit mit den Erkrankten auch zu genießen, denn viele Fähigkeiten blieben noch lange erhalten, dieser Rat wirkte auf uns hilflos. Ausführungen über mögliche Vorbeugungsmaßnahmen gegen Demenz waren keine Hilfe in einer Situation, in der keine Zeit mehr zur Vorbeugung war. Mancher praktische Rat war hilfreich. Aber die für uns entscheidende Frage, welchen Sinn eine Demenzerkrankung haben könnte, wurde nicht einmal gestellt. „De-mens" heißt „ohne Geist". Wirklich – ohne Geist? Und damit auch ohne Sinn?

Meinen Mann und mich hatte die bisherige Lebenserfahrung gelehrt, dass Krankheiten Möglichkeiten sind, Entwicklungsschritte zu gehen und innerlich zu wachsen. Dann müsste es doch möglich sein, auch den Weg der Demenz zu bejahen und als zu uns gehörig anzunehmen. Für mich könnte sich dann der Verstand verbinden mit der Antwort meines Herzens und der Liebe, die fraglos wussten: Ich würde bei meinem Mann bleiben und ihn begleiten.

Zur Krankheit Demenz fanden wir so gut wie keine positiven Erfahrungsberichte. Es gab zum Glück Ausnahmen, Ausnahmen, die Mut machten. Nennen möchte ich einen Artikel, in dem von Erlebnissen mit an Demenz erkrankten Menschen im Aja Textor-Goethe Haus in

Frankfurt berichtet wird. Dieser Artikel „Die Sprache der Verwirrten“[2] beschreibt, wie während einer Demenzerkrankung andere Ebenen der Wirklichkeit als die alltägliche Welt wichtig werden. Zu Beginn der Erkrankung ist dies auf Seiten der Betroffenen mit großer Angst verbunden und bedarf einer liebevollen Begleitung durch die Pflegenden. Demenzerkrankte gehen einen Weg mit den Phasen: „Das Bewusstsein verliert seinen Halt im Körper“, „Ängste und Panikreaktionen“, „Eintauchen in eine Welt der Bilder“ und „Innere Ruhe, Frieden und geistige Ausstrahlung“. Menschen, die vor ihrem Tod die letzte Phase erreichen und durchleben, strahlen so große Ruhe, Frieden und Kraft aus, dass sich die Pflegekräfte für Momente still an das Bett dieser meist nicht mehr ansprechbaren Menschen setzen und von dort gestärkt in den Pflegealltag zurückkehren. Dieser Artikel wurde für mich während Edis Erkrankung ein innerer Wegweiser. Er war auch für meinen Mann sehr tröstend. Ich möchte es vorwegnehmen: Edi durfte die letzte Phase erreichen und – eine große Besonderheit – er blieb in ihr ansprechbar, als Persönlichkeit anwesend und mittätig in allen Pflegehandlungen.

„Kleine Kinder knüpfen häufig enge und liebevolle Beziehungen zu ihren von der Alzheimer Krankheit betroffenen Großeltern. Vergnügt gehen sie miteinander spazieren, spielen einfache Spiele oder singen miteinander.“ Diese Aussage im Vorwort eines Kinderbuches, herausgegeben von der Alzheimer Forschungsinitiative[3], war mir im Hinblick auf unsere Tochter eine sehr große Hilfe. Freunde schickten uns ein Buch „Alzheimer und Kunst“[4] zu, in dem viele Bilder des an Alzheimer verstorbenen Grafikers und Designers Carolus Horn aus der Zeit seiner Erkrankung abgedruckt sind. In diesem Buch wird auch seine Witwe Thilde Horn zitiert. Sie sagte im Rückblick anlässlich einer Vernissage: „Ich gebe zu, dass nach sieben Jahren die positiven Erinnerungen zwangsläufig überwiegen und ich fast vergessen habe, dass ich schlimme Zeiten des Aufbegehrens und auch des Selbstmitleids durchgemacht habe. Trotzdem kann ich mit Sicherheit sagen, dass es mir nicht lieber gewesen wäre, wenn mein Mann vor dem Ausbruch seiner Krankheit an einem Herzleiden gestorben wäre. Ich möchte die letzten Jahre mit ihm nicht missen.“ Diese Zeilen machten uns Mut. Welches Geheimnis liegt in so einer Aussage?

Bereits wenige Wochen nachdem Edi die Diagnose erhalten hatte, empfand ich: Ein defizitärer Blick ist nicht die einzig mögliche Sicht auf die Erkrankung Demenz. Während der kommenden Jahre lernte ich, den

Blick umzuwenden und zu fragen: Welche neuen Schritte sind uns durch Edis Erkrankung und Pflegebedürftigkeit möglich? Diese innere Frage wurde der Wegweiser, um auch im Äußeren Wege zu finden, Pflege und Demenzbegleitung zu einer erfüllten Lebenszeit werden zu lassen. In der Frühphase konnten Edi und ich dies auch gemeinsam besprechen.

Demenz und ihre Begleitung sind Themen, die mehr und mehr Menschen betreffen. Ich möchte unsere Geschichte jetzt in die Öffentlichkeit geben, weil ich die Hoffnung habe, dass sie anderen Menschen hilfreich ist. Ich weiß noch, wie wertvoll mir und meinem Mann Literatur war, die ehrlich von den Schwierigkeiten einer Demenzerkrankung berichtete und zugleich Hilfe bot, die Erkrankung anzunehmen. Natürlich weiß ich, dass es keine zwei gleichen Verlaufsformen von Demenz gibt. Auch war unsere Familiensituation eine sehr besondere: Mit mir und meinem Mann lebte unsere Tochter, die zur Zeit der Diagnosestellung sechs Jahre alt war, und unser großer Freundeskreis unterstützte uns tatkräftig sowohl in Edis Betreuung als auch in Anna Lauras Tagesgestaltung. Viele Umstände erleichterten es uns, mit Edis Erkrankung umzugehen. Nicht nur von Freundinnen und Freunden, sondern auch aus der Verwandtschaft erfuhren wir viel Hilfe, und wir hatten das große Glück, im Rahmen der professionellen Pflege auf Menschen zu treffen, mit denen es menschlich sehr stimmig war. Edis Ruhestandsbezüge erlaubten es zudem, auf privater Basis weitere Hilfe zu finanzieren – wobei der Umfang dieser Hilfe vor allem der Tatsache geschuldet war, dass ein Kind mit im Haushalt lebte. Da ich vierzig Jahre jünger war als mein Mann, hatte ich außerdem die körperliche Kraft, um ihn zu pflegen. Ich weiß, dass für viele demenzerkrankte Menschen und ihre Angehörigen die Lebensumstände ungleich schwieriger sind. Ich hoffe, dass unsere Geschichte dennoch den Blick weiten, Mut machen und Anregungen geben kann.

Ich habe dieses Buch geschrieben, weil ich dazu beitragen möchte, eine Demenz und ihre Begleitung als Möglichkeit menschlicher Reifung für alle Beteiligten sehen zu lernen. Können Demenzerkrankte vielleicht auch Gesunde bereichern, wenn wir als Gesellschaft wach werden für die Begegnungsebenen, in denen sie erreichbar sind und für die sie ihre Umgebung Sensibilität lehren können? Müssen wir vielleicht nur lernen, andere Fähigkeiten auszubilden, als es die kognitiven Kräfte sind, und dies als Chance ansehen? Können uns unsere an Demenz erkrankten Mitmenschen darüber hinaus die Anregung geben, neue soziale Formen auszubilden und in unserer Kultur ein neues Miteinander einzuüben, da die Begleitung Demenzerkrankter nur gemeinsam von vielen Menschen getragen werden kann?

Die Demenz meines Mannes wurde ein Weg, uns in einer Sprache von Gesten unmittelbarer als je zuvor zu begegnen, und Kunst und Musik ergänzten diese neue Sprache. In der Wahrnehmung sensibel werdend für jede feine Bewegungsäußerung des anderen, erlebten wir mit fortschreitendem Krankheitsverlauf eine Qualität menschlicher Begegnung, die ich immer stärker als spirituelle Ebene unserer Beziehung empfand. In dieser Sphäre war und blieb mein Mann erreichbar, ja er half aktiv in seiner Pflege mit. Manche unserer Erfahrungen habe ich als sehr kostbar erlebt. Sie mögen für manche Menschen kaum glaubhaft klingen. Ich musste Mut fassen, um auch von ihnen zu erzählen. Doch ohne sie fehlte unserer Geschichte das Wichtigste.

Ich habe einige Zeit gezögert, zu versuchen, unsere Erfahrungen in Sprache zu kleiden. Mir ist bewusst, dass ich damit die Sphäre unseres persönlichen Lebens öffne. Ich tue es, um für unsere demenzerkrankten Mitmenschen einzutreten und um der weit verbreiteten Auffassung, Demenz zerstöre die Individualität des Menschen, etwas entgegenzusetzen. Ich habe sehr gezögert, auch und sehr ausführlich über den Bereich der Pflege zu schreiben. Doch gerade die Pflege war es, in der sich Edi und mir neue Ebenen der Begegnung erschlossen. Die Pflege war der Weg zu den Erfahrungen, die mich mit tiefer Dankbarkeit auf die Jahre der Demenzbegleitung blicken lassen. Zugleich waren diese neuen Erfahrungen noch während der Erkrankung eine sehr große Kraftquelle, um Edis Demenzbegleitung durchzutragen.

Habe ich das Recht dazu, die Privatsphäre meines Mannes preiszugeben, der sich dazu nicht mehr äußern kann? Edi hat selbst nicht gezögert, eigene innere Prozesse, von denen er überzeugt war, dass sie für andere Menschen Bedeutung haben könnten, öffentlich zu benennen. Wir leben in einer Gesellschaft, in der manche Menschen die Frage stellen, ob ein Leben mit Demenz überhaupt noch lebenswert sei. In den Niederlanden würden 40% der Ärzte in einem frühen Demenzstadium Euthanasie leisten, in einem späten Demenzstadium noch ein Drittel der Ärzte![5] Angesichts dieser gesellschaftlichen Stimmung wäre es Edi, davon bin ich überzeugt, sehr wichtig gewesen, ein deutliches Zeichen zu setzen: Ja, ein Leben mit Demenz ist sehr wertvoll.

Die Erkrankung trug für meinen Mann in sich das Potential, seine Biografie abzurunden, innere Schritte der Reifung zu gehen und Knoten der Vergangenheit zu lösen. In diesem Prozess war er auf die begleitende und verstehende Hilfe seiner Umgebung angewiesen. Mehr noch: Im Laufe von Edis Erkrankung trat eine tiefere Seite seiner Persönlichkeit in den Alltag, die verwandelnd auf fast alle Menschen seiner Umgebung wirkte. Wie ich im Rückblick auf die Zeit seiner Demenz dazu komme, für meinen Mann solche Aussagen zu treffen, wird hoffentlich beim Lesen unserer Geschichte deutlich werden.

Edi hatte einen behinderten, jüngeren Bruder, zu dem er eine nahe und innige Beziehung hatte. Dolfi, wie sein 1931 geborener Bruder Adolf genannt wurde, wurde mit dreizehn Jahren Opfer der NS-„Euthanasie“. Mein Mann setzte sich, geprägt von dieser schmerzlichen Erfahrung, in Wort und Schrift für sogenannte behinderte Menschen und für die Erfahrungen, die mit ihnen und durch sie gemacht werden können, ein:

> *„... Erfahrungen, die die üblichen Werte- und Prioritätenvorstellungen auf den Kopf stellen und deutlich machen, was in unserem Leben allein zählen wird, wenn wir eines Tages einen letzten Blick darauf zurückwerfen“.* [1]

In den Jahren seiner Demenz durften Edi und ich gemeinsam solche Erfahrungen machen. Im Rückblick war unsere Begegnung in seinen gesunden Tagen wie eine Vorbereitung der noch tieferen Erfahrungen, die uns seine Demenzerkrankung schenkte. Wir erfuhren einen Prozess inneren Wachstums, der alle äußeren Einschränkungen und schwierigen Abschiedsprozesse aufwog, die die Krankheit auch mit sich brachte.

So hoffe ich, dass Edi durch sein eigenes Lebenszeugnis im Durchgang durch seine Demenz weiteren Menschen die Augen für solche Erfahrungen öffnen kann.

Erste Anzeichen der Krankheit

„Ich möchte da sein, wo du bist."

Edi im Juli 2008

Menschen, die viel geistig gearbeitet haben, können die beginnenden Defizite einer Demenz lange ausgleichen. Edis Weg in die Demenz begann schleichend, irgendwann zwischen Sommer 2007 und Anfang 2008. Die ersten Anzeichen verlieren sich in meiner Erinnerung, vielleicht begann es noch früher. Erst im Nachhinein erkannten wir, dass es keine normalen Alterserscheinungen waren, sondern Vorboten einer Demenz. Doch ehe ich beginne, den Weg der Erkrankung meines Mannes zu schildern, mag ein Rückblick nötig sein.

Bevor Edi und ich im Frühjahr 2000 ein Paar wurden, versetzte Edi sich ganz in meine Situation und sagte mir, er dürfe sich nicht mit mir verbinden. Seine Worte waren in etwa: „Ich bin alt. Das, was ich mir wünsche, kann ich nicht verantworten. Es könnte sein, dass ich pflegebedürftig werde. Es könnte sein, dass ich ... dass ich ... dement ... werde. Ich darf dir das nicht zumuten." Seine Bereitschaft, um meinetwillen zu verzichten, berührte mich sehr. Ich antwortete sinngemäß: „Ja, ich weiß. Doch wir wissen nie, was die Zukunft bringt. Auch wenn du jünger wärst, könntest du krank und pflegebedürftig werden. Ich habe keine Angst davor und möchte dich trotzdem heiraten."

Unsere erste Begegnung lag zu diesem Zeitpunkt bereits fast zehn Jahre zurück: 1990, gegen Ende meines ersten Studienjahres, trat ich als junge, 20-jährige Studentin des Bauingenieurwesens eine Stelle als wissenschaftliche Hilfskraft am Institut für Hydromechanik der Universität Karlsruhe (TH), dem heutigen KIT, an. Mein späterer Mann, der mit sechzig Jahren bereits dem Ende seiner Dienstzeit entgegenging, suchte für sein Seminar „Ökologische und soziale Folgen von Stauanlagen" eine Hilfskraft, die dieses Seminar in der Vor- und Nachbereitung unterstützte. Mich interessierte das Thema des Seminars sehr, wollte ich doch lernen, technisches Handeln in den Kontext gesellschaftlicher Verantwortung zu stellen. Ich hatte als wissenschaftliche Hilfskraft verantwortungsvolle Tätigkeiten auszuführen: vorhandene Literatur sichten, Filme schneiden und nach dem Seminar einen schriftlichen Bericht zusammenstellen für die Veröffentlichung in einer Schriftenreihe des Instituts. Während meiner Arbeit sah ich bald, wie das Interesse meines späteren Mannes vielen fachübergreifenden Themen galt und er in mehreren Initiativen engagiert war, um solche Themen an der Universität zu verankern.

Allmählich entstand aus dem gemeinsamen inhaltlichen Interesse in der Suche nach einer menschlicheren Welt gegenseitige Wertschätzung. Nach meiner einjährigen Tätigkeit als wissenschaftliche Hilfskraft bot eine Veranstaltungsreihe mit dem Titel „Kolloquium Wissenschaft in gesellschaftlicher Verantwortung" weitere Begegnungen: Diese Veranstaltungsreihe wurde gemeinsam von einer Gruppe engagierter Professoren, zu denen mein späterer Mann gehörte, und der studentischen Uni-Friedensgruppe, deren Mitglied ich war, organisiert. Nach seiner Emeritierung bot Edi mir 1994 das Du an. Sehr zarte, aufkeimende Zuneigung zwischen uns erhielt als Antwort Verzicht und Abstand. Edi war glücklich verheiratet.

In den Jahren danach sahen wir uns nur sehr selten. 1999, nach dem Tod seiner zweiten Frau Gunhild, begann Edi, nun allein, die Kontakte im Verwandten- und Freundeskreis zu pflegen und manche alte Verbindung neu zu beleben. Auch zu mir nahm er den Kontakt wieder auf. Wir sahen uns zunächst sehr selten und beide im Vorzeichen der Trauer – ich hatte zwei Jahre zuvor meinen Vater verloren. Die Jahre des Abstands hatten vieles verändert. Vor allem ich hatte mich verändert, die ich inzwischen fast dreißig Jahre alt war. Im Laufe von vielen Monaten entstand eine leise Frage, zunächst unausgesprochen und immer wieder zurückgehalten von eigenen Zweifeln, und auch zurückgehalten von Edis Trauer um seine zweite Frau. Es war ein schwieriger Prozess, uns einzugestehen, was fünf Jahre zuvor Ahnung gewesen war: In einer Schicht, in der es keinen Zweifel gab, lebte eine sehr tiefe Verbundenheit zwischen uns. Es war Liebe. Der Verstand kannte viele Argumente gegen eine gemeinsame Zukunft bei vierzig Jahren Altersunterschied. Die Antwort des Herzens blieb. Im Dezember des Jahres 2000 heirateten wir.

Edi setzte sich zu Beginn unserer Paarbeziehung wiederholt mit einer möglichen Demenz seinerseits auseinander. Es gab immer wieder Momente, in denen er sich selbst beobachtete, ob seine geistigen Fähigkeiten abnähmen. Es gab keine offensichtlichen Anzeichen, sondern es war eine Sorge, wie sie viele alte Menschen haben. Ich weiß noch, dass eine leise innere Stimme in mir ahnte, dass Edis Sorge berechtigt sein würde, doch erstaunlicherweise beunruhigte es mich nicht.

Zunächst kamen glückliche Jahre, Jahre, in denen keine Anzeichen nachlassender geistiger Fähigkeiten zu sehen waren. Edi arbeitete weiterhin am Schreibtisch an verschiedensten Projekten und pflegte Korrespondenz mit seinem großen Freundes- und Verwandtenkreis. Zum engeren Verwandtenkreis meines Mannes gehörten zu dieser Zeit ein Bruder und eine Schwester mit ihren Familien sowie aus Edis erster Ehe vier Kinder mit ihren Familien und zusammen sechs Enkelkindern. Als mein Mann 73 Jahre alt war, wurde im Jahr 2002 unsere Tochter Anna Laura geboren. Edi unterstützte mich während ihrer Kleinkindzeit nach Kräften und hatte sehr große Freude an seiner kleinen Tochter. Sie liebte es, wenn ihr Vater ihr vorlas oder mit ihr spielte, und fröhliches Lachen erklang dann. Beide hörten auch gerne klassische Musik zusammen, und Edi ging oft mit Anna Laura in den nahegelegenen Zoologischen Stadtgarten, auf Spielplätze oder ins Naturkundemuseum. Als kleines Kind widersprach unsere Tochter jedes Mal entschieden, wenn sie von fremden Menschen darauf angesprochen wurde, wie schön es doch sei, etwas mit dem Opa zu unternehmen: „Das ist mein Papa!“

Im Laufe der ersten Monate des Jahres 2008 wurde Edi sehr vergesslich. „Was ist denn los!?“, schimpfte er ärgerlich, wenn er wieder einmal seinen Schlüssel oder sein Portemonnaie suchte. Auch hielt er die mündlichen Absprachen mit mir nicht mehr immer ein. Wenn ich ihn an ein gegebenes Versprechen erinnerte, etwas für die Familie zu erledigen, wurde mein Mann jetzt ungehalten. In solch einem Moment war ihm das wichtiger, woran er gerade arbeitete. Ich kannte solche Reaktionen von Situationen, in denen ein äußerer Termin Edi unter Zeitdruck gesetzt hatte. Dann hatte er oft im Nachhinein gebeten, dass doch ich übernehmen möge, was er mir zugesagt hatte. Aber jetzt gab es äußerlich keinen Termindruck. Ich warf Edi seine Unzuverlässigkeit vor, und wir begannen uns zu streiten. Meine damalige Reaktion tut mir im Rückblick sehr leid. Ich realisierte nicht, dass mein Mann sehr litt. Er muss empfunden haben, so weiß ich im Nachhinein, dass seine Zeit nicht mehr reichte für die Dinge, die er sich vorgenommen hatte.

„Bitte, schreib mir doch einen Zettel. Ich vergesse das sonst.“ Edi arrangierte sich mit seiner Vergesslichkeit und begann, die Dinge, die wir abgesprochen hatten, in den Kalender einzutragen. Er wollte mir weiterhin helfen, indem er verschiedene Dinge für die Familie erledigte oder mit Anna Laura Ausflüge machte, wie all die Jahre zuvor auch. Ich weiß, dass ich das damals nicht richtig würdigen konnte. Ja, wenn mein Mann wieder einmal trotz des Eintrags im Kalender sein bereits gegebenes Versprechen zurücknehmen wollte, unterstellte ich ihm Unwillen, mir Freiräume zu ermöglichen. Edis Hausärzte sahen seine Vergesslichkeit als normale Alterserscheinung an und verordneten ein pflanzliches Präparat zur Förderung der Hirndurchblutung. Denn zu viele Fähigkeiten hatte mein Mann noch, als dass sie einen Verdacht auf Demenz auch nur in Erwägung gezogen hätten. (Edi hatte zu Beginn seiner Demenzerkrankung drei Hausärzte, deren medizinische Hilfe er regelmäßig in Anspruch nahm. Sie wussten voneinander, und zwei von ihnen, beide der anthroposophischen Medizin verbunden, begleiteten meinen Mann bis zu seinem Tod.) Im Gespräch wirkte Edi zu dieser Zeit in keiner Weise verwirrt, und es gab in diesen ersten Monaten des Jahres 2008 sogar viele Situationen, in denen er mich an Dinge erinnerte, die ich im Trubel des Alltags vergessen hatte. Noch im Frühjahr 2008 zeigte Edi seinen Enkelkindern sein ehemaliges Institut und erklärte ihnen viele fachliche Details. In solchen Situationen fragte ich mich immer wieder, ob ich mir eine Verschlechterung seiner Fähigkeiten nicht nur einbildete. Auch wenn die Absprachen schwieriger wurden, so machte mein Mann doch weiterhin viele Besorgungen, meistens mit dem Fahrrad, und er nahm sich Zeit für unsere inzwischen fünfjährige Tochter. Anna Laura liebte wie zuvor die Ausflüge mit ihm, doch Edi empfand sie allmählich als zu anstrengend. „Unsere Tochter wird älter und unternehmungslustiger", so dachte ich damals.

Mein Mann war weiterhin vollkommen selbstständig, und doch hatte er allmählich Mühe, die Ordnung zu halten, die ihn zeit seines Lebens ausgezeichnet hatte. Immer war es ihm auch ein Anliegen gewesen, dass ich Texte gegenlas, die ihm wichtig waren, und ich war es gewohnt, dies zu tun. Plötzlich bat Edi mich um Rat bei der Formulierung auch vergleichsweise einfacher Briefe, und er brauchte sehr viel länger als zuvor für die Verfassung seiner Texte. Hätte ich gewusst, dass Wortfindungsstörungen – dieses Wort kannte ich damals noch nicht – eine beginnende Demenz ankündigen können, wäre Edis Erkrankung sicher früher diagnostiziert worden. So suchten wir nach anderen Erklärungen für seinen Zustand. Mein Mann schlief in dieser Zeit sehr schlecht. Vielleicht war die Ursache seiner Vergesslichkeit Übermüdung? Vielleicht war es auch eine Depression? Denn Edi war damals oft niedergeschlagen. Er litt unter seinen Ausfällen und ich auch. Ich ahnte, dass all diese

Erklärungsversuche nicht zutrafen. Ohne mir darüber Rechenschaft abzulegen, begann ich, Edi mehr zu helfen als zuvor. Kann man tatsächlich mit einem Teil seines Bewusstseins all die Defizite helfend auffangen, die zwar Außenstehende und selbst der Freundes- und Verwandtenkreis noch nicht, ich aber inzwischen sehr wohl bemerkte, und gleichzeitig sich nicht eingestehen, was dies eigentlich bedeutet? Ich reagierte so und weiß heute, dass ich in diesem Frühjahr 2008 der beginnenden Krankheit nicht ins Auge sehen konnte. Meine Zuversicht war verflogen, die ich vor unserer Heirat ausgedrückt hatte, einer eventuellen Demenz meines Mannes ohne Angst zu begegnen. Der Alltag war anstrengend geworden und wir litten beide unter dem schleichenden Verlust der vertrauten Selbstverständlichkeiten. Das Neue, das im Verlaufe der Erkrankung an ihre Stelle treten und diesen Verlust mehr als aufwiegen sollte, war noch nicht geboren.

Im Sommer 2008, während eines Urlaubs am Bodensee, wirkte Edi zum ersten Mal unsicher in der räumlichen Orientierung. Auch dieses Symptom kannte ich nicht als mögliches Anzeichen von Demenz. In der für ihn fremden Umgebung zögerte mein Mann immer wieder und vergewisserte sich mehrmals, ob der Weg tatsächlich der richtige war. Ganz untypisch für ihn, der in seiner beruflichen Zeit auf vielen internationalen Kongressen gewesen war und sich gut auf fremde Situationen und Menschen hatte einstellen können, hatte er plötzlich Angst ohne mich oder zumindest einen Zettel von mir. „Endlich bist du da!“, begrüßte er mich erleichtert, wenn wir uns im Schwimmbad oder im Café zur ausgemachten Uhrzeit wieder trafen. Gleichzeitig las er im Urlaub sehr viel und berichtete differenziert über das Gelesene. Alle meine Sorgen, ob Edi nicht doch dement werden würde, lösten sich immer wieder auf, wenn ich seinen Ausführungen über seine Lektüre zuhörte. Dennoch fragte ich mich, was denn die Ursache für seinen Zustand sein könnte, denn auch körperlich ging alles sehr viel langsamer als noch im Jahr zuvor. Als wir zurück in Karlsruhe waren, war von Unsicherheit in der räumlichen Orientierung nichts mehr zu spüren. Doch mein Mann erbat sich jetzt auch zu Hause Zettel von mir, auf denen ich ihm aufschreiben sollte, wo ich war und vor allem, wann ich zurückkommen würde. Vergaß ich dies oder hatte er meinen Zettel nicht gesehen, so erwartete er mich bei meiner Rückkehr mit einer Mischung aus Erleichterung, Angst und Vorwurf. Das war für mich nicht leicht und ich fühlte mich eingeengt. Ich sah, dass Edi meine Hilfe brauchte und war doch noch nicht von ganzem Herzen dazu bereit. Erst später verstand ich, wie wichtig ich für ihn bereits zu diesem Zeitpunkt war. Ich bedeutete für ihn Sicherheit und war der ruhende Pol seines Lebens, dessen Kontrolle ihm zu entgleiten begann. *„Ich möchte da sein, wo du bist"*, so etwa äußerte sich mein Mann bereits einmal im Juli 2008, doch ich verstand zu dieser Zeit die Tragweite seiner Worte nicht. Vielleicht wollte ich sie mir auch schlicht nicht eingestehen.

Endlich stimmte Edi zu, einen Neurologen aufzusuchen, um seinen Zustand abklären zu lassen, doch er bat, damit bis nach einer geplanten Operation an der Speiseröhre zu warten. Bereits im Frühsommer hatten mein Mann und ich entschieden, eine Kindergärtnerin unserer Tochter, die übergangsweise eine andere Tätigkeit suchte, um sich beruflich umzuorientieren, für ein Jahr als Kinderfrau einzustellen. Eigentlich wollte ich das kommende letzte Kindergartenjahr unserer Tochter nutzen, um einen Wiedereinstieg in meinen Beruf als Wissenschaftlerin vorzubereiten. Hannerose begann im September 2008 bei uns, kümmerte sich um Anna Laura und nahm mir einen Teil des Haushalts und der Essensvorbereitung ab. Dass sie bei uns arbeitete, sollte sich als großer Glücksgriff und Segen erweisen, als Edi wenige Wochen später desorientiert und pflegebedürftig aus der Vollnarkose der Operation an der Speiseröhre aufwachte. Unser Leben änderte sich von Grund auf.

Bewusst in die Demenz

„Ein Kollege von Dir hat mich nach einer Kernspintomographie und einem Gedächtnistest ‚völlig klar' als einen Alzheimerpatienten eingestuft, was mir natürlich zunächst einen Riesenschreck eingejagt hat."

Edi in einem Brief im Dezember 2008

Operation an der Speiseröhre

Edi hatte schon seit einiger Zeit ein Zenker-Divertikel, das ihm im Sommer 2008 mittlerweile sehr große Beschwerden beim Schlucken bereitete. Als der Versuch scheiterte, es endoskopisch zu entfernen, wurde Edi ein Operationstermin für die klassische Operation angeboten, für Freitag, den 10. Oktober 2008. Zögernd stimmten wir der Operation direkt vor einem Wochenende zu.

Wenn ein dementer Mensch eine Vollnarkose erhält, kann dies einen drastischen Verschlechterungsschub der Erkrankung auslösen oder eine bisher nicht erkannte Demenz sichtbar machen, erklärte uns der Neurologe einige Wochen später. Zunächst hielten wir Edis Symptome für eine Folge der Narkose, und auch die Klinik bewertete Edis Zustand als „ausgeprägtes Durchgangssyndrom".

Mittags nach der Operation, als ich meinen Mann in der Klinik besuchte, begrüßte er mich froh und erleichtert: „Es ist überstanden!" Überall waren Schläuche: eine Magensonde durch die Nase (bis die Wunde verheilt sein würde), ein Schlauch, um das Wundsekret abzusaugen, Infusion, Katheter. Als Hannerose später mit unserer inzwischen sechsjährigen Tochter kam, machten Anna Laura die vielen Schläuche, die ihr Vater brauchte, Angst. Auch Edi beunruhigten die Schläuche. Die erste Zeit nach dem Aufwachen aus der Narkose stand noch die Freude im Vordergrund, dass die Operation vorbei war. Dann wurde mein Mann im Laufe des Nachmittags immer unruhiger. Sein Blick flackerte und er begann, an den Schläuchen zu ziehen. Fragend schaute er mich an, als ich ihm sagte, die Schläuche brauche er jetzt. Erst als ich ihm dies noch einmal bestätigte und ihm vermitteln konnte, alles sei so in Ordnung, ließ er erleichtert den Schlauch los, den er in der Hand hatte, allerdings nur, um bald darauf den nächsten Schlauch zu greifen. „Herr Naudascher, lassen Sie den Schlauch los", sagte die Schwester, die das Essen brachte. Als Edi nicht reagierte, wiederholte sie ihre Aufforderung, doch er hielt den Schlauch nur umso fester gepackt und ließ ihn sich von der Schwester nicht aus der Hand nehmen. Ich nahm Edis Hand in meine Hand. Langsam entspannte er sich. „Edi?" Fragend wandte er den Blick zu mir. „Edi, der Schlauch muss sein." – „Wirklich?", fragte er. „Ja." Durch meine klare Aussage wurde er ruhiger, und ich konnte vorsichtig seine verkrampfte Hand von dem Schlauch lösen. Wie sollte das in der Nacht werden? Jetzt war es ein Segen, dass es Freitag war, das zweite Bett im Zimmer war frei, und ich durfte über Nacht bei meinem Mann bleiben. Hannerose sorgte für unsere Tochter, und am nächsten Tag reiste meine Mutter aus Hamburg an. Sie sollte sich in den kommenden vier Jahren noch oft um Anna Laura kümmern, wenn Edi akut krank war, und nicht nur dann. Im Gespräch scherzte er mit meiner Mutter, wie immer. „Ich habe mir seinen Bewusstseinszustand schlimmer vorgestellt", sagte sie. Ja, es war wahr, im zwanglosen Gespräch wirkte Edi wenig bis gar nicht beeinträchtigt. Doch sein Verhalten war es. Gegen Abend wurde er wieder sehr unruhig, wenngleich nicht mehr ganz so stark wie am Tag zuvor. Auch diese kommende Nacht durfte ich bei ihm sein. Tagsüber schlief ich zumindest ein wenig und bat in den ersten drei Tagen nach der Operation Hannerose, meine Mutter, Freundinnen und Freunde, bei Edi zu sein, und gemeinsam schafften wir es, dass er sich keinen der Schläuche zog.

Die Operation war geglückt: Edi verschluckte sich nicht mehr. Doch wie sehr hatte die Operation seine mentalen und körperlichen Fähigkeiten verschlechtert. Wenige Tage vor der Operation hatten wir noch eine kleine Fahrradtour gemacht, und jetzt konnte mein Mann nicht mehr frei gehen. Mühsam bewegte er sich mit Hilfe eines Rollators und schaute unsicher auf den Fluren umher. „Wo ist mein Zimmer?", fragte er. Nachdem die Wunde in der Speiseröhre verheilt war und Edi wieder normal essen durfte, zeigte sich, dass sein Durstgefühl beeinträchtigt war: Ohne Erinnerung durch andere Menschen trank mein Mann nicht mehr genügend. Und nicht nur in diesem Bereich war Edis Körperwahrnehmung gestört. Obwohl er nicht bettlägerig war, bekam Edi in den Tagen in der Klinik an beiden Fersen einen Dekubitus. Offensichtlich bewegte er sich während des Liegens zu wenig und nahm den Schmerz an den Fersen nicht wahr. Auch der Katheter, der eigentlich nur für die Operation gelegt worden war, ließ sich nicht abtrainieren. Nach einigen Tagen wurde er in einen suprapubischen Katheter (einen Katheter durch die Bauchdecke) umgewandelt. Die Operation hatte das durch eine Prostatahyperplasie vorgeschädigte urologische System zum Erliegen gebracht: Mein Mann konnte nicht mehr spontan Urin lassen. Selbst die Fähigkeit zur Stuhlkontinenz war teilweise verloren. Und wenn Edi aufstand, so wusste er nicht, wie er den Katheterbeutel, der am Bett festgemacht war, abnehmen sollte. Auch griff er zum Infusionsständer statt zum Rollator, um sich festzuhalten. Mein Mann hatte großes Glück, dass er einen aufmerksamen Zimmernachbarn hatte, der immer wieder die Pflegekräfte zu Hilfe rief.

Ich besuchte Edi viel in der Klinik und half ihm, so gut ich konnte. Gleichzeitig durchlebte ich tiefe Verzweiflung und Trauer und fragte mich, wie es weitergehen sollte. Die Klinik schlug mir für meinen Mann eine Reha vor, und Kurzzeitpflege, bis ein Platz frei sein würde. Doch Edi erneut in eine fremde Umgebung zu geben, schien mir für ihn eine zu große Belastung zu sein. Zu diesem Zeitpunkt glaubte ich noch, er werde sich bald wieder vollständig erholen und sein drastisch verschlechterter Allgemeinzustand sei eine Folge der Narkose. Leichten Herzens entschied ich daher, Edi nach Hause zu holen. Nachdem ein anthroposophisch orientierter, ganzheitlich arbeitender Pflegedienst zugesagt hatte, meinen Mann als Patienten zu nehmen, und auch Hannerose bereit war, uns noch mehr zu helfen, sah ich der neuen Situation zwar nicht gelassen, doch etwas beruhigter entgegen. In der Klinik hatten wir bereits Treppensteigen geübt, damit Edi die Stufen zu unserer Wohnung im ersten Stock bewältigen konnte, und mit Hilfe war es ihm möglich. Die Klinik verordnete einen Rollator und einen Badewannenlift, für lange Wege einen Rollstuhl, und sie verordnete häusliche Pflege.

Als mein Mann nach Hause kam, blühte er auf. Ja, bereits beim Eintreten in die Wohnung schaute er sich erleichtert um. Die gewohnte Umgebung machte sofort seinen Blick klarer und seinen Gang sicherer. Bald sah ich, welch großes Glück Edi in der Klinik gehabt hatte, denn er war akut sturzgefährdet und hatte kein Bewusstsein dafür. Dass er es nicht vermocht hatte, den Katheterbeutel vom Bett abzunehmen, hatte ihn wohl vor einem Sturz bewahrt: Zu Hause hatte er den Katheterbeutel am Bein, konnte aufstehen und tat es. Mein Mann ignorierte den bereitgestellten Rollator, obwohl er – theoretisch – wusste, warum der Rollator in Griffweite stand. Es gab mehrere Situationen, in denen ich Edi gerade noch auffangen konnte. Auf große Zettel schrieb ich: „Bitte nicht aufstehen.“ „Bleib bitte sitzen.“ Edi sah sie, wusste um ihre Bedeutung und konnte doch sein Verhalten nicht danach ausrichten. War ich nicht im Zimmer, so lauschte ich mit einem Ohr immer, ob mein Mann seinen Stuhl nach hinten rückte, um aufzustehen. Er setzte sich zwar sofort wieder hin, wenn ich herbeieilte und auf den Zettel verwies – doch nur um bald danach einem plötzlichen Einfall nachzugeben und einen erneuten Versuch zu machen, sich zu erheben. So konnte ich Edi zunächst nicht allein in der Wohnung lassen, es wäre viel zu gefährlich gewesen. In den ersten Tagen kam unsere Nachbarin und Freundin Renate frühmorgens, wenn ich Anna Laura zum Kindergarten brachte, hatte Lektüre dabei, las Edi vor und besprach das Vorgelesene mit ihm.

Angeregt und erfreut von dem Besuch war Edi jedes Mal in froher Stimmung, wenn ich zurückkam. Weitere Freundinnen und natürlich Hannerose halfen zu anderen Zeiten und blieben bei Edi, wenn ich allein oder mit Anna Laura unterwegs war. Von unserem Badezimmer aus kann man den Wohnzimmertisch sehen, wenn alle Türen offen sind. Edi bekam den Platz am Tisch, der vom Bad aus einsehbar war. „Papa, nicht aufstehen!", rief bald auch Anna Laura aufgeregt, wenn sie im Badezimmer war und mein Mann wieder seinen Stuhl vom Tisch abrücken wollte. Nachts stellte ich Edis Bett so, dass ich aufwachte, wenn er aufstehen wollte, und während des Mittagsschlafes kamen ein leichter Sessel und der Rollstuhl vor das Bett.

Statt einer Reha organisierte ich für Edi mehrere ambulante Therapien: Ganzkörpermassage, Krankengymnastik, Heileurythmie und Musiktherapie. Nach jeder Massage war mein Mann deutlich sicherer in seinen Bewegungen, und nicht nur das: Er war auch gleichzeitig geistig wacher. Es überraschte mich jedes Mal aufs Neue, wie stark die Massage nicht nur Edis Sicherheit im Stehen und Gehen, sondern auch seinen mentalen Zustand verbesserte. Übungen aus der Krankengymnastik bauten wir in den Alltag ein, der damit die beste krankengymnastische Therapie wurde. Ein eindrückliches Erlebnis schenkte uns die Heileurythmie, die Edi bis dahin unbekannt war. Sie gehört zu den Therapiemethoden der anthroposophischen Medizin und ist eine Bewegungstherapie, die den Menschen therapeutisch differenziert in seiner Ganzheit anspricht und seine Eigenaktivität und Selbstheilungskräfte fördert.[6] Nach der zweiten Stunde sah es Anna Laura als Erste: „Papa läuft wieder frei!" Schließlich erhielt Edi auch noch Musiktherapie, bei der er zusammen mit der Therapeutin sang und auf einfachen Instrumenten spielte. Im Erleben der Musik lächelte mein Mann viel und blühte seelisch auf.

Nach etwa zwei Wochen brauchte ich zu Hause in der Wohnung keine Sorge mehr zu haben, dass Edi fallen könnte. Er konnte sich wieder unbeaufsichtigt beschäftigen und las sehr viel. Innerhalb weniger Wochen brauchten wir auf unseren Wegen draußen den Rollstuhl nur noch bei langen Strecken. Auch der Dekubitus verschwand. Doch trotz aller graduellen Verbesserungen seines Zustandes blieb Edi auf Hilfe angewiesen. Er konnte zwar ausführlich von seiner Lektüre erzählen und über sie Gespräche führen, doch mit manchen scheinbar einfachen Dingen des Alltags war er überfordert. Sobald Edi wieder selbstständig stehen und gehen konnte, versuchte er, sich allein an- und auszuziehen.

Er konnte es nicht. „Es geht nicht. Wie soll ich denn das machen?“, klagte Edi verzweifelt und holte mich zu Hilfe. Er hatte sein Oberhemd nur halb angezogen und zeigte mir unglücklich den zweiten Ärmel, der unangezogen unter dem Jackett hervorschaute und für den er keine Verwendung fand. Oder er wies auf den halb ausgezogenen Schlafanzug, der noch unter dem Oberhemd zu sehen war. Die Wege für Arme und Beine in die Kleidung hinein wollten sich nicht mehr richtig sortieren. Bald danach las ich, dass dieses Phänomen, seine Kleidung nicht mehr korrekt und in der richtigen Reihenfolge an- und ausziehen zu können, einen Fachbegriff trägt: Kleiderapraxie. Auch mit der Bedienung seines Katheters war und blieb mein Mann überfordert. Die Stuhlinkontinenz besserte sich zwar, doch sie verschwand nicht vollständig. Schließlich verspürte Edi nicht mehr verlässlich, wann er durstig war, und trank nur noch genügend, wenn ich ihn daran erinnerte.

Der Pflegedienst riet uns, für Edi Pflegeleistungen zu beantragen. Es war für meinen Mann ein schwerer Schritt, diesen Antrag zu unterschreiben. Im November 2008 wurde Edi in die damalige Pflegestufe I[7] eingestuft. Von nun an blieb er pflegebedürftig.

Diagnose Demenz

Einige Wochen nach der Operation an der Speiseröhre waren wir endlich das erste Mal beim Neurologen. Edi hatte im Gespräch bei manchen Fragen Schwierigkeiten und wirkte bereits beim Eintreten ins Sprechzimmer nicht vollständig orientiert. Ich schilderte die Erfahrungen der Operation und des Sommerurlaubs. „Sie haben eine Krankheit, die nicht schön ist. Sie haben Alzheimer“, sagte der Neurologe nach wenigen Minuten. Doch der DemTec – ein Test auf Demenz – zeigte zur großen Überraschung des Neurologen nicht nur keine Demenz an, sondern überdurchschnittliche Fähigkeiten im Vergleich zur Altersgruppe. „Ich habe das Testergebnis anders erwartet“, sagte der Neurologe, „formal keine Demenz.“ Dennoch stellte er die Diagnose zu Recht. Der Fähigkeitsabbau meines Mannes im Vergleich zu den hohen intellektuellen Fähigkeiten als Wissenschaftler war eindeutig.

„Diagnose Morbus Alzheimer, kombiniert mit einer vaskulären Enzephalopathie“, so lautete die Diagnose, nachdem auch eine Kernspintomografie durchgeführt worden war. Edi war empört über die sehr direkte und schonungslose Art des Arztes, ihm die Diagnose zu eröffnen. Und er war empört über die Diagnose an sich, und zutiefst verunsichert. Vielen Freundinnen und Freunden erzählte er von dem Besuch bei dem Neurologen, in einer Mischung aus Verzweiflung und Empörung. In seinem Freundeskreis war ein Neurologe, den Edi während seiner Zeit in den USA kennengelernt hatte.

> Nach seiner Promotion im Jahr 1959 lehrte und forschte Edi fast zehn Jahre lang in den USA, die meiste Zeit davon an der „University of Iowa". Seine erste Frau Brigitte begleitete ihn. Als Edi 1968 auf den Lehrstuhl für Hydromechanik an der Universität Karlsruhe (TH) berufen wurde, kehrte er mit Brigitte und den inzwischen vier gemeinsamen Kindern zurück.

Im Dezember 2008 schrieb Edi nun dem befreundeten Neurologen und dessen Frau einen Brief, handschriftlich, und auf seine Bitte hin übernahm ich es, den Brief in den Computer zu tippen.

„Lieber E., liebe A.,

habe ich Euch schon mitgeteilt, dass es von Friedrich Weinreb ein Büchlein mit dem Titel ‚Vom Sinn des Erkrankens' gibt? Versucht es bitte zu kaufen, es scheint auch in englischer Sprache veröffentlicht zu sein!

Ein Kollege von Dir, lieber E., hier in Karlsruhe, hat mich nach einer Kernspintomografie und einem Gedächtnistest ‚völlig klar' als einen Alzheimerpatienten eingestuft, was mir natürlich zunächst einen Riesenschreck eingejagt hat. Schade, dass Du nicht in unserem Umkreis wohnst. Könntest Du mir bitte eine Tel.-Nr. und eine E-Mail-Adresse senden, über die ich mich von Zeit zu Zeit mit Dir beratschlagen könnte? Meine liebe Imke hat mir inzwischen geholfen, diese Sachlage neu zu interpretieren, sie zeige doch, dass meine Beziehungen zu meinen Freunden und Verwandten jetzt weit mehr als von den zurzeit eingeschränkten kognitiven Kräften von den Herzenskräften abhängen. Und diese sind doch nicht durch Alzheimer betroffen. Oder doch?

Mit vielen lieben Grüßen an Alt und Jung in Eurer Großfamilie und besten Wünschen für ein gesegnetes Weihnachten und ein gutes Neues Jahr

Eduard"

Sein Freund schrieb zurück, mein Mann brauche sich keine Sorgen zu machen. Ein Alzheimerpatient schreibe keine solchen Briefe. Diese große Diskrepanz zwischen intellektuellen Fähigkeiten und Hilfsbedürftigkeit war ein Kennzeichen und Rätsel von Edis Krankheitsverlauf. Immer noch waren anregende Gespräche mit ihm möglich, ja Außenstehende, die keine Erfahrung mit dieser Krankheit hatten, erkannten meistens gar nicht, dass Edi in der Frühphase einer Demenz stand.

In dieser ersten Zeit der Erkrankung war es ein schwieriger und doch wichtiger Prozess, die Erkrankung anzunehmen. Die Worte von den Herzenskräften, die Edi in seinem Brief an den befreundeten Neurologen mir in den Mund legte, stammten von einem unserer anthroposophischen Hausärzte. Der Hausarzt hatte in diesem Gespräch die Bedeutung der Herzenskräfte für die Zukunft unserer Zivilisation hervorgehoben, und dieses Gespräch hatte Edi und mich sehr getröstet. Ich las viel Literatur zum Thema Demenz und Edi auch. Er sagte oft: „Das muss ich dir unbedingt zeigen. Lies mal." Mein Mann beschäftigte sich sehr mit der Diagnose und den Konsequenzen seiner Erkrankung und verstand, was er las. Es gab gute Freunde, die uns trösteten und uns hilfreiche Literatur zusandten.

Welche Werte halfen uns auf unserem Weg, Edis Erkrankung als zu uns gehörig zu bejahen? Für das Verständnis unserer Geschichte mag es hilfreich sein, an dieser Stelle einige der inneren Prozesse zu schildern, die wir beide bereits durchlebt hatten, auch solche, die lange vor unserer Zeit als Paar lagen.

> Edis erste Ehe mit seiner Frau Brigitte wurde geschieden, und die Krise, die dies für Edi bedeutete, führte ihn dazu, im beruflichen Wirken und im persönlichen Leben neue Wege zu suchen. Im Rückblick, so Edi, öffnete das Scheitern seiner ersten Ehe ihm die Augen für die eigentlichen menschlichen Werte. Unterstützt von seiner zweiten Frau Gunhild wandte Edi sich nach dieser Krise seit 1982 mit derselben Sorgfalt und Genauigkeit, die ihn in seinen wissenschaftlichen Arbeiten auszeichnete, sehr intensiv fachübergreifenden Themen zu. In geringem Umfang hatte er dies bereits zuvor, seit Beginn seiner Tätigkeit an der Universität Karlsruhe (TH), getan und sich beispielsweise damit befasst, wie angehende Ingenieurinnen und Ingenieure besser auf Aufgaben in sogenannten Entwicklungsländern vorbereitet werden können.

Jetzt erweiterte Edi die Themen, mit denen er sich beschäftigte um grundsätzliche Fragen nach dem Sinn ingenieurwissenschaftlicher Tätigkeit, ja menschlichen Handelns überhaupt. Ein erstes „Lesebuch zu bedrängenden Fragen unserer Zeit – Antworten auf Fragen, die heutige Wissenschaft und heutiges Studium offen lassen" entstand 1984, aus der gefundenen Literatur „ausgewählt und zusammengestellt für meine Studenten". Drei weitere Lesebücher folgten innerhalb der nächsten Jahre. Edi wählte für seine Lesebücher Texte aus, die Beispiele für neue Ansätze in den verschiedensten Wissens- und Lebensbereichen geben, versah jeden Text mit einer Einleitung und ergänzte ihn mit Gedichten, Sprüchen und künstlerischen Abbildungen. Außerdem wurde Edi Mitbegründer des bereits erwähnten „Kolloquium Wissenschaft in gesellschaftlicher Verantwortung", setzte sich gemeinsam mit seiner zweiten Frau Gunhild für die „Village Reconstruction Organisation" (VRO) ein, eine Dorfbauorganisation in Indien, und beide engagierten sich im Karlsruher Verein „Freunde für Fremde", einer „Initiative zur Begegnung zwischen Flüchtlingen, Ausländern und Deutschen". Edi hielt sehr viele Vorträge und verfasste Beiträge zu zeitkritischen Themen, nicht nur in universitären, sondern auch in kirchlichen Kreisen. In seine Überlegungen bezog er – religionsübergreifend – spirituelle Fragen ein und wählte die Texte für seine Lesebücher dementsprechend aus. In der Beschäftigung mit all diesen Themen ging Edi gemeinsam mit seiner zweiten Frau Gunhild durch einen intensiven Prozess inneren Wandels. In vielen Vorträgen und Aufsätzen äußerte er sich öffentlich dazu und ordnete die gemachten Erfahrungen in einen größeren gesellschaftlichen Zusammenhang ein. Als Einblick in Edis Gedankenwelt möchte ich verschiedene Ausschnitte aus dem Vorwort zum ersten Lesebuch (1984)[8] zitieren:

„Wie komme ich dazu, ein Lesebuch für meine Studenten herauszubringen? Zunächst eine persönliche Antwort darauf.

Es begann 1982 mit meinem Forschungssemester in den USA. Zusammen mit meiner Frau entschied ich mich, den bedrängenden Fragen unserer Zeit (Lebensangst, geistige Verarmung, Scheitern an der Sinnfrage, Hunger-Überfluss-Problematik, Umweltzerstörung, Rüstungswettlauf) mit dem gleichen Ernst nachzugehen, wie ich dies im Beruflichen gewöhnt bin. Wir begannen nicht nur die einschlägige

Literatur zu studieren, sondern suchten Gespräche mit Menschen der unterschiedlichsten Berufe und Weltanschauungen, besonders immer wieder mit jungen Menschen.

Es zeigte sich sehr bald, dass wir uns auf ein abenteuerliches Unternehmen eingelassen hatten, aus dem wir nicht mehr ‚aussteigen' können – und inzwischen auch gar nicht mehr wollen. Wir waren betroffen, mit welchen Klischees wir uns bisher zufriedengegeben, welche Blindheit wir uns auf so vielen Gebieten geleistet, wie leicht wir es uns im Grunde gemacht hatten. Denn natürlich lebt es sich ruhiger, wenn man sich hinter einem irgendwann einmal eingenommenen Standpunkt verschanzt. Dass ein Wandel in den Einstellungen häufig als Zeichen des Wankelmuts oder der Unreife angesehen wird, dass eine Verständigung mit Freunden, die einen solchen Prozess nicht durchgemacht haben, immer größere Mühe bereitet, ist beunruhigend genug. Vor allem aber: Verändertes Bewusstsein bleibt nicht ohne Konsequenzen für das gelebte Leben. Mehr und mehr von dem, was vorher eine Selbstverständlichkeit schien, möchte, ja k a n n man nicht mehr beibehalten oder weiterbetreiben, und so ändern sich auch die Lebensgewohnheiten – unmerklich vielleicht, aber irreversibel – was vom Bekanntenkreis nicht selten als provozierend erlebt wird.“ [8]

Edi sah diesen Prozess des Umbruchs als etwas sehr Bereicherndes an. Auch diese Erfahrung wollte er mit vielen Menschen teilen und sie ihnen bekannt machen, und er wandte sich weiter an seine Leserschaft:

„Auf der anderen Seite hat uns dieser Weg jedoch Seinsdimensionen erschlossen, die wir früher höchstens geahnt haben, und es begegnen uns Menschen, die – durch die Öffnung auf das Neue hin geprägt – schon jetzt beispielhafte Lebensformen entwickelt haben. Seit wir uns auf den Weg gemacht haben – und bezeichnenderweise erst seitdem – stellen wir immer wieder beglückt fest, wie viel Hoffnungsvolles schon heute g e s c h i e h t ! Und es drängt mich einfach, meine Studenten in den Lernprozess mithineinzunehmen, der für mich gerade begonnen hat und dessen Verlauf für unser aller Zukunft mir so bedeutsam zu sein scheint. Das Lesebuch soll Sie anregen, sich mit mir zu fragen, was von diesen neuen Ansätzen und Entwicklungen für unseren Beruf und Alltag Vorbild sein könnte.“ [8]

Als ich meinen späteren Mann kennenlernte, regte die Begegnung mit ihm viele eigene Prozesse an. In seinen Lesebüchern begegnete ich ungewohnten Gedankengängen, einer authentischen Suche nach einem menschengemäßen Umgang mit der Natur und nach der spirituellen Dimension des Daseins, religionsübergreifend, und nach der Bedeutung dieser Dimension für die Ingenieurskunst, die Wissenschaft und den Alltag. Wie viele andere Menschen nahm auch ich sein Angebot an, das er im Vorwort des ersten Lesebuchs so formulierte:

„Natürlich werden die Aufsätze und Buchauszüge in diesem und den folgenden Lesebüchern subjektiv ausgewählt sein. Ich hoffe aber, dass der Nachteil der subjektiven Auswahl dadurch gemildert wird, dass ich zu jedem Thema eine kleine H a n d b i b l i o t h e k in unserem Institut zusammenstellen werde, die Sie jederzeit einsehen können. Besonders freuen würde es mich, wenn wir über dieses Lesebuch miteinander ins Gespräch kämen. Ich weiß aus ähnlichen Gesprächen in der Vergangenheit, wie sehr ich auch selbst hier bereichert werden kann. Lassen Sie uns gemeinsam herausfinden, was die vielen Frustrationen und Krisen, die wir heute erleben, uns zu lehren haben!“ [8]

Die Gespräche mit meinem späteren Mann, zu denen ich als junge Studentin mit scheuer Ehrfurcht ging, berührten eine inhaltliche Ebene, die ich gesucht und so bis dahin an der Universität nicht gefunden hatte. Tief beeindruckt war ich von seiner Sichtweise auf die heutigen Krisen und von seiner Suche nach Wegen, sie zu überwinden.

Meine eigene Suche führte mich in den Jahren unseres Abstands in die Anthroposophie und in „Die Christengemeinschaft – Bewegung für religiöse Erneuerung“. Edi hatte sich vor unserer Paarbeziehung nie näher mit der Anthroposophie befasst, obwohl er freundschaftlich mit mehreren Menschen verbunden war, denen sie Inspirationsquelle ihrer Arbeit war bzw. ist. Als „einziger Nichtanthroposoph“ – dies war ihm sehr wichtig zu betonen – hatte Edi 1988 sogar einen „Arbeitskreis für Strömungsforschung“ mitbegründet, in dem Menschen mit Hilfe der Anthroposophie ein erweitertes Verständnis des Wassers suchen. Die halbjährlichen Treffen dieses Kreises, in den Edi mich noch während meines Studiums eingeführt hatte, waren in den Jahren unseres Abstands einer der sehr wenigen Berührungspunkte zwischen uns. Ich promovierte während dieser Zeit in der Siedlungswasserwirtschaft. Zugleich ging ich durch einen intensiven inneren Prozess und suchte Kontakte zu Menschen, die eine mit Hilfe der Anthroposophie erweiterte naturwissenschaftliche Forschung betreiben, um nach der Promotion Naturwissenschaft und Anthroposophie verbinden zu lernen.

Als Edi und ich uns damit auseinandersetzten, ob wir ein Paar werden wollten, sprachen wir neu über die Ziele, die uns wichtig waren, und suchten eine Brücke zwischen unseren spirituellen Wegen. Zunächst war dies nicht einfach. Mir war die Anthroposophie ein Herzensanliegen geworden und ich wünschte mir, sie mit Edi teilen zu können. Ich erzählte ihm, dass sie nach meinem Verständnis ein kulturerneuernder Impuls sei und zum Ziel habe, eine neue, von Achtung getragene Beziehung der Menschen untereinander und zur gesamten Erde und ihren Geschöpfen zu verwirklichen. Dass die Anthroposophie, die Edi bisher nur mit der Suche nach Erkenntnis in Beziehung gebracht hatte, in tätige Liebe den Mitmenschen und der Schöpfung gegenüber münden möchte, war Edi neu. Mit diesem Gedanken konnte er sich verbinden. In vorsichtiger Distanz öffnete er sich einzelnen Aspekten der Anthroposophie, bezeichnete sich aber weiterhin als „Nichtanthroposoph". Ich selbst erkannte, dass ich in meiner Suche einseitig geworden war und fühlte mich durch die erneute Begegnung mit Edi sehr bereichert.

Von Anfang unserer Paarbeziehung an begegnete Edi der Christengemeinschaft sehr offen. Wir heirateten dort kirchlich, ein halbes Jahr nach unserer standesamtlichen Trauung. Zugleich führten wir eine konfessionsübergreifende Ehe. Mein Mann hielt zunächst den Kontakt in seine katholische Gemeinde und eine Zeit lang begleiteten wir uns wechselseitig in die Heilige Messe der römisch-katholischen Kirche und in die Menschenweihehandlung der Christengemeinschaft. Als im Jahr 2005 der katholische Pfarrer, zu dem Edi eine langjährige und freundschaftliche Beziehung hatte, in den Ruhestand ging, wurde die Christengemeinschaft für meinen Mann zur religiösen Heimat. Er ging regelmäßig zu einem Evangelienkreis der Gemeinde in Karlsruhe, neue menschliche Verbindungen wuchsen, und wir nahmen gemeinsam am religiösen Leben der Gemeinde teil. Die äußere Zugehörigkeit zur katholischen Kirche und die innere Verbindung mit der Christengemeinschaft waren für Edi kein Widerspruch und er löste die Verbindung zur katholischen Kirche nicht. In all diesen gemeinsamen Schritten gingen Edi und ich in den ersten Jahren unserer Ehe durch viele innere Prozesse. Immer wieder erlebte ich, wie mein Mann es vermochte, jetzt auch in der menschlichen Umgebung der Christengemeinschaft, in einer Sprache, die Herz und Denken verband, andere Menschen in ihren spirituellen Fragen anzusprechen.

Mit dieser seiner Fähigkeit hatte Edi bereits 1984, weit über sein eigenes Fachgebiet Ingenieurwesen hinausweisend, seine Leserschaft im Vorwort des ersten Lesebuchs auf eine tiefere Ebene der Wirklichkeit aufmerksam gemacht, die durch einen Prozess inneren Umbruchs gefunden wird:

„Solange wir die sinnlich wahrnehmbare Wirklichkeit für die g a n z e Wirklichkeit halten, solange wir ein Leben führen, das ganz im Vordergründigen aufgeht – darf es uns da wundern, dass viele am Sinn des Lebens zweifeln, ja verzweifeln? Aber müssen wir uns denn mit einem Bruchteil der Wahrheit begnügen, nur weil unsere wissenschaftlichen Erkenntnismethoden heute so begrenzt sind?

Unsere Medien überschütten uns mit Schreckensnachrichten, die Angst wird allgemein als das vorherrschende Lebensgefühl benannt, allerorten drohen Probleme unlösbar zu werden. Und dennoch ist unsere Zeit erfüllt von segensreichen Entwicklungen, die uns berechtigen, Vertrauen in unsere Zukunft zu haben. Das Lesebuch soll hiervon einen kleinen Eindruck vermitteln. Es soll aufzeigen, dass wir Erschütterungen und Frustrationen als notwendige Voraussetzung für erstrebenswerte Veränderungen in unserem Bewusstsein verstehen lernen können. Es soll aufzeigen, welche erstaunlichen Kräfte aus innerem Wandel erwachsen und welche Veränderungen im Außen mit deren Hilfe möglich werden …“[8]

„… welche erstaunlichen Kräfte aus innerem Wandel erwachsen und welche Veränderungen im Außen mit deren Hilfe möglich werden …“ An dieses Motiv, das uns beide bereits in unserem Leben begleitet hatte, konnten wir anknüpfen, als Edi die Diagnose Demenz erhielt, und es sollte uns im Verlaufe seiner Erkrankung tragen. Allmählich konnte ich wieder an mein inneres „Ja“ anknüpfen, das ich vor unserer Hochzeit so selbstverständlich ausgedrückt hatte, meinen Mann auch in einer eventuellen Demenz zu begleiten. Die neuen Schritte, die wir im Laufe seiner Demenz noch erleben sollten, setzten voraus, das zu bejahen, was bereits Alltag geworden war: Pflege und Demenzbetreuung.

Pflege – eine schwere Kunst

Schwester Sarah war die erste, die zu uns kam, als Edi nach der Operation an der Speiseröhre aus der Klinik nach Hause entlassen wurde. Noch heute bin ich dankbar, dass sie es war, die uns am Abend des ersten Tages zu Hause in den neuen Alltag hinein begleitete. Ihre klaren, ruhigen Gesten strahlten wohltuende Ruhe aus. Freundlich begrüßte sie Edi, der sich sofort angesprochen fühlte und antwortete. Ich ging mit, als Sarah mit ihm ins Bad ging, um ihm beim Waschen und Umkleiden für die Nacht zu helfen. Ich wusste, auch ich würde meinem Mann helfen müssen, und ich hatte so etwas noch nie gemacht. Sarah schien alle Zeit der Welt zu haben. Als Edi am Waschbecken stand und langsam und gründlich seine Hände und sein Gesicht wusch, stand sie aufmerksam daneben. Sie hatte eine Hand in der Luft um ihn gelegt. Ohne ihn zu berühren, war es, als ob sie ihn stützte – noch war er sehr unsicher auf den Beinen. Er entspannte sich in Sarahs Gegenwart zusehends. Auch ich kam zur Ruhe nach der emotional anstrengenden Klinikzeit. Edi war dankbar und gleich bereit, sich auf alles einzulassen und mitzutun, was Sarah vorschlug. Sie ergriff ganz selbstverständlich die Initiative, als sie sah, dass die Reihenfolge der Kleidung für ihn ein Problem war. Gleichzeitig erspürte sie sehr genau, was er noch selbst tun konnte, und ließ es ihn allein machen. Edi und ich waren beide gestärkt, belebt und erfrischt nach ihrem Besuch. Ich weiß noch, wie dankbar erstaunt ich war, wie viel Zeit Sarah sich für Edi genommen hatte. Viel später erfuhr ich, dass sie die schnellste Schwester in ihrem Team war, und bald schon sah ich, dass die Pflegekräfte, die Edi Ruhe und zugleich klare Führung nicht von sich aus schenkten, länger brauchten. Eine Ansprache unter Zeitdruck – Edi reagierte nicht. Schnelles Anziehen, ohne ihn mithelfen zu lassen – er schimpfte und verweigerte sich. Gutgemeint und doch überfordernd zu viel Raum für eigenes Tun – mein Mann verlor die Freude am eigenen Tun und verweigerte sich ebenfalls. Schwester Sarah ließ all diese Situationen gar nicht erst entstehen, und bald freute sie sich auf Edi, und er freute sich, wenn Sarah kam. Immer gab es Momente, in denen beide herzlich miteinander lachten, und Edi erzählte ihr von sich aus vieles während der Pflege. Sarah sagte, sie habe noch nie einen Patienten erlebt, der geistig so wach und klar war und zugleich so viel Hilfe in alltagspraktischen Dingen benötigte. Für Edi bedeutete es, dass er in dieser Phase der Erkrankung seiner Demenz bewusst gegenüberstand.

In den ersten Tagen nach dem Krankenhausaufenthalt kam der Pflegedienst täglich morgens und abends. Nicht nur Sarah, auch weitere Pflegekräfte kamen. Mein Mann war zunächst sehr kooperationsbereit und freundlich und ging auch mit den nächsten Pflegenden bereitwillig ins Bad. Doch anders als bei Sarah fühlte er sich von vielen nicht respektiert und nicht genügend einbezogen in die Pflege. Als die betreffenden Pflegekräfte wiederkamen, sagte er höflich: „Sie können wieder gehen. Ich brauche Sie nicht." „Aber Herr Naudascher, ich bin gekommen, um Ihnen zu helfen." „Das ist sehr freundlich von Ihnen, aber ich komme allein zurecht", behauptete er. „Aber, ich …" „Haben Sie nicht gehört, ich brauche Ihre Hilfe nicht!", wurde Edi deutlicher. Mein Mann entwickelte sich zu einem sehr schwierigen Patienten. Er reagierte wie ein Seismograph auf alles, was Routine war, und auch auf alles, was nur angelernte Kommunikation mit Demenzerkrankten war und nicht von Herzen kam. Einige Male weigerte er sich so lange, bis die Pflegekraft schließlich fragte: „Herr Naudascher, möchten Sie, dass ich wieder gehe?" „Ja!!!" Überredete ich meinen Mann, trotzdem ins Bad zu gehen, tat er es mir zuliebe, aber es war für niemanden eine Freude. Die Pflegenden kamen an ihre emotionale Grenze, und Edi war hinterher wie versteinert. Auch auf Zeitdruck und Hektik – so oft Alltag im Pflegedienst – reagierte er sehr empfindlich. „So machen Sie doch langsamer!", hörte ich ihn aus dem Badezimmer schimpfen.

Ich versuchte, mich dafür einzusetzen, dass nur die Pflegekräfte kamen, bei denen mein Mann sich gut aufgehoben fühlte. Es war nicht möglich. Der Pflegedienst machte keine Bezugspflege (Bezugspflege bedeutet, dass zu einem hilfsbedürftigen Menschen immer dieselben Pflegenden kommen). Es gab nur eine Tour, die sogenannte „Badetour", die zu Beginn von Edis Pflegebedürftigkeit zweimal pro Woche immer von derselben Pflegekraft gefahren wurde, und zu dieser Zeit war es Sarah. Was tun? Nach einer Pflege, bei der Edi sich nicht wohl gefühlt hatte, brauchte ich genauso lange oder sogar länger, um ihn seelisch wieder aufzubauen, wie die Pflege gedauert hatte. Und schlimmer noch, eine Pflegesituation mit Pflegekräften, die mein Mann nicht mochte, zerstörte immer wieder neu das Vertrauen zwischen uns beiden, weil ich es war, die ihn überredete, mitzugehen. Es war keine stimmige Situation. Nachts übernahm ich ohnehin Edis Pflege. Als ich selbst in die notwendigen Pflegemaßnahmen hineingewachsen war, entschied ich daher, auch tagsüber den größten Anteil seiner Pflege selbst zu übernehmen. Bald begann auch Hannerose, Edi zu helfen, und für Notfälle – bei Schwierigkeiten mit dem Katheter – war der Pflegedienst rufbereit. Im Laufe der Monate kamen außer Sarah weitere Pflegekräfte, um Edi beim Baden zu helfen. Manchmal kamen Menschen, die Edi nicht mochte, doch zweimal pro Woche konnte ich das auffangen. Wenn es möglich war, gestaltete der Pflegedienst den Dienstplan so, dass es für meinen Mann menschlich stimmig war, und es gab viele sehr schöne Begegnungen. Einem jungen Pfleger erzählte Edi sehr viel aus seinem Berufsleben, insbesondere von den fachübergreifenden Themen seiner letzten Berufsjahre. Der junge Mann behandelte Edi mit Achtung als den Hochschullehrer, der er gewesen war, und war sehr beeindruckt von dem, was er erfuhr. Edi waren die fachlichen Themen in dieser Phase seiner Erkrankung weiterhin sehr präsent, und seine frühere Fähigkeit, Menschen ansprechen und begeistern zu können, war noch ganz erlebbar.

Sarah und eine weitere Schwester entwickelten nicht nur zu Edi, sondern auch zu Anna Laura eine sehr gute Beziehung. War Anna Laura zu Hause, wenn sie kamen – manchmal wurde erst mittags gebadet –, so liebte sie es, beim Baden ihres Vaters dabei zu sein. Freudestrahlend erzählte sie mir später, dass sie sogar helfen durfte: „Ich habe Papa den Waschlappen gegeben!“ oder „Ich habe Papa den Rasierpinsel gegeben!“ Die sehr liebevolle Beziehung, die Edi und sie in seinen gesunden Jahren gehabt hatten, die viele Zeit, die er mit Anna Laura verbracht hatte, mit ihr, die die ganze Freude und der ganze Stolz seines Alters war, trug beide in der vollkommen veränderten Situation weiter. Wie früher lachten und scherzten Vater und Tochter. Es entstand eine heitere Atmosphäre im Bad. „Anna Laura stört überhaupt nicht, im Gegenteil“, versicherten mir die Pflegerinnen.

Anfangs war es für Edi alles andere als leicht, pflegebedürftig zu sein. Er litt sehr darunter, wie wenig er noch konnte. Doch allmählich vertiefte die Pflege unsere Beziehung und wurde für ihn zu einer Quelle der Geborgenheit im Alltag. Es wurden für uns beide schöne Zeiten des

Tages, Zeiten, in denen Anna Laura uns als ihren Eltern oft und gerne Gesellschaft leistete und von denen für den gesamten Tagesverlauf – und für die Nacht – Frieden ausstrahlte. Dass dies so war, verdankten wir der Zeit, die wir uns für Edis Pflege nehmen konnten. Ich kann nicht anders, ich möchte auch auf die Rahmenbedingungen der Pflege eingehen, mit denen pflegebedürftige Menschen im Allgemeinen und demenzerkrankte Menschen im Besonderen oft konfrontiert sind.

Wie lange braucht ein gesunder Mensch morgens, bis er angezogen und geduscht oder gebadet ist? Ins Bad gehen, den Schlafanzug ausziehen, duschen oder baden, Haare waschen, gegebenenfalls Hautpflege, föhnen, rasieren, anziehen. Der Pflegedienst kann nur sogenannte Module abrechnen. Jedes Modul bedeutet einen festen Geldbetrag an Einnahmen, unabhängig von der benötigten Zeit, und die Zeit ist knapp bemessen. Ein demenzerkrankter Mensch, der nicht mehr zielgerichtet handeln kann – wie leicht war Edi ablenkbar –, ist noch langsamer als ein Mensch, der alters- oder krankheitsbedingt in allen Bewegungsabläufen verlangsamt ist. Braucht ein Patient sehr lange, so geht dies auf Kosten des Pflegedienstes. Der Druck, der dadurch entsteht, macht eine würdevolle Pflege schwer, ja oft unmöglich, und zurück bleibt Hektik – ungesund für Pflegende, Gepflegte und ihre Bezugspersonen. Ich musste mich bald mit diesen Rahmenbedingungen auseinandersetzen, denn Edi war ein Patient, der sehr, sehr langsam und damit teuer war. Zum Baden brauchte er weit mehr als eine Stunde, oft eineinhalb Stunden. Glücklicherweise boten Behandlungspflege (z. B. eine subcutane Injektion eines Medikamentes der Komplementärmedizin) und die Katheterpflege dem Pflegedienst zusätzliche Einnahmen, da diese Tätigkeiten als weitere Module abrechenbar waren. Dennoch gab es immer wieder Gespräche, dass Edis Pflege zu lange dauere. Die Pflegekräfte litten selbst unter dem Zeitdruck, unter dem sie nicht nur bei Edi arbeiten mussten. Ständig lebten sie in der Empfindung und im Wissen darum, vielen Menschen, zu denen sie gingen, nicht gerecht werden zu können. Meist mussten sie schneller sein, als ihr Herz es ihnen sagte. Manche strahlten den Zeitdruck aus – was Edi sofort spiegelte –, andere hatten die Fähigkeit, ihn den Zeitdruck nicht spüren zu lassen.

Edi brauchte die Ruhe, wie die Pflanze zum Wachsen Wasser braucht und Licht. Ohne diese Ruhe verkümmerte er, verweigerte sich, zeigte Ansätze von Gegenwehr. Er hatte das Glück, dass sich um ihn ein Netz von Menschen bildete, die ihm diese Ruhe schenkten und ihm von

Herzen zugetan waren. Unter den Bedingungen einer nur professionellen Pflege mit ihrem Zeitdruck und ständig wechselnden Bezugspersonen wäre unsere Geschichte nicht möglich gewesen.

Muss Papa jetzt in ein Altenheim?

Anna Laura spürte, wie sehr sich ihre eigene Situation verändert hatte. Einmal beschwerte sie sich: „Du kümmerst dich nur noch um Papa und hast für mich keine Zeit mehr!" Natürlich hatte ich auch für sie noch Zeit, doch weniger als zuvor. Sie war bisher sehr behütet gewesen und hatte uns Eltern alltäglich um sich gehabt, beide mit viel Zeit für sie. Edi hatte nicht nur gerne etwas mit Anna Laura unternommen und ihr die Welt gezeigt, er war auch sehr dankbar gewesen, in seinem hohen Alter noch einmal die Chance zu haben, Vater sein zu dürfen.

> Während seiner ersten Ehe mit Brigitte, als die gemeinsamen vier Kinder aufwuchsen, war Edi in seinem Beruf als Wissenschaftler sehr engagiert. Sein fachliches Wirken brachte ihm zwar sehr hohe internationale Anerkennung, doch es blieb sehr wenig Zeit für die Familie. Schließlich zerbrach seine erste Ehe.

In den ersten Jahren unserer Ehe hatte Edi oft davon gesprochen, er sei damals ein abwesender Vater gewesen, und er war sehr froh gewesen, sich viel Zeit für Anna Laura nehmen zu können. Jetzt beobachtete sie genau jede Verbesserung im Zustand ihres Vaters und nahm auf kindliche Art intensiv Anteil. „Papa kann wieder …!", rief sie dann freudig aus. Zugleich nahm sie wahr, wie grundlegend verändert Edi trotz aller graduellen Verbesserungen blieb. Vor wenigen Wochen noch war er mit ihr auf Spielplätzen und im Zoologischen Stadtgarten gewesen. Jetzt konnte Edi nicht nur keine Ausflüge mehr mit ihr machen, er verhielt sich auch nicht mehr wie ein Mensch, der im Voraus überlegt, was er tut. Anna Laura war beunruhigt und verunsichert. Mit ihren gerade erst sechs Jahren fragte sie in banger Erwartung in einem stillen Moment: „Warum macht Papa immer so komische Sachen?" „Er hat eine Krankheit des Gehirns", antwortete ich ihr. „So wie das Herz und die Lunge krank werden können, kann auch das Gehirn krank werden. Und dann machen die Menschen manchmal Dinge, die andere Menschen nicht immer verstehen." Anna Laura dachte nach und wollte wissen: „Ist das ansteckend?" „Nein", sagte ich ihr. „Dann ist ja gut", sagte sie beruhigt.

Kurze Zeit später spielte sie bereits wieder. „Warum braucht Papa Windeln, er ist doch kein Baby?“, wollte sie an einem anderen Tag wissen. „Das geht vielen alten Menschen so“, antwortete ich.

Eines Tages stellte Anna Laura mir ganz vorsichtig eine Frage: „Muss Papa jetzt in ein Altenheim?“ Voller Angst schaute sie mich an, voller Angst, was ich antworten würde. Sie schien sich lange mit dieser Frage herumgetragen zu haben, bevor sie wagte, sie zu stellen. Aus Besuchen bei ihrer Uroma und bei einer Freundin wusste Anna Laura, was ein Altenheim ist. „Nein, Papa muss nicht in ein Altenheim“, sagte ich. „Aber Papa braucht doch jetzt Hilfe …?“ Unsere Tochter konnte mir zunächst nicht glauben. Erst wenige Monate zuvor hatte sie während eines Besuches in einem Altenheim gefragt, warum denn die alten Menschen dort und nicht zu Hause wohnen würden. Ich hatte geantwortet, dass sie Hilfe bräuchten und deshalb im Altenheim wohnten. „Schau mal“, sagte ich, „nicht alle alten Menschen gehen in ein Altenheim. Sie können auch zu Hause bleiben, und zu Hause wird ihnen geholfen.“ Anna Laura schaute mich an und fragte vorsichtig nach: „Immer, auch wenn sie ganz schwach sind?“ „Ja.“ Ihre Anspannung löste sich. „Gut“, sagte sie und sprang bald wieder herum, als ob nichts gewesen wäre.

Von Schattenseiten und sorgender Begleitung

Im Frühstadium lässt eine Demenzerkrankung die Ecken und Kanten eines Menschen klarer zum Vorschein kommen. Neben allen Schwierigkeiten, die dies mit sich brachte, erlebte ich es als eine Chance, an ihnen zu arbeiten. Edi hatte schon immer sehr unwirsch werden können, wenn etwas nicht so möglich war, wie er es sich vorgestellt hatte. Eine gewisse Strenge war dann zu spüren. Er wusste darum und hatte in seiner zweiten Ehe sehr daran gearbeitet. Dennoch war diese Seite da und stellte uns vor Herausforderungen. Als mein Mann wieder sicher gehen konnte, hatte er beispielsweise wieder den Impuls, etwas in der Stadt oder in seinem ehemaligen Institut zu erledigen. Zunächst fragte er von sich aus, ob ich ihn begleiten könne. Manchmal war das möglich, manchmal begleiteten ihn Hannerose oder eine Freundin. Nicht immer hatte genau in dem Moment, in dem Edi losgehen wollte, eine von uns Zeit. „Warte bis morgen, dann kann ich dich begleiten“, solch eine Bitte meinerseits akzeptierte mein Mann sehr geduldig, solange er selbst schwach war. Sobald es ihm wieder besser ging, beantwortete er sie mit großem Unmut. Natürlich, er wollte unabhängig sein. Ärgerlich ging Edi so manches Mal allein los. Zunehmend hatte ich Sorge, wenn er ohne Begleitung Besorgungen machte: Er vergaß den Geldbeutel zu Hause, wenn er einkaufen wollte. Oder der Regenschirm oder gar der Einkauf blieben im Geschäft zurück, und Edi fuhr ein zweites Mal, um ihn zu holen … Mein Mann litt unter diesen Ausfällen. Einmal stieg er an der falschen Straßenbahnhaltestelle aus. Er erzählte es mir später, als dieses Abenteuer glücklich vorbei war. Unsicher sei er gewesen, wie er dorthin gelangen solle, wo er hinwollte. In seiner Not habe er einen Autofahrer um Rat gefragt, und dieser habe ihn kurzentschlossen zum richtigen Ort gebracht. Sehr dankbar und erleichtert war mein Mann über die Hilfe dieses ihm unbekannten Menschen. Auch ich war erleichtert, und doch, bei mir überwog die Angst. Angst, dass ein nächstes Mal nicht so glimpflich ausgehen könnte. Es war Winter, es war kalt, und Edi war sehr kälteempfindlich. Ich bat ihn von da an mit mehr Nachdruck, doch bitte nicht allein loszufahren, sondern zu warten, bis ihn jemand begleiten konnte. Er wurde jedes Mal sehr ärgerlich, doch ich ließ nicht nach in meiner Bitte. Schließlich gab mein Mann nach, zwar ärgerlich, aber er gab nach. Mir zuliebe gab er einen Teil seiner Unabhängigkeit auf. Ich zögerte, diese neue Rolle anzunehmen, und fragte mich immer wieder, ob ich nicht zu sehr in Edis Freiheitssphäre eingriff und ihm seine Würde nahm, wenn ich ihn zurückhielt und entschieden bat, nicht allein loszugehen. Doch wäre es eine gute Alternative gewesen, Edi allein durch die Stadt irren zu lassen? Die Angst und die Unsicherheit, die ich in seinen Augen nach seinen Odysseen sah, und die tiefe Erleichterung, wenn er wieder in seiner vertrauten Umgebung war, ließen mich dies verneinen. In diesen Momenten war die beginnende Demenz in Edis Blick deutlich zu sehen. Er wollte zwar losgehen, und er konnte auch noch sehr viel allein. Und doch gab es sie, diese Momente der Unsicherheit, Momente, in denen er nicht weiterwusste. Um ihm und mir Angst zu ersparen, nahm ich die Auseinandersetzung mit seinem Ärger auf und forderte ihn mit großem Nachdruck auf, seine Bewegungsfreiheit aufzugeben. Dennoch hatte ich lange kein gutes Gewissen. Erst allmählich verstand ich, wie ich mit dieser Entscheidung meinem Mann einen Rahmen schenkte, der ihm Hilfe bot. Innerhalb dieses Rahmens konnte er sich frei bewegen und seinen Interessen nachgehen. Was er nicht mehr allein konnte, übernahmen ich oder ein anderer Mensch für ihn. Edi war auf diese Weise nicht mit einer ihn zunehmend überfordernden Welt konfrontiert. Der Blick in seinen Augen blieb klar.

Wenn ich Edi für kurze Zeit allein zu Hause ließ, hatte er nie den Impuls loszugehen. Meistens frühstückte er, während ich Anna Laura zum Kindergarten brachte. Ging ich fort, so schrieb ich ihm, wie in den Wochen vor der Operation, einen Zettel. Anfangs fand mein Mann manchen Zettel nicht und war verunsichert und ängstlich, wenn ich zurückkehrte. „Wo warst du denn??! Ich habe schon gar nicht mehr gewusst, was ich machen sollte", beschwerte er sich. Bald waren aus den kleinen Zetteln große, farbige Karteikarten geworden, und ein Zettelhalter machte sie unübersehbar. Diese Zettel und manches Telefonat halfen Edi über die Angst hinweg. Er konnte noch gut selbst telefonieren und die Uhrzeit lesen, und er rief mich an, wenn er nicht weiterwusste oder einfach nur meine Stimme hören wollte. Einige dieser farbigen Karteikarten habe ich aufgehoben:

„Lieber Edi,
ich bin zum Kindergarten. Zurück: ca. 13.15 Uhr.
♡ Imke"

„Lieber Edi,
ich bin zur Autowerkstatt, nehme mein Handy mit. Zurück: voraussichtlich spätestens 11.00 Uhr. Frühstück ist in der Küche, Medizin im Wohnzimmer. Heute ist Badetag.
♡ Imke

P.S. Und am Klavier ist alles gerichtet ♪♪"

Mein Mann hatte seit seiner Studentenzeit so gut wie nicht mehr Klavier gespielt. Als junger Mensch hatte er sehr gut spielen können, und jetzt war er unzufrieden mit den sehr einfachen Stücken, die ihm nur noch möglich waren. Doch ich ermutigte ihn, hatte ich doch die Hoffnung, dass das Klavierspiel für ihn im Laufe der Demenzerkrankung wieder neu Bedeutung bekommen werde.

Manchmal war mein Mann morgens noch müde, und ich musste Anna Laura zum Kindergarten bringen, bevor ich ihm beim Anziehen hatte helfen können. An solchen Tagen griff ich für Edi eine Gewohnheit auf, die er immer schon am Wochenende gehabt hatte: Er hatte dann gerne morgens im Bett gelesen. So stellte ich einen Sessel und den Rollstuhl dicht vor das Bett – als Erinnerungshilfe, er konnte beides selbst zur Seite schieben –, stellte den Zettelhalter mit einem farbigen Zettel unübersehbar auf den Sessel neben das Bett und legte ein Buch oder mehrere Bücher griffbereit daneben, dazu eine große, leicht lesbare Uhr und Edis Brille. Auf diesen Zetteln stand zum Beispiel:

> *„Lieber Edi,*
> *ich bin zum Kindergarten. Bitte bleib im warmen Bett, bis ich wieder da bin. Lies doch etwas. Bücher sind auf dem Stuhl. Ich denke, ich bin gegen 8.30 Uhr zurück. Ich liebe Dich.*
> *♡ Imke"*

Edi bat mich auch, Termine, die ihm wichtig waren, aufzuschreiben und den Wochentag zu notieren. Er wollte sich in der Zeit orientieren, und er notierte sich auch selbst noch Termine.

> *„Lieber Edi,*
> *heute ist Montag.*
> *12.30 Uhr kommt die Fußpflegerin.*
> *18.50 Uhr holt Dich Ruth zum Vortrag.*
> *♡ Imke"*

Wenn ich zurückkam, hatte Edi meinen Zettel mitsamt dem Halter fast immer auf einen besonderen Platz gestellt und sagte mir, er habe immer wieder darauf geschaut, dann sei er beruhigt gewesen. Er strahlte mich an und zeigte mir durch sein ganzes Verhalten, wie sehr er dankbar war für diese für mich kleine und für ihn sehr bedeutsame Orientierungshilfe im Tagesablauf.

Tagesgestaltung in der Familie – ein soziales Kunstwerk

Ohne unseren Freundeskreis und ohne Hannerose – und später andere liebe Menschen, die bei uns arbeiteten und uns wunderbar unterstützten – hätte ich die Pflege- und Betreuungssituation nicht tragen und zugleich als Mutter Zeit für unsere Tochter haben können. Dank ihnen allen konnten wir weiterhin als Familie zusammenleben. Dennoch fühlte ich mich in den ersten Wochen der Pflege trotz all der Hilfe und Unterstützung, die wir erfuhren, wie ein Vogel in einem Käfig, der wild umherflattert. Anfangs lebte ich die neue Familiensituation zwar, doch ich wehrte mich zugleich innerlich gegen sie. Wenn Edi nachts wach wurde und, voller Freude, mich zu sehen, aufstehen und etwas unternehmen wollte, konnte und wollte ich seine Freude nicht teilen. Ich wollte schlafen. Sagte ich es ihm, so war er enttäuscht. Ich wurde ungeduldig, daraufhin wurde auch er ungeduldig … Beide wurden wir noch wacher, und in den ersten Wochen war Edi nachts oft wach … Spiegelte er mir meine eigene innere Unruhe oder musste auch er sich erst in die neue Situation hineinfinden?

Hannerose wurde zu unserer wichtigsten Hilfe. Sie kam regelmäßig an vier Tagen in der Woche und war sehr flexibel, uns zusätzlich bei besonderen Anlässen und Terminen zu helfen. Im Laufe der zwei Jahre, die sie bei uns arbeiten sollte, wurde sie ein unentbehrlicher Teil unserer Familie. Hannerose übernahm nicht nur die Verantwortung für hauswirtschaftliche Tätigkeiten und einen Teil von Anna Lauras Freizeit, sie wurde auch zu einer sehr wichtigen Bezugsperson für Edi und begegnete ihm im Alltag voller Feinfühligkeit. Auch ihr zeigte er gerne die Literatur, die er las, und sie brachte ihm mit neuen Büchern neue Anregungen. Hannerose spielte Edi am Klavier vor und begleitete ihn bei Spaziergängen und Besorgungen. Ihre umsichtige und klare Art und ihre praktische Tatkraft halfen mir, die neue Situation zu bejahen. Wir hatten Hannerose als Kinderfrau eingestellt, jetzt übernahm sie ganz selbstverständlich Aufgaben, von denen wir nie gedacht hatten, dass sie auf uns zukommen würden. Sie half Edi beim Toilettengang und übernahm seine abendliche Betreuung, wenn ich einen Termin hatte, und sie half ihm dann auch beim Umkleiden für die Nacht. Manche Gewohnheit musste sich der Erkrankung anpassen: Edi hatte abends gerne von Zeit zu Zeit einen Film gesehen. Zunächst tat er es weiterhin, doch er konnte die Bilder nicht mehr gut verarbeiten. Regelmäßig gab es sehr unruhige Nächte nach vorherigem Fernsehen, und so wurde das Fernsehen zu einer sehr seltenen Ausnahme.

Unsere Nachbarin und Freundin Renate war immer schon wie eine zweite Oma für Anna Laura gewesen. Jetzt durfte Anna Laura öfter als früher zu ihr kommen, oft auch spontan für ein oder zwei Stunden. Beide spielten zusammen und hatten viel Freude miteinander. Auch unsere langjährige Babysitterin Vera hatte immer wieder Zeit für Anna Laura. Zwei Freundinnen, Christel und Helga, kamen ebenfalls regelmäßig und gingen mit Edi spazieren, als er dies wieder konnte. Längere Ausflüge waren nur mit mir oder Hannerose möglich, musste unterwegs doch eventuell eine Toilette aufgesucht werden. Dank all der Menschen, die uns halfen, hatten wir immer wieder die Möglichkeit, dem Bedürfnis unserer sechsjährigen Tochter nach Spiel und Bewegung nachzukommen und zugleich Edis Tage ruhig und seiner Erkrankung gemäß zu gestalten. Hatte Anna Laura Freundinnen zu Besuch, war oft neben mir auch Hannerose da. Sie begleitete Anna Laura auch zu manchen Freizeitaktivitäten und zu Besuchen bei Freundinnen und holte sie oft vom Kindergarten ab.

Bereits seit einem Jahr hatte Anna Laura an einem Nachmittag in der Woche Musikunterricht, als Gruppenunterricht auf einem Streichinstrument. Dieser Tag wurde Hanneroses freier Tag, und ich nahm meinen Mann mit. In den ersten Wochen nach der Operation saß er im Rollstuhl, nach der Rekonvaleszenz hatten wir den Rollstuhl zunächst für den Rückweg, dann zur Sicherheit und schließlich gar nicht mehr dabei. Wie gut, dass zur Musikschule eine Niederflurstraßenbahn fuhr, in die wir mit dem Rollstuhl einsteigen konnten. Wie gut, dass ganz in der Nähe der Musikschule zwei schöne Cafés waren. Edi hatte Cafébesuche immer geliebt, und bald hatten wir erkundet, dass eines der Cafés eine große, ebenerdige Toilette hatte, in der wir gemeinsam Platz fanden. Die Zeit der Gruppenstunde reichte immer so gerade, bis Edi in seinem langsamen Tempo nicht nur seinen Kuchen gegessen, sondern auch mit Hilfe meiner stetigen Erinnerung seinen Latte Macchiato getrunken hatte. Andere Mütter leisteten uns gerne Gesellschaft. An einem weiteren Tag hatte Anna Laura Einzelunterricht im Cellospiel. Die Zeit für einen Cafébesuch hätte während des kurzen Unterrichtes nicht gereicht, und Edi und ich durften beim Musizieren zuhören. Mein Mann liebte es. Stolz schaute er zu und verfolgte aufmerksam, wie unsere Tochter Fortschritte machte.

Obwohl wir all die beschriebene Hilfe hatten, hatten wir vor allem am Wochenende und abends viel Zeit als Familie zu dritt. Dies war nicht immer einfach und nur dank mehrerer glücklicher Umstände möglich. Edi hatte sich immer schon zu Hause sehr viel allein geistig beschäftigt, meistens, indem er las. Auch jetzt war er zufrieden, wenn er lesen konnte, und währenddessen hatte ich Zeit für Anna Laura und den Haushalt. Wollten wir als Familie etwas zu dritt unternehmen, so gab es in direkter Umgebung unserer Wohnung verschiedene Möglichkeiten, die Edi und Anna Laura gleichermaßen ansprachen. Nicht nur ist der Zoologische Stadtgarten in wenigen Minuten zu Fuß erreichbar. Auch zwei Kinderspielplätze sind direkt vor dem Haus, weitere Spielplätze ganz in der Nähe, und Edi hatte schon immer Freude an spielenden Kindern gehabt. Waren wir draußen unterwegs, so sprang uns Anna Laura jetzt voran oder fragte, ob sie helfen dürfe, den leeren Rollstuhl zu schieben. Besuche im Freundeskreis und Kirchenbesuche waren weitere Gestaltungsmöglichkeiten für die Wochenenden.

Mein Mann liebte es, wenn er bei Anna Lauras kindgemäßen Aktivitäten dabei sein konnte, und Anna Laura tauchte in die Zuwendung ein, die all die vielen Menschen ihrem Vater gaben. Selbst bei manchen Therapien durfte sie zusehen. Edi wurde immer zufriedener mit seinen Tagen, und die Nächte wurden wieder ruhig. Mein Mann schlief abends friedlich ein und nachts fast immer durch. Wachte er doch einmal auf, so fanden wir beide schnell zurück in den Schlaf. Wir hatten uns in unseren neuen Alltag mit gänzlich veränderten Rollen eingefunden.

Perlensuche: Nicht Leistung, sondern Liebe

„Unsere schwerbehinderten Brüder und Schwestern haben, so kommt es mir vor, eine wichtige Botschaft für uns Gesunde, die wir uns mehr und mehr nur noch über unsere Leistung definieren und dem Verzweifeln nahe sind, wenn wir wegen Krankheit, Alter oder Arbeitslosigkeit keine Leistung mehr erbringen können. Die Schwächsten, zu denen jeder von uns eines Tages gehören kann, stellen einen lebenden Appell an die in uns schlummernden, schönsten menschlichen Eigenschaften dar, der mir in heutiger Zeit geradezu unverzichtbar zu sein scheint, wenn in unserer Welt der miteinander konkurrierenden Starken ein achtsam-liebevolles Miteinander nicht verloren gehen soll."

Edi 1998 [1]

An dieser Stelle möchte ich kurz innehalten. In einer ersten Perlensuche möchte ich reflektieren, was in den ersten Monaten von Edis Demenz neu wichtig wurde, und auf das schauen, was uns half, seine Erkrankung anzunehmen. Ich habe dieser Perlensuche einen Abschnitt aus Edis Ansprache vorangestellt, die er 1998 an der Psychiatrischen Universitätsklinik Heidelberg über das Schicksal seines durch die NS-„Euthanasie" umgekommenen behinderten Bruders Dolfi hielt und aus der ich bereits in der Einstimmung zitiert habe. Immer wieder habe ich während Edis Demenz an diese Ansprache denken müssen, so vieles war dort wie vorweggenommen von dem, was uns in den Jahren seiner Erkrankung trug. So fand ich auch für alle weiteren Perlensuchen, mit denen ich in diesem Buch auf die nächsten Krankheitsphasen der Demenz meines Mannes zurückblicken werde, einen passenden Gedanken in dieser seiner Ansprache. Edis eigene Worte können so jede meiner Reflexionen einstimmen. Im Anhang ist seine vollständige Ansprache abgedruckt (Seite 214ff).

Die Diagnose Demenz führte meinen Mann und mich dazu, uns noch einmal ganz neu auf die Werte zu besinnen, die uns beiden bisher im Leben wichtig geworden waren. Beide hatten wir einen Beruf gewählt – bzw. ich ein Studium mit anschließender Promotion –, in dem intellektuelle Fähigkeiten und Leistungsbereitschaft von großer Bedeutung sind. Wir wussten, dass diese Werte uns in den kommenden Jahren der Krankheit nicht helfen würden. Wir hatten uns beide bereits Werten zugewandt, die uns in der Erkrankung tragen konnten, und dennoch war es eine sehr große Herausforderung, mit der Demenz zu leben. Mein Mann musste erleben, wie ihm seine Fähigkeiten entglitten, und ich musste erleben, dass ich ihn als gleichwertigen Gesprächspartner verlor und als den Partner, der mich bis dahin in den alltäglichen Aufgaben und in der Erziehung unserer Tochter unterstützt hatte. Das war nicht leicht, und doch konnten wir an vieles anknüpfen, das wir bereits durchlebt hatten. Wenn mein Mann unter seinen nachlassenden Fähigkeiten litt, entgegnete ich immer wieder sinngemäß: „Edi, weißt du, ich empfinde es so: Wir erleben jetzt die Wahrheit dessen, was uns bisher in Gedanken wichtig war. Es ist nicht die Leistung, die das ist, was uns im Leben trägt und auf die es letztlich ankommt, sondern die Liebe. Erleben wir nicht gerade durch deine Erkrankung viele wunderschöne Momente im Miteinander und reift nicht unsere Liebe durch sie?“ „Ja“, sagte Edi, dankbar für diese meine Sicht auf seine Demenz. Wenn ich meinem Mann so antwortete, sprach ich nicht nur ihm, sondern auch mir selbst Mut zu, auf das zu schauen, was uns im Verlust des Bisherigen neu möglich wurde.

Die notwendige Pflege schenkte uns Nähe und vertiefte unsere Beziehung im gemeinsamen Tun. Die Anregung, die Pflege als wichtigen Teil des Alltags und der Beziehung zu verstehen, verdanke ich Büchern der Kinderärztin Emmi Pikler [9,10]. Sie beschreibt in wunderbaren Worten und Bildern, wie achtsame und liebevolle Pflege selbst Waisenkindern Bindungsfähigkeit schenkt und sie sich aufmerksam der Welt zuwenden lässt: Ist die Pflege ein Ort gelungener Begegnung, werden die Kinder in der übrigen Zeit in einer vorbereiteten, gestalteten Umgebung selbstständig tätig, sind ausgeglichen und entdeckungsfreudig. In Anna Lauras Kleinkindzeit hatte ich die Wahrheit dieses Ansatzes dankbar und eindrucksvoll erlebt. Mit meinem dement werdenden Mann erfuhr ich jetzt unter scheinbar ganz anderen Bedingungen sehr Ähnliches. Der während der Pflege erlebte Respekt und die Möglichkeit, mitzuhelfen, waren für Edi die Voraussetzung, sich freudevoll mit seinem neuen Alltag verbinden zu lernen. Pflege erforderte Zeit, und wir mussten den Alltag entsprechend organisieren. Doch die Pflege war auf diese Weise nicht nur keine Belastung, sondern sie wurde im Gegenteil ein Ort guter Begegnung, von dem sich auch unsere Tochter angezogen fühlte und an dem sie uns sehr gerne Gesellschaft leistete.

Indem ich immer mehr auch die Sorge für Edis Tagesgestaltung übernahm, gingen mein Mann und ich und unsere Liebe durch neue Entwicklungsschritte. In vielem machte Edi es mir leicht, hatte er doch langjährige Interessen, denen er auch mit verminderten Fähigkeiten selbstständig nachgehen konnte. Gleichzeitig waren diese ersten Wochen seiner Pflegebedürftigkeit die Zeit, in der ich mich damit auseinandersetzen musste, Dinge für ihn zu entscheiden, die bisher er selbst verantwortet hatte. Oft fragte ich mich, ob dies wirklich in dem Ausmaß, in dem ich es tat, richtig war. Doch immer wieder überraschte Edi mich mit Aussagen, die mir zeigten, dass das, was ich für ihn gestaltete, ihm Orientierung, Geborgenheit und Sicherheit gab. „Bitte, fragen Sie meine Frau." „Fragen Sie Imke." „Ich will tun, was Imke sagt." So sagte er zu den Pflegekräften, wenn sie ihn etwas fragten, das ihn überforderte, meist ging es dabei um praktische Fragen, die Pflege betreffend. Edi vertraute sich mir und meiner Liebe zu ihm an. Das war ein großes Geschenk – und eine große Aufgabe, eine Aufgabe, die ich niemals allein hätte tragen können.

Durch die Erkrankung meines Mannes ist mir bewusst geworden, wie sehr wir Menschen alle aufeinander angewiesen sind. Ein großes Netzwerk von Freundinnen und Freunden, Verwandten und professionell Helfenden erst machte es mir möglich, Edi zu begleiten und gleichzeitig Anna Laura gerecht zu werden. Zunächst fragte ich mich in den wenigen ruhigen Momenten, in denen ich über unsere Lebenssituation nachdachte, immer wieder: „Wie soll das gehen, wie kann ein Kind inmitten von Pflege und Demenzbegleitung aufwachsen?" Erstaunt und dankbar sah ich, wie unsere Tochter nach wenigen Wochen der Umstellung die neuen Erfahrungen ganz selbstverständlich nahm und zu all den

Menschen, die uns halfen, Beziehungen aufbaute. Für sie gehörte ihr Vater nach Hause, zu ihr und zu mir. „Anna Laura lernt jetzt, wie man mit Menschen umgeht, die nicht im Vollbesitz ihrer körperlichen, seelischen oder intellektuellen Kräfte sind. Dein Vorbild, Edi nach Hause zu holen, vermittelt ihr sehr wichtige menschliche Werte und ist eine wichtige Basis für spätere soziale Kompetenz", so machten mir Ruth und Gernot, langjährige Freunde meines Mannes, Mut. Allmählich entstand in mir Vertrauen, auch mit der Demenz meines Mannes ein schönes und erfülltes Familienleben führen zu können.

Entschwinden der vertrauten Welt

„Das Schlimmste ist die Demenz.“

Edi im Juli 2009

Erste Lungenentzündung

Demenz ist nicht umkehrbar. Allerdings könne es nach einer Vollnarkose noch mehrere Monate lang eine Verbesserung geben, so sagte der Neurologe im November. Er hatte recht. Edi erholte sich zusehends. Im Dezember 2008, etwa zwei Monate nach der Operation an der Speiseröhre, überlegte ich sogar, den Rollstuhl zurückzugeben und rechnete nach, ob die Pflegestufe I[7] noch gerechtfertigt sei.

Bevor ich Schritte in diese Richtung unternahm, bekam Edi eine Lungenentzündung. Sie nahm, was er sich seit der Operation mühsam wieder erarbeitet hatte, und sie nahm mehr. Die Lungenentzündung mag auch damit zusammengehangen haben, dass ich für die Weihnachtsferien recht wenig Hilfe hatte und oft in der Tagesgestaltung Kompromisse zwischen Anna Laura und meinem Mann eingehen musste. Edi fühlte sich nicht so geborgen wie in den Wochen zuvor. Zur Behandlung der Lungenentzündung fuhren wir in die Klinik Öschelbronn, ein Krankenhaus, das auf Grundlage der anthroposophischen Medizin arbeitet und die leitlinienorientierte Medizin um einen integrativen Ansatz erweitert. Ich blieb als Begleitperson mit in der Klinik, meine Mutter war für Anna Laura da. Bei der Einweisung in die Klinik war Edi sehr schwach und durch das hohe Fieber verwirrt. Nach wenigen Tagen ging es ihm wieder deutlich besser. Bald würde er nach Hause dürfen, doch wir würden mehr Hilfe brauchen, als wir durch Hannerose und den Pflegedienst hatten. Nach der Operation im Herbst hatte Edi mit Hilfe Treppen steigen können und jetzt brauchte er Hilfe, um vom Sitzen ins Stehen zu gelangen. War er mit dem Rollator auf den Fluren der Klinik unterwegs, so ging dies nur mit sorgfältiger Unterstützung. Und vor allem: Wenn Edi im Rollstuhl saß, versuchte er ständig, allein aufzustehen – und wäre sofort gestürzt. Ich musste immer im Zimmer sein, es wäre viel zu gefährlich gewesen, ihn allein zu lassen. Ein Neurologe untersuchte Edi während des Klinikaufenthaltes und verordnete ergänzend Medikamente der anthroposophischen Medizin. Sie verbesserten Edis Zustand deutlich und begleiteten von nun an unseren Weg.

Während der Klinikzeit war ich nur ein einziges Mal fort, nur etwa drei Stunden, um neue Wäsche zu holen und etwas zu besorgen. Bei meiner Rückkehr war Edi sehr verängstigt und kaum ansprechbar. Den großen Zettel, den ich ihm geschrieben hatte, hatte er nicht wahrgenommen. Als ich gegangen war, hatte er begonnen, ständig nach den Schwestern zu klingeln. Er habe ihnen nicht sagen können, was er wolle, erzählten sie mir später, also seien sie wieder gegangen. In meiner Abwesenheit hatte Edi versucht, aus dem Bett zu gelangen, und es trotz seiner Schwäche fast geschafft. Ob er mich hatte suchen wollen? Auch mir vermochte er es bei meiner Rückkehr nicht zu erzählen. Außerdem zog mein Mann sich in den wenigen Stunden, in denen ich nicht da war, den suprapubischen Katheter. Der Schlauch aus der Bauchdecke heraus hatte ihn in den vergangenen Monaten immer gestört. Jetzt, in einer Situation, in der mein Mann sich nicht umsorgt und geborgen fühlte, hielt ihn nichts zurück, den Schlauch zu ziehen. Es muss sehr weh getan haben. Im Nachhinein war es gut, dass Edi sich diesen Katheter gezogen hatte. Die Klinik hatte keine Urologie und ersetzte den suprapubischen Katheter durch einen Harnröhrenkatheter. Was Notbehelf war, entpuppte sich als Segen: Edi hörte auf, ständig an dem Katheterschlauch zu nesteln. Sein Urologe in Karlsruhe warnte zwar, das Infektionsrisiko sei bei einem Harnröhrenkatheter höher. Doch es blieb bis zu Edis Tod der für ihn passende Weg.

Um meinen Mann nach Hause holen zu können, bemühte ich mich zunächst um die Möglichkeit einer 24-Stunden-Pflege. Arbeit dafür gab es genug, Edi war sturzgefährdet und konnte nicht mehr allein bleiben. Doch ich zögerte. Die Pflegekräfte hätten anreisen müssen, ohne die Möglichkeit, uns zuvor kennenzulernen. Nach allem, was ich bisher mit Edi erlebt hatte, war die Wahrscheinlichkeit sehr hoch, dass er sich ihrer Pflege nicht anvertrauen würde. In Frau B. fand ich privat einen Menschen, der uns helfen würde. Sie kam kurz nach der Klinikentlassung das erste Mal und stellte sich Edi vor. Sie ließ ihm Zeit, sie wahrzunehmen. Dann fuhr sie fort: „Ich habe gehört, Sie brauchen Hilfe." Mein Mann schaute sie aufmerksam an. Wieder ließ sie ihm Zeit, sie in Ruhe zu betrachten. Dann fragte sie: „Darf ich Ihnen helfen?" Edi nickte langsam. Frau B. brachte den Impuls mit, meinem Mann jeden Morgen durch Fußbäder und Einreibung der Füße mit einem naturkosmetischen Öl eine Hilfe zu geben, seinen Körper wieder besser wahrzunehmen. Anfangs hielt ich dies als tägliches Ritual für unnötig, doch bald sah ich, wie sehr es Edi half. Er wurde deutlich präsenter. Auch verlor die Haut an den Füßen ihre Sprödigkeit und zeigte auf Druck später eine Rötung: Die regelmäßige Einölung war gleichzeitig eine Dekubitusprophylaxe. So integrierte ich, wie es der Pflegedienst nach dem Baden bereits tat, auch in Edis morgendliche Pflege eine Einölung, und zwar des gesamten Leibes. Dies schützte meinen Mann zugleich davor, nach dem Waschen auszukühlen. Frau B. kam fünf Tage pro Woche, an drei davon frühmorgens, kurz bevor ich mich auf den Weg zum Kindergarten machte. Um an den verbleibenden zwei Wochentagen Anna Laura dorthin bringen zu können, bat ich den Pflegedienst, Edi frühmorgens als ersten Patienten der „Badetour" zu nehmen. Gab es Änderungen im Dienstplan, so nahm eine befreundete Familie Anna Laura mit zum Kindergarten. Frau B. blieb bis zum folgenden Sommer bei uns und half zu Zeiten, in denen Hannerose nicht da war. Hannerose hatte, das sahen wir jetzt, große Fähigkeiten in der Krankenpflege und machte Edi viele Ingwerwickel – eine Therapieform aus der Klinik Öschelbronn, die zusätzlich zur Antibiotikagabe die vollständige Abheilung seiner Lungenentzündung sehr unterstützte.

Edi blieb viele Wochen lang akut sturzgefährdet. Doch im Gegensatz zur Rekonvaleszenz von der Operation im Herbst hatte er jetzt überhaupt kein Bewusstsein mehr für seinen Zustand. Wieder versuchte ich, ihn mit Hilfe von großen, farbigen Zetteln dazu zu bringen, nicht aufzustehen, und schrieb zum Beispiel „Bitte, bleib sitzen!", doch Edi beachtete sie überhaupt nicht mehr. Schließlich gab ich es auf, Zettel hinzulegen. Auch auf einen Zuruf aus der Ferne „Edi, bitte sitzen bleiben!", reagierte mein Mann nicht mehr. Dass er bei den zwei Malen, die er tatsächlich aufstand und fiel, sich nichts brach, grenzte an ein Wunder. Nach dem ersten Sturz befestigte ich ein breites Band aus Wolle vorne zwischen den Lehnen seines Stuhles. „Edi, sei mir nicht böse", sagte ich, „es ist zu deiner eigenen Sicherheit und soll dich erinnern, nicht aufzustehen." Er nickte. Doch den sehr lockeren Knoten mit Schleife, den ich in das breite Band machte, löste er und stürzte das zweite Mal. Ich hatte nicht damit gerechnet, ich hatte erwartet, dass ihn das Band davon abhalten würde aufzustehen. Ab jetzt wurde der Knoten etwas fester und lag außerhalb von Edis Sichtweite. Dennoch hätte er ihn lösen können, und so hörte ich bei jeder anderen Tätigkeit auf jedes Geräusch aus dem Wohnzimmer, wenn Edi dort allein war.

Edi erholte sich ein zweites Mal erstaunlich schnell und gut. Erneut war die Heileurythmie eine große Hilfe für ihn, die Koordination im Gehen wiederzuerlangen. Weil mein Mann zunächst nicht aus der Wohnung konnte – er konnte die Treppe nicht steigen –, kam der Heileurythmist auf Hausbesuch. Bis zu Edis Tod begleitete er meinen Mann von nun an mit regelmäßigen Besuchen und schenkte ihm therapeutische Hilfe. Bald konnten wir beginnen, Treppenstufen zu üben. Dann kam der Tag, an dem Edi, äußerst mühsam und mit Hilfe durch mich und Hannerose, die ganze Treppe nach unten gehen konnte. Eigentlich wollte ich nur sehr kurz mit ihm unten sein, die Treppe zurück in den ersten Stock war schließlich auch noch zu bewältigen. Doch draußen schaute Edi so froh und dankbar und wollte sehr gerne einige Schritte tun. Rechts und links gestützt von Hannerose und mir, wurde er sehr schnell sicherer. Anna Laura schaute zu und wollte unbedingt zusehen, wie „Papa wieder draußen läuft". Sie bekam eine Aufgabe, auf die sie sehr stolz war: Sie schob uns den Rollstuhl hinterher. In der Wohnung hatte Edi immer nach wenigen Metern stehen bleiben und wenden müssen. Jetzt konnte er weiter geradeaus gehen. Es tat ihm gut, und es machte ihm Freude. Das Gleichgewicht kam zurück, und mit jedem Schritt setzte er die Füße kräftiger auf. Seine Haut bekam eine gesunde Rötung. „Für heute ist genug", sagte ich dennoch nach einem vergleichsweise kurzen Weg. Mein Mann nickte und schaute mit dankbaren Augen in die Welt, die sich ihm neu erschloss. Die Treppe aufwärts machte ihm kaum Mühe – allerdings erfordert Treppensteigen nach oben sehr viel weniger Kraft und Gleichgewicht als der Weg abwärts –, und am Abend dieses Tages war Edi auch bei den Gängen in der Wohnung deutlich sicherer.

Auch die nächsten Tage waren wir mit Edi draußen. Bald musste er nicht mehr gestützt werden, wenn er ging, sondern benutzte den Rollstuhl als Rollator, und ich half beim Lenken. So hatten wir den Rollstuhl auch immer gleich griffbereit, wenn Edis Kraft erschöpft war. Der Radius wurde schnell größer und mein Mann lernte in kürzester Zeit wieder, selbstständig zu gehen. Allerdings blieb sein Gang wegen einer sensomotorischen Polyneuropathie unsicher und schwankend. Ein Gehstock half nicht, mit ihm ging Edi zu gebückt. Schließlich fanden wir in seinen zwei Nordic-Walking-Stöcken die Hilfe, die es Edi ermöglichte, draußen aufrecht und sicher zu gehen. Auch die Treppe, die ein stabiles Geländer hat, konnte mein Mann bald wieder ohne Hilfe bewältigen. Wir machten wieder längere Wege und gingen oft in den Zoologischen Stadtgarten. Den Rollstuhl hatten wir zur Sicherheit dabei, doch Edi brauchte ihn auf den täglichen Spaziergängen von bis zu einem Kilometer fast nie. Meistens benutzten wir den Rollstuhl nur, wenn ich es eilig hatte, nach Hause zurückzukommen. Anna Laura entwickelte eine eigene, kindliche Methode, den leeren Rollstuhl zu schieben: Sie schob mit Schwung an, legte sich mit dem Bauch über die Rückenlehne und genoss es vorwärtszurollen. Nach wenigen Tagen konnte sie flink wenden. Anna Laura rollte gerne mehrere Meter voraus und dann uns wieder entgegen. „Braucht Papa jetzt den Rollstuhl?“ „Nein“, konnte ich meistens sagen. „Dann fahr ich noch weiter“, rief unsere Tochter fröhlich und war schon wieder vorgerollt. Mit Freude und Stolz in den Augen sah Edi ihr zu. Dass er dabei so manches Mal stehen blieb, machte nichts. Wir hatten Zeit.

In den ersten Wochen nach der Lungenentzündung sprach Edi im Unterschied zu der Zeit nach der Operation so gut wie nicht. Allmählich kehrten Kommunikationsfähigkeit und Humor zurück, wenngleich nicht vollständig. Auch wurde Edi innerhalb der Wohnung wieder sicher im Gehen und bewegte sich selbstständig. Wie weit er sich wieder erholte, hatte ich kaum zu hoffen gewagt. Dennoch hatte die Lungenentzündung einen bleibenden Verschlechterungsschub der Demenz gebracht. Edi wurde in Pflegestufe II[7] eingestuft.

Können Gegenstände zum Handeln auffordern?

Kann ein Mensch mit seinem Bewusstsein in den Gegenständen leben, die ihn umgeben? Edi hatte sich zeit seines Lebens sehr in das vertiefen können, was er tat. War er in eine Arbeit eingetaucht gewesen, so hatte es immer mehrfacher Bitten gebraucht, die Tätigkeit ruhen zu lassen. Nun konnten alle Gegenstände der Wohnungseinrichtung Edis völlige Aufmerksamkeit wecken. Vergessen war dann, was er kurz zuvor noch getan hatte, vergessen, dass die vorige Handlung noch nicht abgeschlossen war. Beim Gang durch die Wohnung blieb mein Mann ständig stehen. Alles auf dem Weg wurde zu einer möglichen Quelle der Anregung und Ablenkung. Beispielsweise führte der Weg vom Wohnzimmer ins Badezimmer am Bücherregal vorbei. Edi war sehr leicht von einem Buchtitel angezogen, blieb stehen, nahm das Buch aus dem Regal und begann im Stehen zu lesen. War es erst so weit, war es sehr, sehr schwierig, ihn dazu zu bewegen weiterzugehen. „Jetzt nicht! Du siehst doch, dass ich jetzt lese!“, sagte er ärgerlich. Dabei hatte er vorher zugestimmt, ins Bad zu gehen. Wie konnten wir Pflegenden für ihn das Ziel im Auge behalten? Intuitiv griff ich nach seiner Hand und lächelte ihn an: „Edi, lass uns ins Bad gehen, ja?“ Ich nahm seine Hand und ging voraus, selbst rückwärts, ihm zugewandt, und führte ihn. Ständig hielt ich Blickkontakt, sprach mit Edi und lotste ihn auf diese Weise an allen ablenkenden Gegenständen vorbei. Gleichzeitig fragte ich mich: „Behandele ich ihn nicht wie ein Kind, das ich an die Hand nehme? Darf ich das?“

Doch Edi fühlte sich wohl, lächelte mich während des Weges an, antwortete mir und kam gerne mit. Durch mein Beispiel angeregt, nahmen ihn auch manche Pflegekräfte an die Hand, andere führten ihn stärker durch das Wort, griffen vorbeugend sofort ein, wenn er stehen bleiben wollte, und wiesen dann durch eine klare Handbewegung Edis Blick wieder in Richtung des Zieles. Auch sie gingen nah bei ihm. Der kurze Weg vom Wohnzimmer zum Bad konnte einige Minuten dauern. Es war schwer, den Tonfall zu finden, der Edi Führung bot und ihn zugleich nicht drängte. Es war schwer, die leitende Geste zugleich sanft und deutlich zu gestalten. War die Geste zu vorsichtig, beachtete Edi sie nicht. War sie zu schnell und zu fordernd, wurde er ärgerlich und verweigerte sich. „Was soll denn das?“, schimpfte er dann.

Früher hatten unsere Schlüssel im Eingangsbereich der Wohnung gelegen, dort, wo auch unser Weg zum Badezimmer entlangführte. Jetzt strahlte Edi, sobald er den Schlüssel sah. Er ergriff ihn, klingelte mit dem Schlüsselbund, schaute mich an und fragte, in Vorfreude auf gemeinsame Erlebnisse draußen: „Wollen wir spazieren gehen?“ Sobald mein Mann den Schlüssel sah, wollte er nicht mehr ins Badezimmer gehen. Der Schlüssel bekam einen neuen Platz. Auch Einkaufszettel durften nicht in Edis Sichtweite liegen. „Soll ich das geschwind für dich einkaufen?“, bot er mir dann an. „Nein, das brauchst du nicht.“ „Ich tue es aber gerne. Wirklich.“ Wie schwer war es, solch ein gutgemeintes Hilfsangebot ausschlagen und einen Weg finden zu müssen, Edis Vorschlag taktvoll nicht ganz abzulehnen. „Später, jetzt sind wir auf dem Weg ins Bad, ja?“, und bis zu diesem „Später“ stillschweigend den Zettel fortzuräumen.

Wenn Edi am Waschbecken stand, zog schnell einer der Gegenstände der Körperpflege seine Aufmerksamkeit an. Die Cremetube – er wollte sie aufschrauben. Der Rasierpinsel – er fuhr sich mit ihm die Wangen entlang, auch ohne Rasierschaum. Die Waschlappen, die an der Wand hingen – er wollte einen abnehmen, um sich zu waschen. Was dort an Gegenständen lag, ergriff mein Mann, und was er an Handlungen miterlebte, tat er selbst, doch nicht immer im sinnvollen Zusammenhang. Vorbeugend zu sehen, was Edis Aufmerksamkeit anziehen könnte, und ihm immer nur den nächsten kleinen Schritt vorzugeben, wurde während der Pflege zur Aufgabe. Gelang es, Edis Bewusstsein immer wieder auf die nächste Teilhandlung zu lenken, war er in großer Aufmerksamkeit dabei und half im Rahmen seiner Möglichkeiten mit.

Tagesgestaltung – tragende Gewohnheiten und neue Schritte

Gewohnheiten, die meinen Mann zeit seines Lebens ausgezeichnet hatten, sollten ihn in den kommenden Jahren seiner Pflegebedürftigkeit und Demenz weiter begleiten und bildeten eine wichtige Grundlage seiner Tagesstruktur. An mir lag es jetzt, gemeinsam mit der Hilfe von Hannerose, Frau B. und weiteren helfenden Menschen, eine Umgebung zu schaffen, in der Edi seinen Interessen so nachgehen konnte, wie es seinen verminderten Fähigkeiten entsprach.

Weiterhin las Edi gerne und viel, doch anders als früher las er jetzt nicht nur ein Buch. Mein Mann liebte es, an die Bücherregale zu gehen. Er zog ein Buch heraus, las ein wenig in ihm und legte es dann auf den Tisch. Danach holte er das nächste Buch heraus, las wieder eine kleine Weile und legte es ab. Im Laufe eines Vor- oder Nachmittags lagen auf diese Weise zwei bis drei hohe Bücherstapel auf dem Tisch. Anfangs räumte ich sie abends wieder ins Regal und sortierte die Bücher dabei. Nach wenigen Tagen gab ich es auf und stellte die Bücher unsortiert zurück. Edi entwickelte bei dieser neuen Art, sich mit Büchern zu beschäftigen, die Gewohnheit, im Stehen zu lesen. Wenn ich ihn bat, sich zu setzen, tat er es, doch nur kurze Zeit, dann stand er wieder auf, um das nächste Buch zu holen, und blieb lesend stehen. Nur selten verließ Edi das Wohnzimmer, fast immer war er glücklich vertieft. „Lass mich dir gerade etwas zeigen. Dies hier ist sehr interessant." So oder ähnlich kam er mir oft entgegen, wenn ich ins Zimmer kam. Er wollte mit mir teilen, womit er sich beschäftigte, wie er es in gesunden Jahren immer getan hatte. An den Anstreichungen im Text und an seinen Erzählungen war zu erkennen, dass Edi sich tatsächlich mit dem Inhalt der Bücher beschäftigte und verstand, was er las. Die Bücherstapel auf dem Tisch waren Edi sehr wichtig. Wollte ich sie für die Mahlzeiten forträumen, protestierte er, und ich musste ihm versichern, dass ich sie nach dem Essen wieder auf den Tisch legen würde. Auch fotografierte mein Mann gerne diese Bücherstapel und ebenso die Bereiche der Wohnung, in denen ich Blumen aufstellte oder etwas dekorierte, das zur Jahreszeit passte. Edi hatte seit seiner Jugend sehr gerne fotografiert und in der Liebe zum Detail manches wunderschöne Naturfoto gemacht. Im Freundes- und Bekanntenkreis war er bekannt gewesen für seine ausgesprochen guten Bilder. Auch wenn ich nur ahnte, welche Besonderheiten mein Mann in den Dingen sah, die er jetzt fotografierte, ich ließ ihm dieses Hobby. Edi fotografierte weiterhin mit seiner Analogkamera.

Zuerst fürchtete ich, er würde an den entwickelten Bildern keine Freude haben, doch dem war nicht so. „Ist der letzte Film fertig?“, fragte Edi oft, und die entwickelten Fotos schaute er gerne und zufrieden an.

Die klassische Musik, die mein Mann sein Leben lang geliebt hatte, war weiterhin wichtiger Teil des Alltags. Hannerose vermochte es, Edi zum gemeinsamen Musizieren anzuregen. Sie improvisierte eine Begleitung zu seinem jetzt nur noch einhändigen Klavierspiel, denn allein wollte er in dieser Zeit der Erkrankung nicht spielen. Edi strahlte uns am Klavier sitzend an, wenn ich oder Anna Laura ins Zimmer kam, und machte Hannerose viele Komplimente über ihr Klavierspiel. Außerdem hörte Edi weiterhin sehr gerne klassische Musik. Die CDs legten jetzt wir auf. In gesunden Tagen hatte Edi, wenn er Musik von CD gehört hatte, gerne mit einer Hand „mitdirigiert“ und war voller Freude in die Musik eingetaucht, und so war es auch jetzt. Wenn ich ins Zimmer trat, kam er mir dirigierend entgegen und strahlte über das ganze Gesicht. „Hör mal, wie schön die Musik ist“, sagte er dann.

Innerhalb der Wohnung war es gut möglich, Edis und Anna Lauras Bedürfnisse in Einklang zu bringen. Edi war zufrieden beschäftigt. Wenn er drinnen bleiben wollte und ich allein mit ihm und unserer Tochter zu Hause war, durfte Anna Laura auch manchmal ohne Begleitung auf die Grünanlage und die Spielplätze vor unserem Haus, die ich von der Wohnung aus einsehen konnte. Ohne die Krankheit meines Mannes hätte ich ihr dies mit ihren sechseinhalb Jahren wohl noch nicht erlaubt. Bei schönem Wetter saß Edi gerne auf dem Balkon, schaute dem Leben vor unserer Wohnung zu und freute sich an Anna Lauras Meerschweinchen, die auf dem Balkon untergebracht waren.

Glücklicherweise hatte mein Mann nach dem Verschlechterungsschub durch die Lungenentzündung nicht mehr den Impuls, allein die Wohnung zu verlassen. Waren wir als Familie aber zu dritt draußen, so wollte er regelmäßig selbstständig Besorgungen machen, wie früher auch. „Ich kann doch kurz auf den Werderplatz gehen. Ich finde das!“, antwortete er auf meine Bitte, nicht zu gehen. Doch ich ließ es nicht zu und hielt ihn zurück, wenn er trotzdem losgehen wollte. Ich hatte zu große Angst um ihn. Er hätte wohl den Weg noch gefunden, doch hätte er nicht unterwegs vergessen, was er tun wollte? Zu leicht war er durch alles ablenkbar. Und an der großen Hauptstraße, die nicht weit entfernt ist, beachtete Edi nicht mehr jede rote Ampel, das wusste ich von unseren gemeinsamen Ausflügen. Immer lenkte er auf meine nachdrückliche Bitte hin schließlich ein, doch es war für ihn (und für mich) alles andere als leicht. Wenn mein Mann schließlich nachgab, war er sehr verärgert und ich sehr angespannt. Allmählich lernte ich, ihm nicht auf der argumentativen Ebene zu antworten und ihm weder das Gefühl zu geben, etwas nicht zu können, noch, dass ich ihm etwas verbieten wolle: „Edi, weißt du, ich würde mich wirklich freuen, mit dir und Anna Laura noch eine Weile hierzubleiben." Ich lächelte ihm zu. „Was meinst du? Wir können doch die Besorgungen später machen, ja? Wollen wir uns nicht auf diese Bank dort setzen und den Kindern zuschauen?" Als ich es schließlich gelernt hatte, meinem Mann immer eine positive Alternative zu seinem Wunsch nach Besorgungen anzubieten, lächelte er zurück und blieb meistens gerne.

Mit den verbleibenden mentalen Fähigkeiten arbeitete Edi in diesem Frühjahr 2009 an seiner Biografie. Der Therapeut war sehr geduldig und konnte damit umgehen, wenn mein Mann an einem Tag, an dem er müde war, wenig tat und wenig redete oder sogar im Stuhl kurz einnickte. Edi freute sich immer sehr auf die Stunden, und manchmal erzählte er mir hinterher davon. Ein wenig des seelischen Ballastes eines langen Lebens durfte sich weiter lösen. Es war nicht das erste Mal, dass mein Mann biografisch arbeitete. Zum einen setzte Edi sich noch einmal mit dem Scheitern seiner ersten Ehe auseinander. Zum anderen befasste er sich mit Hilfe des Therapeuten mit der eigenen Kindheit. Manches Schöne, das uns während der Demenz in der Tagesgestaltung half, war in der Kindheit angelegt. Doch es gab auch schwere Erlebnisse, die Edi bis kurz vor seinem Tod belasten sollten. So möchte ich an dieser Stelle die ersten Lebensjahre meines Mannes schildern.

> Edi wurde am 3. August 1929 in Sofia, der Hauptstadt Bulgariens, als erstes von vier Kindern geboren. Seine Eltern Eduard und Emma Naudascher, geb. Pohl, waren im Jahr zuvor von Deutschland nach Bulgarien ausgewandert, um der Bitte von Edis Großonkel zu folgen, ihm in seinem großen Industrieunternehmen Granitoid AG zu helfen. Edi hatte sein Leben lang große Achtung vor der Lebensleistung seines Großonkels und gab 2006 dessen Memoiren heraus, ergänzt um spätere Ereignisse. In humorvoller Darstellung beschreibt Edis Großonkel – ebenfalls mit Namen Eduard Naudascher – in diesen Memoiren sein ungewöhnliches Leben:

Bereits um 1900 nach Bulgarien ausgewandert, führte der Großonkel Eduard Naudascher in einer Zeit, in der über die Vorteile des Stahlbetons gerade erst berichtet wurde, diese Bauweise in Bulgarien ein. Aus kleinen, bescheidenen Anfängen als Bauunternehmer gründete er 1908 die Granitoid AG, die sich im Laufe der Jahre zum größten bulgarischen Industrieunternehmen dieser Zeit entwickelte. Sein Lebenswerk schuf er ohne Eigenkapital, ohne Ingenieurstudium, ja ohne Schulabschluss. Mit großem Sinn für die praktische Ingenieurskunst, mit Einfallsreichtum, Pioniergeist und Unternehmersinn begabt, machte der Großonkel seinen Weg vom einfachen Dammbaulehrling zum Generaldirektor eines riesigen Industrieunternehmens. 1928 wurde er zum Generalkonsul des deutschen Reiches ernannt. Edis Vater kam 1928, nach Abschluss seines Bauingenieurstudiums, nach Bulgarien und wurde im Laufe weniger Jahre kaufmännischer Direktor der Granitoid AG. Das Unternehmen führte zu dieser Zeit keine eigenen Bauaufträge mehr aus, sondern war in der Erzeugung von Rohstoffen für die Bauwirtschaft tätig, die vorher nach Bulgarien importiert werden mussten. Zementherstellung, der Bau von Wasserkraftanlagen und Erzgewinnung waren Haupttätigkeitsgebiete. [nach 11]

Als Edi geboren wurde, war sein Großonkel eine bedeutende Persönlichkeit in Bulgarien. Seine Fröhlichkeit und Menschenkenntnis beeindruckten Edi als Kind tief. Der Großonkel war für ihn ein großes Vorbild und regte in ihm den Wunsch an, selbst Bauingenieur zu werden. Edis Elternhaus war sehr wohlhabend. Klassische Musik, regelmäßige Opernbesuche, Literatur und Kunst gehörten genauso wie Naturwissenschaft und Technik zu Edis Lebensumfeld während seiner Kindheit und frühen Jugend. Edi lernte Klavier und Akkordeon und zeichnete gerne und gut. Schon früh entwickelte er eine Sensibilität dafür, dass es anderen Menschen materiell schlechter ging. Prägend war auch die Mitmenschlichkeit seiner Großeltern väterlicherseits, die ebenfalls nach Bulgarien ausgewandert waren. Im Nachwort zu den Memoiren seines Großonkels[12] beschreibt Edi, wie die Großeltern sich im Einverständnis mit dem Großonkel für die Arbeiterschaft der Granitoid AG einsetzten, auch für die Erkrankten unter ihnen, und wie ihnen dies das Leben rettete, als 1944 Partisanenaufstände ausbrachen: Die Arbeiter verhinderten mit lautem Protest, dass die Großeltern zusammen mit allen übrigen Deutschen erschossen wurden.

Edis Bruder Dolfi (Adolf) wurde 1931 geboren, erkrankte im ersten Lebensjahr an einer Hirnhautentzündung und war seitdem behindert. Die beiden Brüder hatten eine sehr nahe und innige Beziehung. Erst als Edi zehn bzw. dreizehn Jahre alt war, wurden seine beiden jüngsten Geschwister Heinz und Elsbeth geboren. Edis Vater legte auf Leistung sehr großen Wert. Er förderte den ältesten Sohn, und er forderte ihn. Der Großonkel hatte keine Kinder. Edi, so die Hoffnung seines Vaters, sollte später in der Leitung der Granitoid AG arbeiten. Edis Mutter war sehr warmherzig, sie kümmerte sich auch um den Bruder Dolfi sehr liebevoll und förderte ihn.

Edi besuchte bis zu seinem 15. Lebensjahr die Deutsche Schule in Sofia. In der Schule wurde auch bulgarische Literatur unterrichtet, und im Alltag umgaben Edi bulgarische Kultur und Mentalität. Dennoch blieb er nicht vom Kontakt mit dem Nationalsozialismus verschont. Nationalsozialistisches Gedankengut lebte im eigenen Elternhaus. 1936 fuhr Edis Vater mit ihm zu den Olympischen Sommerspielen nach Berlin. Auch gab es in Sofia für deutsche Jungen die Hitlerjugend, und Edi musste dort Mitglied sein, sehr zu seinem eigenen Leidwesen. Die Granitoid AG arbeitete während der NS-Zeit weiterhin eng mit Deutschland zusammen, Bulgarien war im Zweiten Weltkrieg mit Deutschland verbündet. Der Vater und der Großonkel traten bereits 1934 in die NSDAP ein. In Edis Erinnerung war der Großonkel nicht nationalsozialistisch eingestellt. Doch war die Firma während des Zweiten Weltkrieges Teil der Kriegsindustrie gewesen? Noch 2006, als Edi an der Herausgabe der Memoiren seines Großonkels arbeitete, antwortete er auf meine Frage nur „Es muss wohl so gewesen sein“ und wollte nicht weiter darüber sprechen.

Als 1944 die Deutsche Schule in Sofia schloss, kam Edi nach Kißlegg ins Allgäu, in ein Internat für Auslandsdeutsche, das der Hitler-Jugend angegliedert war. Dies war eine sehr schwierige Zeit für ihn. Dem ungeliebten Exerzieren konnte er durch sein gutes Klavierspiel zwar teilweise entkommen, denn er sollte bei musikalischen Ereignissen mitwirken und dafür üben. Dennoch war es eine sehr belastende Zeit, und Edi litt sehr unter dem militärischen Drill, der in dem Internat herrschte. In dieser Zeit besuchte er seinen Bruder Dolfi und sah ihn das letzte Mal:

„Diesen Besuch werde ich in meinem Leben nie vergessen. Dolfi war damals 13 Jahre alt, ich 14. Er strahlte vor Freude, und wir wetteiferten, uns auszumalen, wie glücklich wir sein würden, wenn erst einmal der Krieg vorbei sei und wir wieder mit den Eltern vereint wären. Erst als ich ihm abends sagen musste, dass ich nun wieder ins Internat zurückmüsse, brach es aus ihm heraus: ‚Nimm mich mit! Nimm mich mit! Die sind hier so böse zu mir!' Aber was blieb mir 14-jährigem Internatsschüler anderes übrig, als ihn in Eichberg zu lassen, zumal ich ja nicht den Schatten einer Ahnung haben konnte, was sich hinter ‚H e i l anstalt Eichberg' verbarg …"[1]

Dolfi wurde wenige Wochen später auf dem Eichberg Opfer der NS-„Euthanasie". Der Familie wurde mitgeteilt, er sei an einer Lungenentzündung gestorben. Edis Familie musste gegen Ende des Krieges aus Bulgarien fliehen, verlor auf der Flucht alles und musste in Deutschland ganz von vorne beginnen. Edi selbst kam kurz vor Kriegsende auf einen Bauernhof im Allgäu und verbrachte einige bange Monate ohne Nachricht von seinen Eltern. Das Schicksal seines Bruders blieb in der Familie ein Tabuthema. Erst als Edi im Ruhestand war, erfuhr er, dass sein Bruder auf Betreiben der Psychiatrischen Universitätsklinik Heidelberg getötet und Opfer einer verbrecherischen medizinischen Forschung geworden war. Seitdem wurde Dolfis Schicksal neu wichtig für ihn. Edi sah die Akten seines Bruders in Heidelberg ein und hielt 1998 an der Psychiatrischen Universitätsklinik die Ansprache „Worte eines betroffenen Angehörigen" (siehe Anhang, Seite 214ff), aus der ich in diesem Buch immer wieder zitiere. Der Anlass dieser Ansprache war die Enthüllung eines Mahnmals, das heute vor dem Eingang zur Klinik steht. Auch der Name von Edis Bruder ist dort eingraviert: „Adolf, 13 Jahre".

Doch zurück ins Sommerhalbjahr 2009. Wir begannen, am Wochenende als Familie regelmäßig in ein kleines Café im Zoologischen Stadtgarten zu gehen, das auch einen Mittagstisch hat. Edi liebte dieses Café und hatte Anna Laura vermittelt, dass Cafébesuche etwas Schönes sind. Als Stammgäste waren Edi und Anna Laura im Café in ihrer gemeinsamen Fröhlichkeit immer gern gesehene Gäste gewesen. Auch jetzt, in unserer gänzlich veränderten Lebenssituation, fühlten wir uns willkommen. Sehr dankbar bin ich für den Umgang der Mitarbeiterinnen des Cafés mit Edis Erkrankung. Das Café ist schön gelegen, mit Blick auf eine Rasenfläche und ein Wasserspiel. Anna Laura konnte spielen, bis Edi in seinem langsamen Tempo aufgegessen hatte. Auch während Anna Lauras Gruppenmusikstunde waren wir weiterhin in einem der Cafés in der Nähe der Musikschule, und zu Anna Lauras Einzelunterricht nahm ich meinen Mann wie zuvor mit. Meistens fuhren wir mit der Straßenbahn dorthin und hatten zur Sicherheit den Rollstuhl dabei.

Unsere Nachbarin Renate war jetzt nicht nur für Anna Laura wie eine zweite Oma, sondern sie war auch für Edi da, den ich nicht mehr wagte, allein zu lassen. Renate sprang ein, wenn eine kurze Zeit der Betreuung zu überbrücken war, wenn beispielsweise Hanneroses Straßenbahn Verspätung hatte, ich aber bereits Anna Laura irgendwo abholen oder hinbringen musste. Auch wenn von vornherein klar war, es würde eine halbe Stunde zu überbrücken sein, in der kein anderer Erwachsener zu Hause sein konnte, durfte ich Renate bitten, sich in dieser Zeit um Edi zu kümmern. Ihre unkomplizierte, spontane, freundschaftlich-nachbarliche Hilfe bedeutete eine sehr große Erleichterung in der Organisation des Alltags. Auch die Freundinnen Helga und Christel besuchten Edi weiterhin fast wöchentlich und gingen bei schönem Wetter mit ihm im Zoologischen Stadtgarten spazieren. Edi liebte diese Spaziergänge, und ein neues Sehen erschloss sich ihm. Immer schon hatte er gerne die Schönheiten der Natur betrachtet. Nun konnte er versunken vor den Blumen und Tieren stehen bleiben. Voller innerer Anteilnahme erzählte er mir, wie schön alles draußen gewesen sei. Die begleitenden Freundinnen waren sehr berührt und sagten mir, auch sie schauten die Pflanzen und Tiere ganz neu an.

Hannerose und Frau B. gingen ebenfalls mit Edi spazieren und suchten die Wege und Plätze auf, die er noch vor weniger als einem Jahr allein gegangen war. Meistens war der Rollstuhl dabei, zur Sicherheit. Hannerose und Frau B. gestalteten auch in der Wohnung immer wieder Zeit mit meinem Mann. Edi wollte auch mit ihnen teilen, was er gerade las. Beide hatten zu einem Teil feste Arbeitszeiten. Andere Zeiten besprachen wir je nach Anna Lauras und meinen Terminen. Kam ich abends von einem Elternabend oder einer Chorprobe nach Hause, so empfing mich eine Atmosphäre freudiger Ruhe oder reger Tätigkeit. Frau B. las meinem Mann meistens Märchen vor, Hannerose musizierte mit ihm. Seit Beginn ihrer Arbeit aß Hannerose regelmäßig mit uns zu Mittag. Sie und Edi erzählten beide gerne Witze und brachten uns während der Mahlzeiten oft zum Lachen.

Wir hatten ein wunderbares Umfeld, das unsere Familiensituation tatkräftig begleitete, und doch – trotz aller Hilfe – war ich oft an der Grenze meiner Kraft. Ab Spätnachmittag war ich fast jeden Tag allein mit Edi und Anna Laura, und am Wochenende hatte ich nur stundenweise Hilfe. Die Zeit war noch immer sehr lang, in der ich für unsere Familie ganz allein verantwortlich war. Immer wieder gab es Momente, in denen mir alles zu viel wurde. Einerseits konnte ich die schönen Seiten unseres neuen familiären Alltags sehr schätzen. Edis Dankbarkeit für alles, die vertraute Nähe während seiner Pflege und das Netzwerk von Menschen, die uns voller Herzenswärme halfen, waren wohltuend. Andererseits lag ein sehr großer Anteil der Pflege und Betreuung bei mir, und gleichzeitig war ich für unsere Tochter die Hauptbezugsperson. Im April 2009 wurde ich nach einer kurzen Nacht und langem Stehen ohnmächtig und zog mir eine leichte Gehirnerschütterung zu. Im Rückblick weiß ich: Es war nicht nur ein Kreislaufproblem. Ich fühlte mich überfordert an diesem verlängerten Wochenende mit sehr wenig Hilfe in Aussicht. Es gab Menschen, die mir rieten, meinen Mann in ein Pflegeheim zu geben, ich könne ihn ja dort regelmäßig besuchen. Doch in mir war eine leise Stimme, die wusste, dass dies nicht unser Weg war. Mein Sturz war mir aber Anlass, klarer zu kommunizieren, wann ich selbst Zeiten der Regeneration brauchte. Ich lernte, sorgsamer mit meinen eigenen Grenzen umzugehen, um Kraft zu behalten für die Aufgabe, das Leben meines Mannes in seinem Sinne zu gestalten und zugleich für unsere Tochter zu sorgen.

Prost und andere Trinksprüche

So sehr Edi von allen Gegenständen fast wie unwiderstehlich angezogen wurde, ein Getränk tat dies nicht. „Später“, sagte er, wenn ich ihm eines reichen wollte oder ihn auf ein gefülltes Trinkglas hinwies, das ich auf dem Weg zum Badezimmer aufgestellt hatte. In den ersten Monaten nach der Operation an der Speiseröhre hatte es zwar Zeit gebraucht, doch mein Mann hatte meiner Bitte, etwas zu trinken, immer entsprochen. Jetzt weigerte er sich. Der gutgemeinte Rat, er werde schon irgendwann selbst Durst haben und von allein trinken, entsprach leider nicht der Wahrheit, stattdessen kamen Harnwegsinfekte. Edi wusste – theoretisch – ,wie wichtig Trinken ist. Er nickte freundlich zu meinen Worten und nahm einige Schlucke. Bat ich ihn, noch mehr zu trinken, schüttelte er den Kopf: „Später.“ Gab ich nach, war es später am Tag nicht anders. Wie konnte ich meinem Mann beim Trinken helfen? „Prost!“ Ich erhob mein Glas und stieß mit ihm an. „Prost!“ Mein Mann antwortete, prostete mir zu und trank, wie ich auch. „Noch mal: Prost!“ Eine sehr große Hilfe beim Trinken wurden die wenigen Brocken Bulgarisch, die Edi mir beigebracht hatte. Diese zweite Sprache seiner Kindheit, für ihn verbunden mit erlebter großer Herzlichkeit der Menschen in Bulgarien, zauberte jedes Mal ein Lächeln auf seine Lippen: „Oschte“ (noch einmal) oder „nastrawe“ (Prost), dazu ein Lächeln meinerseits, ein kleiner Satz auf Bulgarisch und Edi war gleich bereit, noch einen Schluck mehr zu nehmen. Viele, viele Male prosteten wir uns jeden Tag zu, bis wir zwischen 1,2 und 1,5 Liter geschafft hatten. Die zwei Liter, die der Urologe empfohlen hatte, waren nicht zu erreichen. Ich hatte bald das Gefühl, dass so manches „Prost“ meinerseits Edi eher überredete, als dass wir beide Freude daran hatten. Und doch mussten wir freudig gewirkt haben. Anna Laura griff unser neues Ritual begeistert auf. „Papa, Prost!“, sagte sie und stieß mit ihrem Saftglas an seines an. „Prost“, antwortete er lächelnd, hob sein Glas, prostete ihr zu und trank. Unsere Gäste wunderten sich, dass Anna Laura voller Überzeugung und Freude uns und ihnen mit Saft und Tee zuprostete. Manchmal versuchte sie auch, ohne meine Anwesenheit ihren Vater zum Trinken zu bringen und ihm zuzuprosten. Dies gelang ihr jedoch meistens nicht, sie war enttäuscht und ich tröstete sie.

War es schon zu dieser Zeit, dass die Oper, die mein Mann immer geliebt hatte, mich zu einer weiteren Hilfe für das Trinken führte? Es mag auch später gewesen sein, ich weiß es nicht mehr. Auf der Suche nach einer humorvollen Hilfe für das Trinken fiel mir eine Szene aus Mozarts Oper „Die Entführung aus dem Serail“ ein. Pedrillo überredet an dieser Stelle Osmin, Wein zu trinken. „Hinunter, hinunter, nicht lange, nicht lange gefragt, nicht lange, nicht lange gefragt“, so sang ich Edi jetzt vor. Ich hielt selbst mein Glas in der Hand, erhob es, ihm zuprostend, und sang. Er lächelte zur Musik. „Edi, das ist für dich“, sagte ich und deutete auf sein Glas. Die ersten Male trank Edi auf diese Weise sehr viel. Doch die Musik lenkte ihn bald ab: Statt zu trinken, dirigierte er und sang mit. So sprach ich bald nur noch den Text: „Hinunter, hinunter, nicht lange, nicht lange gefragt“, und nickte meinem Mann aufmunternd zu. Trinksprüche. So wenig ich bisher mit ihnen hatte anfangen können, so sehr wurden sie jetzt zu einer realen Hilfe. Die flüssige Medizin erhielt Edi immer zusammen mit Wasser in kleinen Gläschen, die eigentlich Schnapsgläser waren. Einmal sagte eine der Pflegekräfte scherzhaft:

„Herr Naudascher, ein Schnäpschen." Bald hatten wir einen zweiten Trinkspruch: „Ein Schlückchen in Ehren kann niemand verwehren." Oft nickte mein Mann daraufhin, nahm das Glas und trank. Im Laufe der nächsten Monate nahm er mir immer öfter zwar das Glas ab, das ich ihm hinhielt, doch er stellte es dann zurück auf den Tisch. Durfte ich Edi helfen, das Trinkglas an seine Lippen zu führen? Bisher hatte mein Mann auf einen solchen Versuch sehr ungehalten reagiert. Nun ließ er es manchmal zu und fasste gleichzeitig das Glas mit an.

Erstaunliche Klarheit und Geistesgegenwart

Nach der Rekonvaleszenz nahmen viele Menschen Edis Erkrankung nur im Ausnahmefall wahr, so sehr hatte er sich von der Lungenentzündung wieder erholt. Edi wirkte in Gesprächen nicht auf den ersten Blick dement und in besonderen Situationen – zum Beispiel bei Besuchen oder am Telefon – waren immer mehr Fähigkeiten da als im Alltag. Wenn ein äußerer Anlass ihn anregte, schrieb Edi in dieser Zeit noch Briefe. Auch wenn er dazu sehr lange brauchte, traute ich meinen Augen kaum, wenn er sie mir zu lesen gab, so sehr erstaunte mich seine Formulierungsfähigkeit, wie bei diesem Kondolenzbrief:

„Sehr verehrte, liebe Frau M.,

Ihre Nachricht vom Heimgang unseres hochverehrten Kollegen M. hat uns alle tief erschüttert! Wie Sie sicherlich wissen, nähern sich viele unserer Kollegen (und ich gehöre dazu) dem 80. Geburtstag, während unser lieber Kollege M. wohl eher dem (...) Geburtstag nahe war. Was für ein Verlust in Anbetracht seiner allseitig anerkannten Verdienste um (...)! Ob Sie sich auch wohl erinnern können an die Jubiläumsveranstaltung, wo ich die Gelegenheit ergriff, meine Frau Imke vorzustellen und ich so dankbar war, wie Sie dies dazu benutzten, um Imke ins Gewissen zu reden, sie möge mich verwöhnen!! Und ich hatte besondere Sorge, wie Sie diese Vorstellung in Anbetracht des Altersunterschiedes zwischen Imke und mir kommentieren würden!! Inzwischen ist es leider so spät geworden, dass ich (...) nicht mehr telefonisch erreichen kann. Ich wollte ihn ansprechen, ob er sich vorstellen könnte, für uns alle einen Kranz niederzulegen bei der Beisetzung. (...) Empfangen Sie mein tiefempfundenes Beileid! Mit lieben Grüßen

Ihr Eduard Naudascher"

Als Edi mir im April 2009 gesagt hatte, er wolle den Kondolenzbrief an die Witwe seines Kollegen schreiben, hatte ich zwar genickt und ihm Papier und Stift gebracht. Aber ich hatte gedacht, diese Aufgabe würde ich selbst für ihn übernehmen müssen, denn ungefähr um dieselbe Zeit suchte die Ergotherapeutin sehr leichte Aufgaben für meinen Mann heraus (die Ergotherapie machte Edi nicht lange, wurde ihm doch dort bewusst, was er nicht mehr konnte, und das verunsicherte ihn). Nach der Rekonvaleszenz wurde auch Edis Betreuungsbedarf, der mit dem Verschlechterungsschub zum Jahreswechsel als „erheblich erhöht" eingestuft worden war, in einem erneuten Gutachten des medizinischen Dienstes heruntergestuft. Es sollte nur wenige Monate lang so bleiben. Nicht nur ich war im Frühjahr 2009 so manches Mal verwundert über die sehr große Diskrepanz zwischen Edis noch erhaltenen geistigen Fähigkeiten und seinem sehr großen Hilfebedarf im Alltag. Unsere Nachbarin Renate staunte, als sie auf einem Fest Edi ins Gespräch vertieft mit einem anderen Gast antraf, und noch mehr staunte sie, dass dieses Gespräch den Gast sehr bereicherte. Und im Frühsommer 2009 stellte Edi sich auf einem Elternabend an der zukünftigen Schule unserer Tochter, auf dem wir neuen Erstklasseltern uns kennenlernen konnten, sehr selbstverständlich und ausführlich vor.

„Er ist doch nicht dement! E r erklärt m i r doch so viele Zusammenhänge!", sagte in dieser Zeit die Osteopathin, mit der Edi während der Behandlung gerne redete. Beide sprachen vor allem über spirituelle Themen. Edi schöpfte in den Gesprächen aus seiner reichen Beschäftigung mit den großen spirituellen Traditionen der Menschheit. Diese Ebene des menschlichen Lebens war, wie ich bereits angedeutet habe, für meinen Mann und für mich zentral wichtig. So möchte ich diesen Aspekt von Edis Biografie vertiefen.

> Selbst verwurzelt im christlichen Glauben – Edi war in einem katholischen Elternhaus aufgewachsen und erlebte bis zu seinem 15. Lebensjahr auch die orthodoxe Kirche in Bulgarien –, wandte Edi sich seit seiner inneren Wende, die das Scheitern seiner ersten Ehe ausgelöst hatte, zugleich der spirituellen Substanz in anderen Religionen und Kulturen der Erde zu. Begabt mit der Fähigkeit, die Sphäre des allgemein Menschheitlichen in anderen spirituellen Wegen zu sehen, vertiefte sich in diesem Prozess seine innere Verbindung zum Christentum, erweiterte sich und wurde konfessionsübergreifend, ja religionsübergreifend. Als ich 1990 mei-

nen späteren Mann kennenlernte, verstand er Spiritualität bereits als einen zentralen Aspekt jeder menschlichen Kultur und als etwas, das jeden Menschen angeht. Edi sah die Krise unserer Kultur als äußeren Ausdruck einer spirituellen Krise an und befasste sich seit 1982 immer wieder mit den Zielen und Werten technischen Handelns, ja menschlichen Handelns überhaupt. Von dieser seiner Auseinandersetzung mit spirituellen Themen floss vieles in seine Lesebücher und in seine Beiträge zu fachübergreifenden Themen ein. In einem Artikel „Zum Wohle des Menschen? Reflexion zur Tätigkeit des Ingenieurs" formulierte Edi bereits im Jahr 1983:

„Im Nachwort zu seinem berühmt gewordenen Buch ‚Small is Beautiful' (in Deutsch: ‚Die Rückkehr zum menschlichen Maß', Rowohlt 1977) erinnert uns E. F. Schumacher daran, dass in keiner Kultur und in keiner Gesellschaft die Lehrer und Weisen jemals das Streben nach materiellem Wohlstand nicht in Frage gestellt und nicht eine andere Rangordnung der Werte gefordert haben. Die verwendete Sprache und Symbolik war unterschiedlich, die Botschaft aber war stets dieselbe. In den Worten Jesu von Nazareths zum Beispiel lautet sie: ‚Euch soll es zuerst um sein Reich und seine Gerechtigkeit gehen, dann wird Euch alles andere dazu gegeben.' Heute spricht diese Botschaft nicht nur aus dem Munde der Weisen, sondern auch durch die Ereignisse um uns her. Sie spricht zu uns in der Sprache der Umweltvergiftung, des Zusammenbruchs, der Erschöpfung, der Entfremdung, der Kriminalität. Offensichtlich liegt nicht nur eine Verheißung in jenem erstaunlichen Wort über das Reich Gottes, sondern auch eine Warnung: Die Warnung, dass, so wir die Rangordnung vertauschen, diese anderen Dinge nicht mehr zur Verfügung stehen werden! Haben wir ein Ohr für diese Warnung? (…)

Die Wende für uns und unser Wirken in Ländern der Dritten Welt kann erst kommen, wenn wir einsehen lernen, dass auch wir in den Industrieländern Weiterentwicklung brauchen – Weiterentwicklung in Bezug auf die übermateriellen Grundbedürfnisse." [13]

Menschen, die Edis innere Wandlung durch das Scheitern seiner ersten Ehe miterlebten, schilderten seinen Prozess im Rückblick als eine grundlegende Neuausrichtung seines Lebens. „Vom Saulus zum Paulus" habe er sich gewandelt. Edis Weg führte ihn als

Ingenieurwissenschaftler von der Priorität des Technisch-Machbaren zur Priorität der spirituellen Dimension von Mensch und Umwelt. Er hielt diesen Prioritätenwechsel für unabdingbar für das Überleben der Menschheit und setzte sich auch in seinem beruflichen Umfeld dafür ein, nicht nur an der Universität Karlsruhe (TH). Beispielsweise stellte Edi seine Gedanken zu diesem Thema 1986 in der Mitgliederzeitschrift der „International Association for Hydraulic Research“ (IAHR) zur Diskussion. In einem kurzen Artikel mit dem Titel „On a Missing Dimension in our Work“ [14] („Über eine fehlende Dimension in unserem Wirken“) führte Edi aus, dass er mit der fehlenden Dimension die spirituelle Dimension meinte. Durch diese Veröffentlichung wurden Strömungswissenschaftler, die in ihre Arbeit Aspekte aus der Anthroposophie einbeziehen, auf Edis innere Wandlung aufmerksam und luden ihn zur Mitarbeit ein, ohne dass er selbst der Anthroposophie nahestand. Seit den 1980er Jahren tauschte Edi sich mit unzähligen Menschen über spirituelle Themen aus, und vielen von ihnen wurde er in den Gesprächen helfender Begleiter für ihre inneren Fragen.

Die Hinwendung zu Fragen jenseits des eigenen Fachgebiets, oder besser, die Fähigkeit, sein eigenes Fachgebiet als einen nur kleinen Ausschnitt viel größerer Zusammenhänge und Aufgaben zu sehen, verdankte Edi nicht nur seinem inneren Wertewandel. Gerade seine Fähigkeit, in der Wissenschaft mit hoher Sorgfalt und Gründlichkeit zu arbeiten und in die Tiefe zu schauen, verdeutlichte ihm die Grenzen dieses methodischen Weges. Diese seine Erkenntnis hatte er bereits 1984 in einem Statement für eine Podiumsdiskussion „Krise des Fortschritts – Brauchen wir eine andere Wissenschaft?“ an der Universität Karlsruhe (TH) mit folgenden Worten formuliert:

„(…) Unsere Aufgabe als Ingenieurwissenschaftler ist es, Systeme zu verändern und neue Systeme zu schaffen. (…) Verstehen wir denn wenigstens isolierte Teile von Systemen vollständig genug, denen wir bislang unsere fast ausschließliche Aufmerksamkeit gewidmet haben?

Ich will Ihnen aus der eigenen Erfahrung berichten. Seit genau dreißig Jahren versuche ich, einen winzigen Ausschnitt eines engen Teilbereichs näher zu erforschen, nämlich strömungserregte Schwingungen einer ganz bestimmten Art. Das Ergebnis ist, dass ich heute eines sicher zu wissen glaube: Gleichgültig wie eng wir das zu Erforschende definieren und wie viel Zeit wir für seine Erforschung aufwenden, wir werden nie zu einem Ende kommen. Die geistige Tiefe der Schöpfung ist unendlich, ist unerschöpflich. Für jede Tür des Unerforschten, die wir öffnen, entdecken wir eine Vielzahl neuer verschlossener Türen. (…)" [15]

In der Suche nach neuen Wegen gewann die spirituelle Dimension für Edi nicht nur im Hinblick auf die Auswirkungen technischen Handelns Bedeutung. Auch für die Wissenschaft wurde sie ihm zu einer zentralen Frage. Beginnend mit dem zweiten Lesebuch wandte er sich im Vorwort mit etwa diesen Worten (je nach Lesebuch leicht verändert) an seine Leserschaft:

„*Vieles spricht dafür, dass es heute um nichts weniger geht als eine Korrektur an der Grundhaltung, aus der unser Wirken entspringt. Seit mir das vor ein paar Jahren bewusst geworden ist, habe ich mich beständig umgeschaut und bin verblüfft, wie viele Neuansätze in allen Lebensbereichen zu finden sind, die alle dies miteinander gemein haben: Sie machen es schwer bis unmöglich, das Weltbild, das uns bisher geleitet hat und noch weitgehend leitet, aufrechtzuerhalten. Die Zeit scheint vorbei zu sein, in der alles, was sich nicht in die utilitaristischen und materialistischen Ideen des 19. Jahrhunderts einordnen und rational erklären lässt, von der Wissenschaft als nicht existent oder als Aberglaube abgetan wird.*" [16, 17]

Im Vorwort zu den letzten beiden Lesebüchern (sowie in etwas anderer Wortwahl bereits im Vorwort zum zweiten Lesebuch) schrieb Edi weiter:

„*Einem Einwand, der vielleicht erhoben werden wird, möchte ich mich schon hier stellen: Dringen diese neuen Erkenntnisse nicht ungebührlich in einen Bereich ein, der dem Glauben vorbehalten sein sollte? Ich bin überzeugt, dass es nur noch eine Frage der Zeit ist, bis wir Naturwissenschaft und Glaube lediglich als zwei verschiedene Weisen verstehen, ein und dieselbe Wirklichkeit zu interpretieren. Solche Einsicht kann, meine ich, nur wünschenswert sein. (…) Wo Glaube (…) dazu ermutigt, Wege zu beschreiten, auf denen sich herausstellen könnte, dass der wissenschaftliche Materialismus eben auch ein w i s s e n s c h a f t l i c h e r Irrtum war und keineswegs nur ein Widerspruch zum Glauben, kann solche Motivation auch die Wissenschaft nur weiterbringen. Auf keinen Fall geht es ja darum, bewährte Prinzipien wissenschaftlichen Arbeitens aufzugeben – etwa, dass wir nichts als erwiesen ansehen, bevor es nicht eindeutig verifiziert worden ist. Es geht eigentlich nur um den Mut, ausgetretene Pfade zu verlassen und auch anfänglich absurd erscheinende Hypothesen nicht von vornherein auszuschließen (was ja einem wissenschaftlichen Vorurteil gleichkäme), sondern in völliger Offenheit zu prüfen.*"[16, 17]

Doch zurück ins Jahr 2009. Auch wenn Edi es im Alltag selten äußerte, so litt er doch sehr unter dem Verlust seiner Fähigkeiten. Im Juli 2009 waren wir eingeladen zu dem 80. Geburtstag eines befreundeten ehemaligen Kollegen meines Mannes. Es war ein offizieller Rahmen mit vielen Gästen. Heitere Tischgespräche fanden statt mit ehemaligen Weggefährten des beruflichen Lebens. Mit den Tischnachbarn verband Edi eine langjährige Zusammenarbeit in der Forschung. Mein Mann wurde mit Freude und Respekt begrüßt. Bereits in seinen ersten Jahren am Institut für Hydromechanik an der Universität Karlsruhe (TH), dem heutigen KIT, war Edi Sprecher eines Sonderforschungsbereiches gewesen. Dieser Sonderforschungsbereich „Ausbreitungs- und Transportvorgänge in Strömungen", unter Beteiligung vieler Institute, war auf Edis Initiative hin entstanden und in der Fachwelt als vorbildlich für interfakultatives Arbeiten angesehen worden. Um diesen Sonderforschungsbereich drehte sich nun ein Teil der Tischgespräche. Ich war erstaunt über Edis Antworten und Redebeiträge. Sprach da tatsächlich derselbe Mensch, dem ich kurz zuvor beim Anziehen geholfen hatte, weil er damit überfordert war? Sprach da ein dementer Mensch? Es wirkte nicht so. Mit Messer und Gabel konnte Edi noch formvollendet umgehen. Das Glas mit Trinken hatte ich ihm nur fragend einige Male gereicht, aber nicht insistiert, wenn er ablehnte. Durch das allgemeine Zuprosten am Tisch trank mein Mann ohnehin zumindest ein wenig. Ich wollte ihn während des Festes nicht bloßstellen und hatte am Vormittag bewusst viel Zeit aufs Trinken verwendet. Edi wurde nach seinem Gesundheitszustand gefragt. Man habe gehört, er habe im Rollstuhl sitzen müssen. Es gehe doch wohl besser (wir waren ohne Rollstuhl da). Edi bestätigte. Dann machte mein Mann eine kurze Pause und fuhr wörtlich fort: *„Das Schlimmste ist die Demenz."* Erstaunte Blicke trafen ihn. Niemand wagte nachzufragen. Auf demselben Fest zeigte Edi mir, mit welcher Souveränität er mit seiner Erkrankung umging. Es war eine Souveränität, wie ich sie nie für möglich gehalten hatte. Durch den langen Festsaal gingen wir Hand in Hand, und immer wieder zog ich meinen Mann behutsam weiter, der ständig im Begriff stand, abgelenkt zu werden und stehen zu bleiben. Der Weg führte uns zur Damentoilette. Sie war auf diesem Fest die einzige Möglichkeit, um Edi beim Toilettengang zu helfen. Ich hatte mich zuvor erkundigt und ihm das auch gesagt. „Natürlich gehen wir trotzdem zu dem Geburtstagsfest", hatte er auf meine Frage geantwortet. Auf der Damentoilette war – wie meistens bei solchen Gelegenheiten – eine kleine Schlange. Eine der wartenden Frauen schaute meinen Mann überrascht an. Dann sprach sie ihn voll Empörung an: „Aber Herr Professor Naudascher, das ist die Damentoilette!!!" Edi schaute sie in seiner gütigen Art an, lächelte freundlich und sagte wörtlich: "Ich weiß. Aber es gibt hier keine Behindertentoiletten." Er hatte Geistesgegenwart, während ich noch nach Worten für eine passende Antwort suchte. Immer wieder erlebte ich mit meinem Mann solche Momente, in denen er Fähigkeiten zeigte, die ich nicht mehr für möglich gehalten hatte. Gleichzeitig wurde sein Zustand allmählich auch für Außenstehende wahrnehmbar. Ein Kollege, der erst nach dem Fest die Diagnose erfuhr, verstand dann sofort: „Deshalb wirkte er ein bisschen verloren während der Feier."

Der Weg aus Raum und Zeit

Edi wusste zwar noch, wo er lebte, und er erkannte auch die Orte wieder, die wir regelmäßig aufsuchten. Und doch veränderte sich Edis Beziehung zum Raum sehr deutlich: Nicht mehr er gestaltete sein Leben handelnd im Raum, sondern der Ort regte umgekehrt ihn zum Handeln an, ähnlich wie dies auch die Gegenstände in der Wohnung taten.

Während der Feier des 80. Geburtstags seines ehemaligen Kollegen im Juli 2009 ging Edi fast verloren, das erste und einzige Mal im Krankheitsverlauf, dass dies vorkam. Die Gäste waren eingeladen, eine Ausstellung im Badischen Landesmuseum anzusehen, das im Karlsruher Schloss untergebracht ist. Ich bat Edi, kurz auf mich zu warten, während ich zur Toilette ging. „Ja, natürlich", antwortete er mir. Ich rechnete damit, ihn eventuell in der Ausstellung suchen zu müssen, doch weit würde er in den wenigen Minuten nicht kommen können. Hätte ich gewusst, was mein Mann tun würde, ich hätte einen anderen Menschen gebeten, bei ihm zu bleiben. Anstatt zu warten oder den anderen Gästen in die Ausstellung zu folgen, war Edi mir hinterhergegangen. Er war an einem Saal vorbeigekommen, den er von anderen Veranstaltungen kannte. An diesem Tag stand die Tür zum Saal offen, und es war dort für eine andere Festgesellschaft als unsere gedeckt. Später, als wir uns glücklich wiedergefunden hatten, sagte mein Mann mir, er habe geglaubt, dorthin müssten wir. Da er mich im Saal nicht fand, sei er durch eine Hintertür ins Freie gegangen, um mich draußen zu suchen. Bis ich herausgefunden hatte, dass Edi nicht mehr im Gebäude war, vergingen bange Minuten. „Ja, ein älterer Herr ist durch den Saal in den Schlossgarten gegangen." Als ich dies schließlich erfuhr, war Edi nicht mehr zu sehen. Wohin war er gegangen? Zu allem Überfluss regnete es etwas, und wir hatten die Mäntel bereits an der Garderobe abgegeben. Als ich meinen Mann im Schlossgarten nicht fand und ihn auf der anderen Seite des Schlosses suchte, voller Sorge, was ich jetzt tun sollte, kam er mir entgegen. Er war einmal um das Schloss herumgegangen, sah mich von Weitem und kam mir mit ausgebreiteten Armen erleichtert entgegen: „Da bist du ja endlich." Nach der ausgestandenen Angst fielen wir uns in die Arme.

Noch im Frühjahr 2009 konnte und wollte Edi sich in der Zeit orientieren. Er bat um einen Wochenplan mit allen Terminen, die wir als Familie hatten. Er konnte sich weiterhin die Wochentage und das Datum merken, wenn wir es übten, doch es fiel ihm allmählich schwer. „Das ist ja gut, dass du dich darum kümmerst", sagte er mir, dankbar, dass nicht er die Verantwortung für unsere Termine trug. Im Laufe des Sommers 2009 konnte Edi dann allmählich die Wochentage nicht mehr mit den im Kalender eingetragenen Terminen verbinden und ich musste ihm sagen: „Heute ist erst Montag, erst morgen gehen wir zu …" Der Rhythmus der äußeren Zeit verlor seine Bedeutung. Stattdessen entwickelte mein Mann eine Beziehung zur Zeit, die ich am ehesten so charakterisieren kann: „Was wichtig ist, ist jetzt. Da es von Bedeutung ist, ist es Gegenwart." Zu Terminen, die ihm wichtig waren, wollte Edi viele, viele Male aufbrechen. Er sah sie im Kalender eingetragen, er hörte uns darüber sprechen und er wollte losgehen. An Edis ehemaligem Institut sollte Anfang August aus Anlass seines 80. Geburtstages ein Fest gefeiert werden. In den Tagen davor bat mich mein Mann immer wieder, dass ich endlich alles richte, wir würden doch gleich losfahren. „Nein, das Fest ist erst in einer Woche", sagte ich. „Wirklich?", fragte Edi ganz erstaunt. Immer wieder traf ich ihn in diesem Sommer mit dem Hut in der Hand an. „Ich muss alles richten und vorbereiten, wir gehen doch gleich zu …“, antwortete er mir auf meine Nachfrage. Welche Enttäuschung war es, wenn ich ihm sagen musste, erst am nächsten Tag würden wir ins Konzert, in die Kirche, zu dem Besuch gehen oder erst am Nachmittag in den Zoologischen Stadtgarten. Diese vielen Enttäuschungen belasteten Edi. Er wurde sich in solchen Momenten bewusst, wie ihm das Gefühl für die Zeit entglitt, und zugleich musste ich seine Vorfreude immer wieder bremsen. So begann ich, von zukünftigen Ereignissen nicht mehr im Voraus zu erzählen und sie nicht mehr in den Kalender einzutragen. Schließlich räumte ich den Kalender, der gut sichtbar im Flur gehangen hatte, fort.

Im Sommer 2009 konnte Edi sich an herausragende Ereignisse noch viele Wochen lang erinnern. Eines dieser Erlebnisse, von denen er vielen Menschen und den Pflegekräften erzählte, war das Geburtstagsfest, das anlässlich seines 80. Geburtstags an seinem ehemaligen Institut ausgerichtet wurde. Selbst Monate später, als die Demenz deutlich vorangeschritten war, strahlte Edi, wenn wir die Fotos davon ansahen. Fast alle Institutsangehörige und auch viele Ehemalige waren gekommen. Manche der Anwesenden hatten bereits in den 1970er und 1980er Jahren bei Edi promoviert, blickten dankbar auf die Förderung, die sie erfahren hatten, und waren extra angereist. Das gute Institutsklima, das auch ich als junge Studentin erlebt hatte, war bei dem Fest sehr spürbar. Meinem Mann wurden Hochachtung und viel Herzlichkeit entgegengebracht. Es erklangen auch die drei Varianten seines Vornamens, mit denen mein Mann lebte: Eduard, Edi und Ed – seit seiner US-amerikanischen Zeit wurde er im Berufsleben von vielen als Ed angesprochen. Mit zwei kleinen Ansprachen wurde während der Feier der Verdienste meines Mannes für das Institut gedacht. Edi hörte aufmerksam zu, nickte immer wieder und strahlte die Anwesenden an. Er war sehr dankbar, dass er selbst keine Rede halten musste. Er wusste, er wäre damit überfordert gewesen. Aus dem vielfältigen beruflichen Wirken Edis möchte ich einige noch nicht beschriebene Aspekte herausgreifen, die in der Laudatio zu Edis 60. Geburtstag[18] und in der Laudatio zu seinem 65. Geburtstag[19] durch zwei seiner Mitarbeiter ausgeführt sind:

> Seit seiner Berufung an das Institut für Hydromechanik im Jahr 1968 beeinflusste Edi nicht nur an der Universität Karlsruhe (TH) auf dem Gebiet der Hydromechanik und Hydraulik die Forschung und Lehre in entscheidendem Maße. Er führte in

Karlsruhe Demonstrationsversuche als Teil der Lehre ein, initiierte ein strömungsmechanisches Praktikum für die Studierenden und beschritt in der Forschung mit dem Bau und Einsatz einer Windkanalhalle neue versuchstechnische Wege. Diese Impulse erfuhren eine große Nachahmung und trugen zu einer Veränderung von Forschung und Lehre nicht nur an deutschen Technischen Hochschulen und Universitäten bei. Edi setzte sich außerdem im Laufe seines Berufslebens mit Erfolg dafür ein, die Kluft zwischen dem Erfahrungswissen im praktischen Ingenieurwesen und den stark idealisierten Lösungen in der theoretisch orientierten Wissenschaft zu überbrücken. Für sein eigenes Fachgebiet, die strömungsbedingten Bauwerksschwingungen, war er ein weltweit anerkannter Fachmann. Weitere Themen, zu denen er arbeitete, waren Gerinnehydraulik und Turbulenzforschung. Bereits in den 1970er Jahren war es ihm ein Anliegen, die Studierenden an fachübergreifende Themen heranzuführen und ein Bewusstsein für Systemzusammenhänge anzuregen. Edis Impuls, auf die soziale Verantwortung des Ingenieurwesens kritisch aufmerksam zu machen, ließ ihn nach Wegen in der Lehre suchen, die den Lernenden Ansporn boten, nach neuen Wegen zu forschen, wie sie dem Wohl der Menschen und der Natur besser dienen können.[nach 18, 19]

Mit dem Fortschreiten der Demenz traten für Edi nicht nur diese Inhalte seines beruflichen Wirkens in den Hintergrund. Auch im privaten Bereich wurde die Auseinandersetzung mit inhaltlichen Themen weniger und weniger. Edis gesamtes Lebensempfinden änderte sich. Ab Sommer 2009 lebte mein Mann, obwohl er sich an besondere Geschehnisse noch erinnern konnte und auch weiterhin las, immer mehr im Augenblick. In allen alltäglichen Handlungen begann sich die Zeit zu dehnen. Immer länger dauerte es, bis Edis Aufmerksamkeit sich etwas Neuem zuwandte. Alltag und Pflege wurden immer langsamer. Ganz eingetaucht in alle Gegenstände und Handlungsabläufe verlor Edi das Bewusstsein für die Zeit. Zeitlosigkeit. Eine neue und schöne Qualität trat in sein und damit auch in mein Leben. Die irdischen Beschränkungen von Raum und Zeit wurden durchlässig. Edi, und damit auch mir, die ich ihn begleitete, erschloss sich eine neue Welt.

Neuverwurzelung

Loslassen den Wunsch
du mögest alle Fähigkeiten behalten.
Loslassen den Wunsch
du mögest mir im Alltag helfen
mir den Rücken freihalten für meine Interessen
und
loslassen den Wunsch
du mögest unserer Tochter die Welt zeigen.
Loslassen den Wunsch
das vertraute Heim möge so bleiben, wie es war.

Der Sturm der Krankheit hat die Grundfesten zerstört.
Jetzt bist du auf uns angewiesen
lebst in der Geborgenheit unserer Nähe.
Ich bin es, die dir den Rücken freihält
die dir im Alltag hilft
–
staunend
du zeigst uns die Welt
doch nicht mehr die irdische.
Die Grundfesten des Heimes
gründen sich neu
im Himmel wurzelnd.

Die letzte Zeit im Stehen

Bald nach Edis 80. Geburtstag räumte ich die Wohnung um. Anna Laura bekam Edis Zimmer mit eigenem Bad. Auf dieses kleine Bad, das für die Pflege zu klein war, war Anna Laura sehr stolz. Das ehemalige große Kinderzimmer wurde Elternschlafzimmer und später im Krankheitsverlauf zugleich Ort der Pflege. In zarten Farben lasierte ich den Raum. Wie unser Wohnzimmer hat auch dieser Raum ein großes Fenster mit Blick auf die Spielplätze und den öffentlichen Gehweg vor unserem Haus. Hierhin würde Edi sich ab jetzt zurückziehen können, auch gemeinsam mit einem Besuch, wenn Anna Laura und ich das Wohnzimmer brauchten. Aus dem Flur verschwanden eine große Kommode und ein Bücherregal, die das Durchkommen zu zweit und mit dem Rollstuhl sehr erschwert hatten, und auch der Flur wurde neu gestrichen und lasiert. In neuen Farben erstrahlten auch das neue Kinderzimmer und das zweite, kleine Bad. Unsere Wohnung war heller und schöner geworden.

Im August verbrachten wir wieder drei Wochen am Bodensee. Mit Rollstuhl und diversen Pflegeartikeln im Kofferraum ging es mit einem großen Stadtmobilauto in den Urlaub. Wir hatten bereits seit einigen Monaten kein eigenes Auto mehr, für Edi war die Sitzhöhe zu niedrig geworden. Selbst bei den hohen Fahrzeugtypen, die ich bei Stadtmobil immer dann buchte, wenn wir als Familie unterwegs waren, hatte er Mühe einzusteigen. Wie im vergangenen Jahr begleitete uns meine Mutter. Ohne ihre Hilfe wäre in diesem Jahr der Urlaub nicht möglich gewesen. So konnte ich Edi mit der nötigen Ruhe und Zeit pflegen, denn meine Mutter war in dieser Zeit für Anna Laura da. In der letzten Woche des Urlaubs half uns Edis älteste erwachsene Tochter, zusammen mit ihrem Lebensgefährten.

In diesem Jahr hatten wir zwei Ferienwohnungen, beide durch einen gemeinsamen Flur verbunden, direkt am See, mit Terrasse und im Erdgeschoss. Ein Aufleuchten ging über Edis Gesicht, als wir nach unserer Ankunft durch den Ort gingen. Er erkannte ihn wieder. Ich hatte dies gehofft und doch manchmal nicht zu hoffen gewagt. Den Bodensee hatte mein Mann immer geliebt, und auch unsere erste gemeinsame Reise war dorthin gegangen. Der Blick über das Wasser, bei klarer Sicht bis auf die Schweizer Berge über dem anderen Ufer, tat uns gut. Die Nähe zum See ließ mich die Pflege in aller Ruhe angehen: Es gab andere

Kinder zum Spielen, und Anna Laura konnte baden. Von der Terrasse unserer Wohnung aus war der See zu sehen, und Edi konnte nach der Pflege dort sitzen oder im Garten direkt am See sein. Es war ein Geschenk, dass das Grundstück von einer Hecke und einem Zaun umgeben war. Der Durchgang zur Straße war den Blicken entzogen und nicht in der Nähe unserer Ferienwohnungen. Niemals machte Edi den Versuch, das Grundstück selbstständig zu verlassen. Zufrieden las er viel und schaute den Schiffen auf dem See zu.

Wie zu Hause auch setzte sich Edi zum Lesen nur kurzzeitig hin. Sobald etwas seine Aufmerksamkeit erregte, stand er auf, wandte sich danach wieder seiner Lektüre zu und las im Stehen weiter. Zweimal stürzte er. Einmal stand ich daneben und fing ihn auf. Als Edi das zweite Mal das Gleichgewicht verlor, stand er im Schlafzimmer am Fenster und hielt sich am Vorhang fest. Der Vorhang milderte seinen Sturz ab, im Fallen riss mein Mann ihn herunter. Offensichtlich war Edi so vertieft in sein Buch gewesen, dass er nicht nur seine Umgebung, sondern auch sein eigenes Befinden nicht wahrgenommen hatte. In fremder Umgebung wirkt eine Demenz weiter fortgeschritten als in vertrauter Umgebung, das wusste ich. Würde Edi auch zu Hause in absehbarer Zeit während des Lesens stürzen, so fragte ich mich. Für die verbleibenden Urlaubstage ließen wir ihn nicht mehr allein, wenn er las.

Wie im Jahr zuvor machten wir während des Urlaubs viele Schiffsausflüge. Edi las die vielen Prospekte, die in der Wohnung lagen, war durch sie angeregt und wollte viele Ausflugsziele anfahren. Fast alle Orte, an denen wir im vorigen Jahr gewesen waren, besuchten wir noch einmal. Mein Mann liebte es, mit den Schiffen zu fahren. Lindau, Meersburg, Schaffhausen, die Reichenau, der Pfänder, der Affenberg, Unteruhldingen und das Pfahlbaumuseum, Friedrichshafen … fast täglich waren wir unterwegs. Edi ging meist einen Teil der etwa 10- bis 15-minütigen Wegstrecke bis zum Schiffsanleger zu Fuß. Den Rollstuhl hatten wir immer dabei. So konnte mein Mann sich hineinsetzen, wenn er müde war. Bald wussten wir, welche Schiffe Behindertentoiletten hatten und bei welchen wir stattdessen die Damentoilette im Unterdeck aufsuchen mussten, und richteten unsere Ausflüge, wenn möglich, danach aus.

Es waren drei schöne Wochen. Die vielen Anregungen durch die Ausflüge, dazu der Bodensee selbst und sonniges Wetter ließen uns gestärkt und erholt nach Karlsruhe zurückkehren.

Zu Hause war Edis Unsicherheit im Stehen vorbei. Die ersten Tage beobachtete ich ihn ängstlich und ging immer wieder in das Wohnzimmer, in dem er lesend stand, und bat ihn, sich hinzusetzen. Doch bald sah ich: In der gewohnten Umgebung war mein Mann nicht unsicher. Dennoch achtete ich darauf, dass er nicht zu lange ununterbrochen stand.

Wir feierten im September Edis 80. Geburtstag mit Menschen aus der Familie und dem Freundeskreis nach, in den Räumen der Christengemeinschaft Karlsruhe. Auch bei dieser Feier setzte mein Mann sich von sich aus nicht hin, sobald er einmal aufgestanden war. So viele Eindrücke, so viele Menschen, so viele Gespräche im Stehen ... wieder hatte ich große Sorge, er würde stürzen. Im Laufe des langen Tages sah er sehr müde aus, doch er wollte sich auf meine Bitte hin nicht hinsetzen. Fast alle anderen Gäste standen ja auch ... So suchte ich einen Programmpunkt, bei dem alle länger zuhören würden, und ich bat darum, sich hinzusetzen. Anschließend bat ich die Menschen, die sich mit Edi austauschen wollten, sich zu ihm zu setzen, und er saß in ihrer Mitte. Unmerklich hatte sich Edis Bewusstsein von den Realitäten entfernt. So erzählte er während des Festes einem Freund, unsere Tochter sei seine Enkelin. Gleichzeitig war mein Mann immer noch in der Lage, zusammenhängende Gedanken auszuführen. Er erklärte auf demselben Fest seinem Sohn und seiner Schwiegertochter Aspekte der Gestaltung des Kirchenraumes.

Im September tagte der Arbeitskreis für Strömungsforschung, dieses Mal in Stuttgart. In den mehr als zwanzig Jahren seit Bestehen des Arbeitskreises hatte Edi kontinuierlich mitgearbeitet, und zu vielen Mitgliedern waren freundschaftliche Verbindungen gewachsen. Edi strahlte, als ich ihm die Einladung zeigte. „Natürlich gehen wir hin", antwortete er auf meine Frage, ob wir teilnehmen sollten. Wir fuhren und nahmen alles für die Pflege Nötige mit. Welch eine Wiedersehensfreude war es auf allen Seiten! Und welch eine Verwandlung meines Mannes trat ein. Bis er schließlich auf seinem Stuhl saß, in dem Raum, in dem die inhaltliche Arbeit stattfand, war zwar alles wie immer. Ich geleitete Edi, der ständig von allem abgelenkt war und überall stehen bleiben wollte. Und auch bei den Mahlzeiten musste ich ihm das Trinken reichen. Doch während der inhaltlichen Arbeit beteiligte Edi sich so wach, wie ich es lange nicht mehr erlebt hatte. Er tauchte in die Themen ein, hörte intensiv zu, stellte Nachfragen und machte kurze Ausführungen in den Diskussionen, die sich an die Vorträge anschlossen. Alles, was er fragte und sagte, war bereichernd für das Gespräch. Ein Vortrag wurde auf Englisch gehalten, und Edi machte der Rednerin ein großes Kompliment für ihre Darstellung und ergänzte eigene Erfahrungen zum Thema – ebenfalls auf Englisch. Ich war perplex. Sicher wären bei genauer Nachforschung im Vergleich zu seinem früheren Wissen Lücken dagewesen. Und dennoch, hätte ich nicht gewusst, dass es anders war, und wäre es nicht in den Pausen zwischen den Vorträgen in allen Alltagshandlungen so deutlich erkennbar gewesen, ich hätte gesagt: Edi ist nicht dement.

Perlensuche: Zeitlosigkeit und Sorge für die Persönlichkeit

„Ich wünsche mir, dass dieses Mahnmal und die heutige Veranstaltung die Erinnerung in uns wachhält, dass Unantastbarkeit der menschlichen Würde und Ehrfurcht vor dem Leben auch weiterhin in Gefahr sind, einem Nützlichkeitsdenken aufgeopfert zu werden."

Edi 1998 [1]

Viele Menschen sagen, die Persönlichkeit verändere sich, ja sie verliere sich im Verlaufe einer Demenz. Wirklich – die Persönlichkeit? Fähigkeiten veränderten sich. Klarheit und Übersicht im Denken, taktvolle Aufmerksamkeit für den anderen Menschen, gute Vorausschau – all dies und viel mehr, das meinen Mann ausgezeichnet hatte, verlor sich tatsächlich immer mehr. Lange Jahre hatte die Persönlichkeit meines Mannes durch das, was er sagte und tat, hindurchgeklungen, und sie hatte sich ausgedrückt in der Art, wie er es tat. Auf diese Weise waren ich und alle Menschen aus dem Verwandten-, Freundes- und Bekanntenkreis Edis Persönlichkeit begegnet. Es war schmerzhaft, dass Edi seine früheren Fähigkeiten immer weniger zur Verfügung hatte.

Gleichzeitig trat manche schöne Seite der Persönlichkeit meines Mannes stärker hervor als in gesunden Tagen. Als Zeit und Raum an Bedeutung verloren, wurde immer mehr der Augenblick wichtig. Edi, der Jahrzehnte seines Lebens inmitten des Leistungs- und Termindrucks unserer Gesellschaft gestanden hatte, hatte keine Eile mehr. Jetzt, als Demenzkranker, hatte er Zeit. „Es ist sehr schön, ihn zu besuchen. Er ist immer so herzlich. Früher kam seine Herzlichkeit so selten zum Tragen", sagten übereinstimmend Edis erwachsene Kinder. „Nie war unser Vater so ausgeglichen", sagten sie, verbunden mit einem Dank an meine fürsorgende Pflege. Indem ich meinen Mann pflegte und begleitete und Wege suchte, seine Persönlichkeit in einer Welt ohne Zeitempfinden zu erreichen und für die Erfordernisse des Alltags zu gewinnen, trat auch ich mit meinem Bewusstsein immer mehr in eine Ebene der Zeitlosigkeit und Ruhe ein, wohltuende Ruhe.

„Jetzt hast du zwei Kinder zu versorgen." Solche mitfühlend gemeinten Kommentare hörte ich in diesem ersten Halbjahr 2009 mehrmals. Hatte ich das? Ja, in dem Sinne, dass ich Verantwortung trug für zwei Menschen und die Aufgabe hatte, für beide den Tagesablauf zu gestalten. Doch ein dementer Mensch ist kein Kind. Kinder entwickeln Fähigkeiten. Sie lernen, Verantwortung zu übernehmen. Demenzerkrankte verlieren Fähigkeiten. Sie waren einmal erwachsene Persönlichkeiten, geprägt durch den Prozess der Individuation, und müssen in der Erkrankung lernen, Verantwortung abzugeben. In dem für ihn sehr schwierigen Prozess von einem selbstständigen Leben, gewohnt andere Menschen als ihr Vorgesetzter anzuleiten, hin zu einem Dasein in völliger Angewiesenheit auf andere Menschen brauchte mein Mann meine Begleitung, Ermutigung und Anwesenheit. Und mehr noch: Er brauchte mich als Gegenüber, mit dem er in Beziehung treten, in dem er sich spiegeln und selbst wahrnehmen konnte.

Indem ich nach Wegen suchte, unsere besondere Familiensituation für uns alle tragfähig zu gestalten, empfand ich im Laufe der Zeit immer deutlicher, dass ich jetzt die Aufgabe hatte, für meinen Mann und an seiner Stelle sein Leben so zu gestalten und so weiterzuführen, wie es ihm entsprach und in seinem Sinne war. Indem ich dies tat, fühlte Edi sich sicher und geborgen. Diese Aufgabe erforderte ein großes Maß an Einfühlungsvermögen und zugleich Festigkeit. Es sollte ja sein ganz spezifisch Eigenes sein und nicht etwas, das nur ich dafür hielt. Ergriff ich nicht stellvertretend für meinen Mann diese Aufgabe und organisierte nur seine äußere Versorgung – so wichtig Letzteres selbstverständlich war –, so verschloss Edi sich mir. Und – für den Alltag eine Katastrophe – er verschloss sich auch der Pflege.

Ich hatte die Sorge für die Persönlichkeit meines Mannes zunächst intuitiv übernommen und fragte mich bald: Braucht vielleicht jeder Demenzerkrankte mindestens einen anderen Menschen, der sich ganz für ihn einsetzt und der für ihn die Brücke bildet zwischen der eigenen, inneren Realität und der äußeren Welt, die dem Bewusstsein entgleitet?

Einen Menschen, der den dement werdenden Menschen in der Angst begleitet, die mit dem Verlust der äußeren Realität von Raum und Zeit einhergeht, und der ihm gleichzeitig einen Rahmen schafft, in dem er sich als Mensch angenommen fühlt? Indem ich so für meinen Mann da war, reifte unsere Beziehung. Immer mehr vermochte ich es, Edi so zu begegnen, dass er sich gerne auf alles einließ, was ich für ihn gestaltete, und er ausgeglichen und zufrieden war. Das, was in der kommenden Krankheitsphase die wichtigste Basis unserer Kommunikation werden sollte, sowohl in der Pflege als auch in der Alltagsgestaltung, hatte schon jetzt begonnen, eine große Hilfe zu werden: Gesten und Gewohnheiten und ein bewusster Umgang mit den eigenen Gefühlen.

Der Weg in die Sprache der Gefühle und Gesten

„Was täte ich ohne dich."

Edi in der ersten Jahreshälfte 2010

Während des folgenden Jahres wurde Edi im Konzept der damaligen Pflegestufen schwerstpflegebedürftig: Allein seine Grundpflege in den Bereichen Mobilität, Körperpflege und Ernährung dauerte täglich länger als vier Stunden. Auch verlor mein Mann die Fähigkeit, klar zu denken, und er sprach weniger und weniger. Gleichzeitig erfuhren wir eine ganz neue Qualität der Begegnung, und noch wichtiger als zuvor wurde das Wie der Pflege. Mein Bemühen, in allen alltäglichen Handlungen in Beziehung zu meinem Mann zu bleiben, führte uns zu sehr tiefen und von großer Harmonie geprägten Erfahrungen. So soll die Pflege, die für uns der Weg in diese neuen Erfahrungen war, in der Beschreibung dieses Jahres die wichtige Rolle erhalten, die sie für uns im Alltag hatte. Doch zuvor stand ein Ereignis, das einen erneuten Verschlechterungsschub der Demenz meines Mannes auslöste.

Zweite Lungenentzündung

Seit dem Sommerurlaub lebte ich in der Sorge, dass Edi früher oder später stürzen würde. Doch statt eines Bruches war es Mitte September 2009 eine zweite Lungenentzündung, durch die Edi einen nächsten großen Einbruch seiner Fähigkeiten erfuhr. Bis vor drei Tagen habe mein Mann noch täglich einen Spaziergang von ca. 500 m bis einem Kilometer gemacht, selbstständig, mit Nordic-Walking-Stöcken, um sich auszubalancieren. Ungläubig wurde ich angeschaut, als ich dies bei der Klinikeinweisung erzählte. Edi lag steif wie ein Brett, an Stehen oder gar an Gehen war nicht zu denken. Meine Aussage führte dazu, dass er in der Klinik – wieder in Öschelbronn – schnell mobilisiert wurde. Dieses Mal blieb ich nicht über Nacht bei Edi, er war so schwach, dass ich keine Angst hatte, er könne versuchen aufzustehen. Er bekam das Zimmer neben dem Schwesternzimmer, und die Durchgangstür war immer angelehnt. Täglich besuchte ich ihn, oft zusammen mit Anna Laura.

Auch bei dieser Lungenentzündung hatte ich den Eindruck, dass Edi mit Erkrankung darauf reagiert hatte, dass er sich vorübergehend nicht geborgen gefühlt hatte. Unsere Tochter war eingeschult worden und ich hatte sie in diesen ersten Tagen ihres neuen Lebensabschnittes begleiten wollen. Anna Laura musste um etwa 7:30 Uhr in der Schule sein. Da mein Mann seit dem Sommerurlaub so früh am Morgen noch schlief, hatte ich ihn allein gelassen und dies mit ihm auch besprochen. Ich hatte erwartet, dass Edi bei meiner Rückkehr noch schlafen werde.

Doch er war mir im Schlafanzug verunsichert entgegengekommen. Den Zettel, den ich ihm geschrieben hatte, hatte er nicht wahrgenommen. Als ich gerade Hilfe organisiert hatte, war Edi krank geworden, am dritten Schultag. Hätte ich diesen Verschlechterungsschub abwenden können? Immer wenn ich mir Vorwürfe machte, kam mir Edis Unsicherheit im Stehen während unseres Sommerurlaubs in den Sinn. Hätte nicht früher oder später ein Sturz und Bruch Ähnliches ausgelöst, so fragte ich mich. Doch diese Gedanken halfen nicht weiter. Ich konnte die neue Situation nur annehmen und gestalten.

„Wohin soll Ihr Mann nach der Klinikentlassung?“, fragte der Arzt. Ich antwortete: „Nach Hause.“ Wie wenig selbstverständlich meine Antwort bei dem Zustand meines Mannes war und warum mich alle im Krankenhaus so prüfend angeschaut hatten, wurde mir erst nach einigen Tagen, ja Wochen wirklich klar. Woher hatte ich den Mut für diese Entscheidung genommen? Meine Entscheidung war einfach da, und ich selbst musste in ihre Tragweite erst hineinwachsen.

Die nächsten Wochen waren körperlich und emotional sehr anstrengend. Oft wusste ich nicht, wie ich alles schaffen sollte. Als Edi nach Hause entlassen wurde, war er so schwach, dass seine Pflege weitgehend im Liegen durchgeführt werden musste, und nachts musste er alle zwei bis drei Stunden neu gelagert werden. Edis Fähigkeit zur Stuhlkontinenz war vollständig verloren, und dies sollte auf Dauer so bleiben. Ich hatte noch niemals Körperpflege im Liegen durchgeführt, kannte die Griffe nicht und bat den Pflegedienst, dreimal am Tag eine Pflegekraft zu schicken. Bei allen Pflegekräften schaute ich genau zu und beobachtete die für mich neuen Handgriffe. Ich brauchte möglichst schnell eigenes Können – hatte ich doch die nächtliche Pflege. Viele Tage lang musste mein Mann sehr geduldig mit mir sein, wenn ich ihn zu diesem Zweck im Bett hin und her drehte und es nicht gut gelang.

Die Transfers vom Rollstuhl ins Bett und zurück waren körperlich anstrengend, obwohl Edi weniger als 50 kg wog. Edi zuliebe hob ich ihn nicht nur einfach hinüber, sondern stand während der Transfers immer mit ihm auf. Zum einen war es ohne dieses Aufstehen zwar etwas schneller, aber kaum weniger anstrengend, zum anderen erlebte ich diese kurzen Momente im Stehen für meinen Mann als sehr wichtig. Noch war ich zuversichtlich, Edi würde wieder selbstständig stehen und gehen lernen, schließlich war dies bereits zweimal geschehen.

Die einfühlsamen Pflegerinnen, zu denen Edi eine vertrauensvolle Beziehung aufgebaut hatte, kamen mit diesen Transfers an ihre physische Grenze. Auch mir ging es so. Nach wenigen Tagen schickte der Pflegedienst einen starken Mann. Er war beliebt, für viele der Lieblingspfleger, erzählte uns vorher Schwester Sarah. Der Pfleger war geradeheraus und schnell. „Ich werde Sie jetzt aufs Bett heben", kündigte er an und ergriff meinen Mann. Doch Edi ging mit all seiner Kraft in den Widerstand. „Sie werden mich gar nichts!!!" Ärgerlich war mein Mann. Und in seinen Augen war Angst, große Angst. Er versteifte sich, schüttelte den Pfleger, der ihn bereits an den Armen aus dem Rollstuhl hochgehoben hatte, mit all seiner Kraft und ging in eine so starke Gegenwehr, dass es dem Pfleger tatsächlich trotz seiner Stärke nicht möglich war, den Transfer durchzuführen. Der Pfleger wollte seine Aufgabe erfüllen und versuchte, meinen Mann zur Mitarbeit zu überzeugen, doch Edi sagte „Nein." „Sie können mir vertrauen, ich habe Sie sicher und es ist schnell gemacht", sagte der Pfleger daraufhin beschwichtigend und hob Edi wieder hoch. Da sah ich das erste Mal, dass mein Mann seine Hand erhob, um sich zu wehren. Aggressivität gegen Pflegekräfte. Davon hatte ich bisher nur gelesen. Die Situation drohte zu eskalieren. „Lassen Sie, ich mache den Transfer selbst", sagte ich. Es dauerte lange, bis es mir gelang, seelisch zu meinem Mann durchzudringen. Es war die leise Geste, die behutsame Berührung, die es schließlich vermochte, ihn zu erreichen. Langsam entspannte Edi sich und nahm mich wieder wahr. Erst danach stand ich vorsichtig mit ihm auf und half ihm, sein Gleichgewicht auszubalancieren. Ganz nah beieinander, als ob wir gemeinsam tanzten, drehten wir uns vorsichtig um 90 Grad. Wir machten zwei Schritte in Richtung Bett – ich führte meinen Mann nach rückwärts –, gingen gemeinsam in die Knie und ich half Edi, sich auf die Bettkante zu setzen. Bei den bereits vertrauten Gesten entspannte er zusehends und gewann sein Lächeln zurück. Doch als der Pfleger wieder übernehmen wollte, schaute Edi ihn bitterböse an. „Edi, ich kann die Pflege im Liegen nicht gut selbst machen, wir müssen uns helfen lassen." Immer wieder musste ich so meinen Mann beruhigen.

Edi erholte sich in den kommenden Tagen körperlich zunehmend, doch er reagierte jetzt – anders als in der Klinik, als er sehr schwach gewesen war – nicht nur auf diesen Pfleger mit Gegenwehr. Bei manchen Pflegekräften wehrte er sich aktiv, bei anderen versteifte er sich so sehr, dass keine Pflege möglich war. Bald wusste ich, bei wem ich während der Pflege ständig anwesend sein musste. Mit den häufigen Einsätzen des

Pflegedienstes verlor unser Alltag zugleich seine familiäre Spontaneität: Immer wieder öffnete sich die Tür zu unserer Wohnung zu unpassender Zeit. Edi schlief und musste zur Pflege geweckt werden. Oder er saß zufrieden – ab jetzt immer im Rollstuhl – bei Anna Laura und mir, war noch sehr wach und wollte gerne noch im vertrauten Miteinander sitzen bleiben. Ich selbst konnte warten und auf diese seine Bedürfnisse eingehen, doch die Pflegekräfte des Pflegedienstes konnten dies natürlich nicht. Und wie oft war die Hilfe des Pflegedienstes kaum Entlastung, da auch ich im Zimmer anwesend sein musste. Als ich die Liegendpflege gelernt hatte, übernahm ich daher, unterstützt von Hannerose, den größten Teil von Edis Pflege wieder selbst und bat den Pflegedienst, nur noch die Menschen zu schicken, die Edi ohne meine Anwesenheit pflegen konnten. So wurde Edi eine Zeit lang als letzter Patient an eine bestehende Abendtour angehängt, wenn Sarah im Einsatz war. Auch dies bedeutete, so sah ich bald, dass er nicht dann schlafen konnte, wann es in seinen und in unseren Tagesablauf passte. Daher bestellte ich auch diese Einsätze wieder ab. Der Pflegedienst kam wie vor der zweiten Lungenentzündung nur noch zweimal pro Woche im Rahmen der „Badetour" – obwohl Edi zum eigentlichen Baden zunächst zu schwach war. Jetzt bat ich darum, meinen Mann selbst aus dieser Tour herauszunehmen, wenn eine Pflegekraft kommen würde, auf die er mit Gegenwehr reagierte. Es hatte im Pflegedienst einige Personalwechsel gegeben, und so kam ab jetzt neben Sarah nur noch Schwester Ingrid. Sie hatte Edi bereits seit dem Frühsommer manchmal beim Baden geholfen. Ingrid meisterte in einer Mischung von einfühlender Achtsamkeit und herzlicher Tatkraft jede Situation. Ab jetzt kam sie zusätzlich auf privater Basis manchen Samstag- oder Sonntagnachmittag und ermöglichte mir und Anna Laura Unternehmungen zu zweit. Sie entwickelte ein sehr herzliches Verhältnis zu Edi, brachte Spiele mit, hörte mit ihm klassische Musik und hatte immer Interessantes zu erzählen. Ingrid sollte unsere Familie bis zu Edis Tod begleiten.

Meine Hoffnung, Edi würde wieder lernen, selbstständig zu gehen, erfüllte sich nicht. Doch gemeinsam mit Hannerose, Sarah und Ingrid brachte ich meinen Mann immerhin innerhalb weniger Wochen wieder dahin, dass er in Begleitung gehen konnte, keine Liegendpflege mehr nötig war und der Transfer in die Badewanne gelang. Die ersten Tage nach dem Klinikaufenthalt brauchten wir sehr viel Kraft, um Edi zu helfen, sich hinzustellen, und wir mussten ihn bei den wenigen Schritten, die ihm zunächst nur möglich waren, sehr kräftig zu zweit stützen.

Nach wenigen Tagen konnte er mit Hilfe nur eines Menschen gehen. Doch er blieb unsicher, auch wenn er stand, und dies war nicht nur physische Schwäche: Sobald Edis Bewusstsein abgelenkt war, beugte er sich zu dem, was ihn interessierte, und nahm nicht wahr, dass er im Begriff stand, das Gleichgewicht zu verlieren. Immer brauchte Edi ab jetzt einen anderen Menschen, der ihm half, die Balance zu halten. Wenn ich mit ihm durch die Wohnung ging, schob Hannerose uns zunächst zur Sicherheit den Rollstuhl hinterher, und sie half, Edi anschließend in den Stuhl zu setzen. Da mein Mann ab jetzt einen Großteil seiner Zeit im Rollstuhl sitzend verbrachte, erhielt er einen Rollstuhl, der besser auf seine Körpermaße angepasst war, und ein Antidekubituskissen. Anna Laura verfolgte sehr aufmerksam, wie wir Erwachsenen uns um ihren Vater kümmerten. Sie fragte, ob auch sie helfen und den Rollstuhl schieben dürfe. Nach wenigen Malen sah ich, dass sie dazu keine Hilfe von Hannerose benötigte. Unsere siebenjährige Tochter schob den Rollstuhl sehr dicht hinter Edi und war ganz aufmerksam, ja sie half von sich aus, ihren Vater gut nach hinten in den Rollstuhl zu platzieren. Sie hatte sich die Bewegung abgeguckt und führte sie mit großer Geschicklichkeit aus. „Wollt ihr gehen?", fragte sie mich bald, wenn sie sah, dass ich Edi nach dem Mittagsschlaf half, sich auf die Bettkante zu setzen, und sie wartete fröhlich mit dem Rollstuhl, wenn ich nickte. Anna Laura war es, die es ihrem Vater ermöglichte, nach der Lungenentzündung sehr schnell wieder sicherer auf den Beinen zu werden: Dank ihrer Hilfe konnten Edi und ich täglich mehrere Male durch die Wohnung gehen, auch dann, wenn außer mir kein anderer Erwachsener da war. Stolz war unsere Tochter, dass sie jetzt eine wirkliche Aufgabe hatte. Im Prozess der Rekonvaleszenz war auch die Heileurythmie wieder eine sehr große Hilfe. Wie wenig selbstverständlich es war, dass Edi zumindest wieder lernte, in Begleitung zu gehen, sah ich erst durch die Anerkennung einer Pflegerin. Sie habe oft erlebt, sagte sie, dass Menschen nach einem vergleichbaren Infekt und ähnlicher körperlicher Schwäche noch nicht einmal mehr regelmäßig im Rollstuhl saßen, sondern bettlägerig blieben.

In tätiger Geste fragend innehalten und behutsame Aufrechte

Als Edi als Folge der zweiten Lungenentzündung viele Fähigkeiten verlor, wurde die Körperpflege für ihn entscheidende Hilfe, Tag für Tag neu seinen Leib zu ergreifen. Zugleich stärkte – oder schwächte – die Pflege seine mentale Präsenz. Auf verbale Aufforderungen reagierte Edi jetzt kaum noch, obwohl er ihren Sinn verstand und beispielsweise nickte oder „Ja“ sagte. Und doch schaute er mir voller Aufmerksamkeit zu, wenn ich ihn pflegte. Sobald mein Mann sich genügend erholt hatte, führten wir die Pflege teilweise im Sitzen durch. Meistens saß Edi während der Pflege im Badezimmer auf einem Badezimmerrollstuhl. Bald bemerkte ich, wie er auf jede meiner Bewegungen ganz fein reagierte. Auf schnelle Bewegungen meinerseits reagierte er mit einer Erhöhung seines Muskeltonus oder gar mit Verkrampfung. Machte ich hingegen alle Bewegungen langsam, so entspannte er sich und wurde noch aufmerksamer. War es seine Aufmerksamkeit und unsere innere Verbindung, die mir sehen halfen, dass Edi in der Pflege mittun konnte und wollte? Ohne dass ich sagen konnte wie, entstand im Tun auf einer sehr feinen Ebene Kommunikation zwischen uns. Dies brauchte Raum und Zeit durch mich. Edi reagierte mit so langer Zeitverzögerung, dass ich die ersten Male dankbar überrascht war, als er es schließlich doch tat. Ließ ich ihm diese sehr lange Zeit, um wahrzunehmen, machte Edi sehr aufmerksam und in dankbarer Freude mit. Es war von meiner Seite ein aktives Warten, ein fragendes Innehalten in tätiger Geste, das meinen Mann anregte, selbst aktiv zu werden.

Ich trete in innere Beziehung zu meinem Mann, ihm zugewandt, voller tätiger Aufmerksamkeit.

> Ich halte Edi den Waschlappen hin, schaue ihn an, lächle ihn an. Er lächelt zurück. Innehalten. Ich reiche den Waschlappen noch ein wenig näher. Meine Geste ist wie eine wortlose Frage, eine Einladung, nun selbst aktiv zu werden. Meistens begleite ich meine Geste mit Worten, doch Edi versteht mich auch ohne Worte. Er schaut mich an. Er schaut den Waschlappen an. Langsam reagiert er, während ich ihm immer noch in aufmerksamer Zuwendung den Waschlappen hinhalte. „Hmm“, nickt er schließlich und schlüpft mit der Hand in den Waschlappen, schaut eine kleine Weile den Waschlappen an, den er nun selbst hält. Dann beginnt er, seine Hand zu bewegen, und wäscht sein Gesicht, auch die Arme, manchmal die Brust. Meine Aufgabe wird, während dieser Zeit innerlich geduldig zuzusehen, aufmerksam und bereit, helfend einzugreifen. Denn Edi kann die Handlung nicht beenden und geht mit dem Waschlappen in unendlich kreisende Bewegungen über. „Darf ich weitermachen?“ Fragend berühre ich mit meiner Hand den Waschlappen und warte, Edi aufmerk-

> sam zugewandt. Nickt er nach einer kurzen Weile, nehme ich ihm sehr vorsichtig den Waschlappen ab und übernehme wieder. Reagiert Edi nicht, warte ich noch einmal. Danach berühre ich seine Hand, bis er mit seiner Bewegung innehält und mich anschaut. Ich lächle meinen Mann an. Dann frage ich erneut mit Worten oder durch meine Geste: „Darf ich?" Bin ich langsam genug, so nickt Edi nach kurzer Zeit. Behutsam nehme ich den Waschlappen und er überlässt ihn mir.

Auch beim Anziehen entstanden Momente des Innehaltens, die meinem Mann den Raum gaben, selbst tätig zu werden und meine Einladung zur Mithilfe anzunehmen.

> Ich halte Edi den Ärmel seines Oberhemdes hin, halte inne. Edi schaut mir zu, lächelt mich an. Ich lächle zurück, richte danach meinen Blick auf den Ärmel und reiche ihn Edi noch ein wenig näher. Langsam wendet mein Mann seinen Blick von mir dem Ärmel zu. Schließlich hat er wahrgenommen. Sehr langsam hebt Edi seine Hand. Ich unterstütze seine Geste und komme ihm mit dem Ärmel noch etwas entgegen. Langsam schiebt er seine Hand in den Ärmel hinein.

Bei den Ärmeln des Pullovers, den Hosenbeinen, den Strümpfen, den Schuhen – jedes Mal dauerte es einen Moment, bis Edi wahrgenommen hatte, was ich tat, und noch einige Sekunden länger dauerte es, bis er die Hand ausstreckte oder den Fuß hob. Und doch, als sich diese Gewohnheit, im eigenen Innehalten Edis Tätigkeit anzuregen, erst einmal gebildet hatte, brauchten wir für das Anziehen nicht länger als ohne das Innehalten. Das Waschen – natürlich – dauerte länger, wenn ich meinen Mann selbst mithelfen ließ und erst dann eingriff, wenn er seine begonnene Handlung nicht zu Ende führen konnte. Doch diese Möglichkeit zu eigener Aktivität während der Pflege wurde reich belohnt durch eine deutlich verbesserte Körperwahrnehmung, die sich mit jeder Pflege neu einstellte und vertiefte. Mehr noch: Eine solche Pflege wirkte sich bis in den mentalen Zustand meines Mannes aus. Edi war nicht nur während der Pflege aufmerksam, er war auch bei allen Tätigkeiten des Tages anschließend präsenter. Zunächst pflegten Sarah und Ingrid ihn ohne diese Momente des Innehaltens und übernahmen selbst das Waschen und Anziehen. An solchen Tagen beobachtete ich, dass Edi deutlich unsicherer auf den Beinen war und ich beim nächsten Umkleiden viel länger innehalten musste, um ihm zu ermöglichen, in die eigene Aktivität zu kommen. Tagsüber saß mein Mann an solchen Tagen meist ohne großes Interesse im Rollstuhl und ergriff die Angebote zur eigenständigen Beschäftigung kaum. So bat ich Sarah und Ingrid, und auch Hannerose, auf diese Momente von Edis Mithilfe zu achten und selbst lange genug zu warten. Sie taten es, die zwei professionellen Pflegerinnen sehr überrascht, dass Edi dann tatsächlich mittat – außer wenn er sehr müde war. Seine Reaktionszeit war so lang, dass sie nie vermutet hätten, dass er den Impuls und die Fähigkeit dazu hatte. Auch während des Tages hielten wir bei allen Kleidungswechseln inne – Jackett, Jacke, Mantel oder Schuhe an- oder ausziehen – und boten Edi so Raum zur Tätigkeit. Für alle Körperbewegungen, bei denen mein Mann jetzt Hilfe benötigte, entstand eine Sprache der Gesten, in der Freude gemeinsamer Aufmerksamkeit, von gesprochenen Worten nur begleitet.

Neue Begegnung

Geste klingt in Geste
atmend im Miteinander
voller Wärme von Herz zu Herz.
Tätigkeit schwingt
aufmerksam
Lächeln, ein Nicken.
Immer weniger Worte
Gesten werden zu Sprache.

Nach etwa drei Wochen der Rekonvaleszenz wagte ich es wieder, allein mit Edi in der Wohnung zu gehen, ohne dass uns ständig der Rollstuhl hinterhergeschoben wurde. Der Rollstuhl erwartete uns stattdessen am Ziel unseres Weges, zum Beispiel im Wohnzimmer. Während ich mit Edi ging, hielt ich immer wieder inne. „Gerade!“ Solch eine verbale Aufforderung beantwortete er durchaus mit einem Ruck in die Aufrechte. Doch er wurde nicht ganz gerade, der Ruck ging in den Rücken, jedoch nicht in die Beine. Zu klein war seine Kraft und zu gering seine eigene Körperwahrnehmung. „Ich bin gerade!“, antwortete er, auf eingeknickten X-Beinen stehend. Edi war zwar dennoch sicher im Gehen, nicht nur mit mir, doch seine eigene Körperwahrnehmung vermittelte ihm kein verlässliches Gefühl mehr für seine Aufrechte. Was das Wort nicht vermochte, erreichte die Geste. Wie von allein entstanden unterstützende Gesten im Beisammensein von mir und Edi. Erst allmählich realisierte ich, wie sehr sie ihm Hilfe waren. Stand mein Mann, gab ich ihm immer wieder einen feinen Impuls nach oben. Es war eine behutsame Berührung, ihn anregend, sich wieder ganz gerade zu machen. Feine, feinste Bewegungsimpulse meinerseits halfen Edi, wenn er einmal stand, seine Aufrechte zu halten, ja zu verbessern. Diese Impulse waren nicht muskulär. Sie waren wie ein sanfter Hauch nach oben – Berührungen an den Armen, an den Schulterblättern oder am Rücken – und Edi richtete sich auf. Innehalten. Noch einmal eine behutsame Berührung, die nach oben ausschwang. Mein Mann stand noch gerader.

Nun konnte Edi auch wieder zur Pflege am Waschbecken stehen. Liegendpflege sollte, mit Ausnahme von Zeiten leichter Infekte, erst wieder in seinen allerletzten Lebensmonaten nötig sein. Im Badezimmer gab es noch aus der Babyzeit unserer Tochter einen Aufsatz auf der Waschmaschine, mit Geländer. Mein Mann hatte ihn damals als Wickeltisch gebaut, inzwischen benutzten wir ihn als Ablage. Stehend hielt Edi sich jetzt mit der linken Hand an diesem Geländer fest. Die Höhe war sehr gut, um ihn anzuregen, gerade zu stehen. Mit der rechten Hand hielt er sich manchmal gleichzeitig am Waschbecken fest. Auch als ich im Mai 2010 am Waschbecken zwei feste Haltegriffe etwas über Hüfthöhe montieren ließ, bewährte es sich, dass Edi sich weiterhin mit einer Hand am ehemaligen Wickeltischgeländer festhielt. Das Geländer war höher und Edi stand aufrechter. Das Waschbecken im Badezimmer wurde ein wichtiger Ort, an dem ich meinem Mann täglich half, seine Aufrechte immer wieder neu zu finden. Oft unterbrach ich die Pflege, um ihm mit einer leichten Berührung zu helfen, noch gerader oder wieder gerade zu stehen. Als Edi mit fortschreitendem Krankheitsverlauf unsicherer im Stehen wurde, war dazu an manchen Tagen große Aufmerksamkeit nötig. So war, wenn Edi während der Pflege stand, zur Sicherheit immer der Badezimmerrollstuhl griffbereit.

Hatte ich während der morgendlichen Pflege immer wieder Edis Aufrechte behutsam angeregt, so behielt er sie während des weiteren Tagesverlaufs. Nach dem Vormittagsschlaf, der inzwischen der Pflege folgte, stand und ging mein Mann viel aufrechter als am Morgen, und er war deutlich präsenter. Alles konnte jetzt viel schneller gehen.

Indem ich Edi half, sich immer wieder neu zwischen oben und unten zu finden, richtete ich mich auch selbst auf. Dies und alle anderen Pflegehandlungen, in denen ich wie beschrieben immer wieder innehielt und in feinster Wahrnehmung Edis Eigenaktivität und Körperwahrnehmung anregte, schenkten nicht nur meinem Mann, sondern auch mir selbst Kraft. Gestärkt gingen wir aus der Körperpflege, die sich zu einer noch harmonischeren Zeit des Tages entwickelte: Momente tiefer Ruhe und inneren Friedens entstanden, die uns mit Dankbarkeit und Freude erfüllten. Anna Laura war von unserem innigen Miteinander angezogen, saß oft bei uns, erzählte etwas oder schaute zu. Auch die Menschen, die uns besuchten und unser Miteinander in den kleinen Gesten des Alltags – wie Jacke oder Schuhe anziehen – erlebten, äußerten, wie harmonisch unsere fast wortlose Kommunikation aussehe. Es war, als ob mein Mann und ich in der Pflege eine heilend wirkende Sphäre berührten, die sich anderen Menschen unmittelbar mitteilte.

Die Treppe aus dem ersten Stock und neue Freiheit

Ende Oktober 2009 hatte unsere Tochter eine Ballettaufführung, und zufällig sprach ich mit Sarah darüber, wie schade es sei, dass mein Mann nicht zuschauen könne – er konnte die Treppe weiterhin nicht bewältigen. Ja, aber es gebe doch die Möglichkeit von Rollstuhltransporten, antwortete Sarah. Zumindest einen Rollstuhltransportdienst gebe es in Karlsruhe, der ein Treppensteigegerät habe. Ich rief an. Ein Scalamobil, ja, das hätten sie. Wie viel mein Mann denn wiege? „Knapp fünfzig Kilo." Der Disponent vergewisserte sich: „Knapp fünfzig Kilo?" „Ja." „Wievielter Stock?" „Erster." „Wie viele Treppenstufen?" Ich sprang auf und zählte sie. „Sechzehn." „Ist das Treppenhaus schmal, gibt es eine Wendelung der Stufen?" „Nein." „Was für ein Rollstuhl?" Ich verstand die Frage nicht, ein normaler Rollstuhl sei es. „Kein Multifunktionsrollstuhl mit großer Lehne, kein Elektrorollstuhl?" „Nein." Ich erhielt danach die überraschende Auskunft: „Dann brauchen wir kein Treppensteigegerät." Ich konnte mir dies gar nicht vorstellen. „Ja, aber hinterher geht es doch die Treppe hinauf?" „Kein Problem, das geht." Ab da kamen Fahrer verschiedener Rollstuhltransportdienste regelmäßig. „Herkules kommt", kündigte eine der Pflegerinnen sie Edi gegenüber scherzhaft an.

Der Fahrer, der uns beim ersten Mal abholte, war sehr freundlich, zugewandt und hilfsbereit. Er erklärte meinem Mann, er werde den Rollstuhl ankippen und dann den Rollstuhl, mit Edi in ihm sitzend, langsam die Stufen hinunterbefördern. Mein Mann nickte. Mit großen

Augen und doch entspannt schaute er zu, was mit ihm geschah. Ich hatte den Eindruck, dass ich nervöser war als er. Als Edi im Erdgeschoss angekommen war, fragte ich ihn, ob er Angst gehabt habe. „Nein", antwortete er. Ich konnte kaum glauben, dass alles so einfach ging. Es war neu gewonnene Freiheit. Was für ein schönes Gefühl war es, die Treppe überwunden zu haben und teilhaben zu können an dem Leben außerhalb der Wohnung. Mein Mann genoss die Aufführung sehr. Derselbe Fahrer holte uns ab. „Wie bezahlen Sie? Bar oder mit Sozialkarte?" „Bar. Aber was ist eine Sozialkarte?" Bald wussten wir es.

Der Stadt Karlsruhe gegenüber empfinde ich große Dankbarkeit. Menschen, die in ihrer Mobilität stark eingeschränkt sind, bekommen Fahrten im Rollstuhltransport finanziert, um am sozialen Leben teilnehmen zu können. Die Stadt hatte die Voraussetzungen dafür geschaffen, dass behinderte Menschen integriert werden. Wir waren willkommen. Dieser Beförderungsdienst der Stadt umfasste während der Krankheitszeit meines Mannes fünfzig Fahrten je Quartal (einfache Fahrt) – je nach finanzieller Situation mit kleinem Eigenanteil. Ohne diese Unterstützung seitens der Stadt hätten wir viel weniger unternehmen können. Auch würde es in Karlsruhe kein so gut ausgebautes Netz an Rollstuhltransportdiensten geben. Dieses Netz ermöglichte uns eine große Freiheit und machte es möglich, dass wir uns oft sogar spontan zu einem Ausflug entschließen konnten. Selbst Ziele, an denen Treppen zu bewältigen waren (z. B. bei Besuchen im Freundeskreis), waren kein Problem. „Geht es dir gut?" Anfangs fragte ich meinen Mann noch während der Fahrt im Rollstuhltransporttaxi. Bald genügte ein Blick nach hinten, und ich sah, wie Edi strahlte. Noch während der Rekonvaleszenz von der zweiten Lungenentzündung engagierte ich den Rollstuhltransport auch auf privater Basis, um nur die Treppe zu bewältigen. So konnten wir als Familie Ausflüge in den Zoologischen Stadtgarten machen und Edi konnte draußen üben zu gehen.

Während des Gehens schob Edi zunächst den Rollstuhl vor sich her. Obwohl mein Mann innerhalb kürzester Zeit mehrere hundert Meter weit vorankam, blieb er, während er ging oder stand, auf die aufmerksame Fürsorge eines ihm sehr vertrauten Menschen angewiesen, eines Menschen, der seine Fähigkeiten und Verhaltensweisen sehr gut einschätzen konnte, jederzeit zu seiner Seele durchdringen und ihn davon abhalten konnte, etwas zu tun, das ihn gefährdet hätte. Hannerose, Ingrid, Sarah und ich konnten Edi problemlos helfen, und es fühlte sich alles so leicht an mit ihm. Eigentlich hätte ich wissen müssen, dass es doch schwer war, und meinem Mann und der Freundin, die es durch meine Ermutigung wagte, im November 2009 mit Edi draußen einen Spaziergang zu machen, eine schlimme Erfahrung ersparen können. Zuerst sei es sehr gut gegangen. Edi sei bis in den Stadtgarten gegangen, immer den Rollstuhl als Rollator schiebend, erzählte sie. Doch dann, als die Freundin Sorge hatte, es werde zu viel werden, und meinen Mann bat, sich in den Rollstuhl zu setzen, wollte er das nicht. Er ließ sich nicht überzeugen, wurde wütend, stieß den Rollstuhl von sich, an dem er sich die ganze Zeit gehalten hatte, und lief fort. Nach wenigen Metern stürzte er. Als ich den Anruf erhielt, befürchtete ich einen Oberschenkelhalsbruch, doch zum Glück war nur die Nase gebrochen, und die Lippe musste genäht werden. Üblicherweise wird eine gebrochene Nase in Vollnarkose operiert. Eine erneute Vollnarkose … Ich wagte nicht, daran zu denken. „Kann die Nase nicht einfach schief zusammenwachsen?", fragte ich den Arzt. „Nein, denn eine schief zusammengewachsene Nase ist nicht nur eine Frage der Schönheit, sie bedeutet auch weniger Luft beim Einatmen." Die Lunge war Edis Schwachstelle. „Ist es möglich, in örtlicher Betäubung zu operieren?", fragte ich. Der Arzt setzte bereits an, den Kopf zu schütteln. Doch dann hielt er inne. War es, weil ich es im Gegensatz zu seinen Helferinnen vermocht hatte, Edi zur Kooperation für die Untersuchungen zu bewegen und ich die Erfahrungen der letzten Vollnarkose geschildert hatte? Er sah uns prüfend an und fragte, ob ich bei der Operation dabei sein wolle, er könne den Eingriff dann außerhalb des Operationssaals vornehmen. Überrascht nickte ich. Ich durfte meinen Mann auf alle Schritte mit vorbereiten, ihn während des Eingriffs beruhigen und die Operation gelang.

Im Dezember 2009 hatte Edi sich von der zweiten Lungenentzündung vollständig erholt. Wenn er nicht sehr müde war, konnte er mit sorgfältiger Unterstützung sogar die Treppe hinauf zu unserer Wohnung wieder bewältigen. Abwärts wagte ich dies nur an sehr, sehr wenigen, besonders guten Tagen, und auch nur, wenn mein Mann direkt zuvor geschlafen hatte. Als deutlich war, dass Edi die Treppe nicht verlässlich bewältigen konnte, erhielten wir Ende Dezember von der Krankenkasse ein Scalamobil, ein mobiles Treppensteigegerät. Bald kannte Edi alle notwendigen Handgriffe und sah entspannt zu, wenn ich das Scalamobil unter seinen Rollstuhl schob und am Rollstuhl befestigte. Auch Anna Laura schaute gerne zu und nahm anschließend die Räder des Rollstuhls entgegen. Währenddessen und während ich die Konstruktion aus Rollstuhl und Scalamobil ankippte und auf den kleinen Rädern des Scalamobils vorsichtig an die oberste Treppenstufe fuhr, plauderte sie mit ihrem Vater. Dann erbat ich mir Ruhe, um langsam mit Hilfe der zwei kleinen Radpaare des Scalamobils, die per Knopfdruck Stufe für Stufe abtasteten, die Treppe hinunterzufahren und dabei den Rollstuhl ständig im Schwerpunkt zu halten. Waren wir unten, so scherzten Vater und Tochter gleich wieder, Anna Laura reichte mir die Räder des Rollstuhls, und ich koppelte das Scalamobil wieder ab. Es war aufwändig, und oft wünschte ich mir, barrierefrei zu wohnen. Und doch war das Scalamobil eine wunderbare Hilfe. Nun waren wir wieder unabhängig und konnten spontan etwas unternehmen und all die Ziele erreichen, zu denen wir zu Fuß oder mit der Niederflurstraßenbahn gelangen konnten.

Vom selbstständigen zum gebahnten Essen

Bei der Begutachtung durch den Medizinischen Dienst im Jahr zuvor waren wir gefragt worden, ob mein Mann Hilfe beim Essen benötige. Ich hatte gerade Edis Frühstück – Joghurt mit Müsli – abgeräumt und die Gutachterin hatte nachgefragt: Könne mein Mann denn noch mit dem Essbesteck umgehen, habe es Müsli gegeben, weil ein Löffel leichter zu handhaben sei? Edi und ich hatten verneint, erstaunt und verwundert über die Frage – mein Mann hatte zu diesem Zeitpunkt noch sehr gut selbst antworten können. Dass dementielle Erkrankungen Einschränkungen in diesen Fähigkeiten zur Folge haben, auf diesen Gedanken waren wir noch nicht gekommen.

Beginnend mit der Lungenentzündung im Herbst 2009 war es soweit. Doch nicht die Fähigkeit, Messer und Gabel zu halten und zu bedienen, war es, die Edi als Erstes abhandenkam. Der Weg vom Teller zum Mund wurde für ihn zu einem unüberwindbaren Problem. Im Joghurtmüsli baute Edi Landschaften. An der Seite der Müslischale gab es Berge und Täler, die mein Mann mit dem Löffel sorgfältig modellierte. Beim Mittagessen kreierte er auf seinem Teller Muster und schob dazu das Essen mit Messer und Gabel hin und her. Ich hatte den Eindruck, es war für Edi ein künstlerisches Gestalten, angeregt durch die Farben und Formen des Essens. Dieses Gestalten mit dem Essen geschah zunächst nur, wenn er allein am Tisch saß. Daher machte ich mir unter der Woche morgens ein zweites Frühstück (einmal hatte ich bereits mit Anna Laura gegessen, bevor sie zur Schule ging) und setzte mich zu meinem Mann, während er frühstückte. Bald achtete ich darauf, dass ich Brot aß, wenn Edi Brot aß, und Müsli, wenn er sich Müsli zum Frühstück gewünscht hatte. Oft erlebte ich, wie allein dieser Eindruck meinem Mann den Impuls gab, selbst die Bissen bis zum Mund zu führen. Wenn seine Bewegung stockte, sprach ich ihn an. „Lecker, nicht wahr?" „Hm", nickte er bejahend. Sein Bewusstsein war aus der Welt des Gestaltens zurückgekehrt in die Wahrnehmung seiner Umgebung. Er schaute mich an, die ich ihm, mit Brotstück oder Müslilöffel in der Hand, aufmunternd zunickte. Oft reichte diese Geste, damit mein Mann sein eigenes Brot oder seinen eigenen Müslilöffel anschaute und den nächsten Bissen aß. Manchmal sprach ich ihn auch verbal an: „Edi?" „Hm?" „Zum Mund." „Ach, ja", sagte er und aß weiter.

Im Laufe weniger Monate nahmen Edis Fähigkeiten rapide ab. Wenn ich ihn bat, sein Brot, seinen Löffel oder seine Gabel zum Mund zu führen, schaute mein Mann mich freundlich an und nickte. „Ja", sagte er und tat: nichts. Ich wies ihm mit deutenden Gesten den Weg. Ich lächelte ihn an und machte die Bewegung in der Luft vor. Wenn Edi auch auf den dritten oder vierten solchen Versuch nicht mit Handeln reagierte, gab ich seiner Hand einen kleinen Impuls – und ließ sofort los, sobald mein Mann mit dem Essen den Weg in Richtung Mund gefunden hatte. Wollte ich zu viel helfen, so schüttelte Edi meine Hand ärgerlich ab. Einige Wochen später erfuhr ich, dass dies, was ich aus der Not der Situation heraus intuitiv begonnen hatte, einen Fachbegriff trägt: bahnen. Die Bewegung, die in ihrer Vollständigkeit vom erkrankten Menschen nicht mehr selbstständig vollzogen werden kann, erfährt durch den helfenden Menschen eine Anregung. Sie wird, so wie ein zugewachsener Weg, in jeder Essenssituation neu gebahnt. Irgendwann in dieser Zeit begann, angeregt durch das Essen, Edis Nase während der Mahlzeiten ständig zu laufen. So unterbrach ich die eigentlichen Bewegungen der Nahrungsaufnahme immer wieder, um meinem Mann behutsam die Nase zu putzen. Mit den wenigen Sätzen Bulgarisch, die Edi mir beigebracht hatte, gelang es jetzt auch beim Essen, eine Atmosphäre zu schaffen, in der mein Mann gerne und genügende Mengen aß.

Edi hatte in seiner Kindheit eine gepflegte Esskultur erlebt und immer Freude an gutem Essen und an Restaurantbesuchen gehabt. Hatten wir Gäste und führten lebendige Tischgespräche, so war mein Mann davon oft so angeregt, dass seine Erkrankung während der Mahlzeiten in den Hintergrund trat. Die ersten wenigen Bissen aß Edi ohnehin weiterhin ohne Hilfe, und danach brauchte ich ihm in größerer Runde nur minimale deutende oder bahnende Impulse zu geben, die ich in den Gesprächsverlauf einflocht. Auch Hannerose erleichterte es mir mit ihrer Anwesenheit sehr, Edi zu essen zu geben. Sie aß weiterhin mit uns zu Mittag, wenn sie bei uns arbeitete, redete dabei viel mit Anna Laura und erzählte auch weiterhin Witze. Edi erzählte jetzt selbst keine Witze mehr, doch er hatte immer noch große Freude an ihnen, ja oft hatte er vor Lachen Tränen in den Augen. Ich konnte während dieser Mahlzeiten zu viert teilweise eine zuhörende Rolle einnehmen und geeignete Momente abpassen, um meinem Mann beim Essen zu helfen. Allerdings wurde es sehr wichtig, wie die Tischgespräche waren. Diskussionen, gar Meinungsverschiedenheiten, Berichte von Problemen ohne Aussicht auf Lösung, sei es in der großen Weltpolitik oder im kleinen persönlichen Umfeld – selbst Gespräche, die vorrangig von Fragen und Antworten auf der Ebene der Information lebten –, all das führte dazu, dass Edi mit dem Essen aufhörte und uns mit großen fragenden oder, je nach Thema, beunruhigten oder gar verstörten Augen ansah. Er war erst dann wieder dazu zu bewegen etwas zu essen, wenn sich die Stimmung am Tisch geändert hatte. Welch eine Schulung war dies, den Blick auf das Positive in der Welt zu richten!

Kinästhetik – die Kunst der Bewegung

Das Ausmaß der Pflege blieb nach der Rekonvaleszenz von der zweiten Lungenentzündung hoch, und nachts musste ich Edi weiterhin lagern. Mit der Einstufung in Pflegestufe III[7] im Januar 2010 wurde Edi offiziell schwerstpflegebedürftig. Seit Herbst war ich oft an der Grenze meiner Kräfte und ich brauchte mehr Hilfe, als ich sie durch Hanneroses Teilzeitarbeit an vier Tagen und die „Badetour" an zwei Vormittagen in der Woche hatte. Da empfahl uns Sarah im Dezember 2009 einen kleinen Pflegedienst, den eine ehemalige Kollegin von ihr gerade erst mitbegründet hatte. Dieser Pflegedienst machte Bezugspflege. Zwei Pflegedienste parallel, geht das denn? Ja, es ging (es führte allerdings manchmal zu Verwirrungen und Fehlern bei der Kostenerstattung). Wenige Tage später kam Schwester Heike, bald für uns nur noch Heike, zu einem ersten Kennenlernbesuch. Sie sollte Edi bis zu seinem Tod pflegend und betreuend begleiten. Es war ein Geschenk des Schicksals für meinen Mann und mich, dass mit Heike eine Pflegerin zu uns kam, die Kinästhetik beherrschte, ja der Kinästhetik ein Herzensanliegen ist.

Was ist Kinästhetik? Im Sinne der Erfahrungswissenschaft ist es die Lehre von der Bewegungsempfindung. In der Pflege bedeutet Kinästhetik, alle Bewegungen mit dem hilfsbedürftigen Menschen an den natürlichen Bewegungsablauf anzulehnen und ihn mit jeder Hilfestellung in seiner physiologischen Eigenbewegung zu unterstützen. Zugleich gehört zum Konzept der Kinästhetik, den hilfsbedürftigen Menschen respektvoll anzusprechen, ihm mit klarer Führung Hilfe zu geben und im Wechsel zugleich auf seine Wünsche einzugehen und diesen zu folgen. „Führen und folgen" nennt dies die Kinästhetik.

Es sah schön aus, wie Heike Edi half, sich zu bewegen. Seine Bewegungen wurden weich und fließend, und wie von Zauberhand, so schien es, stand er gemeinsam mit ihr auf. Sorgfältig half Heike ihm vom Rollstuhl aufs Bett. Er saß auf der Bettkante, und Heike ließ ihm Zeit, seine neue Position wahrzunehmen. Kein schnelles Hauruck erfolgte, nach dem Edi sehr plötzlich, als Reaktion auf die Bewegung angespannt und versteift, auf dem Rücken im Bett lag. Stattdessen bezog Heike Edis Fähigkeiten ein. „Herr Naudascher, stützen Sie sich auf den Ellbogen." Heike klopfte mit ihrer Hand auf die Stelle, auf die sich mein Mann stützen sollte. Edi schaute, folgte Heikes Geste mit den Augen und begann langsam, ihrer Aufforderung zu folgen. Heike half ihm in seiner Körperbewegung in sanften und zugleich deutlichen Impulsen. Immer wieder ließ sie ihn kleine Dinge selbst tun, bis er schließlich im Bett lag. Edi entspannte sichtlich während all der Bewegungen. Zufrieden und dankbar strahlte er, als er schließlich fertig gelagert war und gerade und symmetrisch auf dem Rücken lag. Auch das Zuschauen war eine Freude. Die Ruhe, mit der Heike Edi bei allen seinen Bewegungen half, war wohltuend. Und wie leicht sah es aus.

Heike sprach meinen Mann sehr feinfühlig an. Immer nahm sie voller Ruhe Kontakt zu ihm auf. „Guten Morgen, Herr Naudascher." Ein Lächeln. Zeit lassen, auf diese Begrüßung zu reagieren. „Guten Morgen", antwortete mein Mann nach einer kurzen Weile, die lang erschien. Diese Zeit war da. In ihr wurde die Beziehung erneuert, die die anschließende Pflege trug. Wie wunderbar, wenn mein Mann auf Heikes Frage „Herr Naudascher, wollen Sie …?" antwortete: „Ja, natürlich." Zeigte Edi keine Reaktion, so versuchte sie einen anderen Weg, ihm ihr Anliegen verständlich zu machen, und nahm Gesten zu Hilfe. Schon nach wenigen Malen der Pflege war Edi alles vertraut und er machte freudig mit. War es einmal nicht so und äußerte er Unmut, hielt Heike sofort inne.

„Herr Naudascher, ist es Ihnen zu schnell?“ Edis erleichtertes „Ja“ ermöglichte Entspannung. Nach einer kurzen Pause nahm sie die Beziehung neu durch einige Worte oder ein Lächeln auf. Danach konnte er wieder zustimmen, die Pflege konnte weitergehen. So manche Reaktion Heikes nahm ich mir zum Vorbild. Heike gab meinem Mann von sich aus genügend Zeit und Raum, beim Anziehen und Waschen mitzuhelfen. „Er spürt sich dabei“, sagte sie. „Es hilft ihm, in die eigene Körperwahrnehmung zu kommen.“

Bisher hatte ich alle klassischen Bewegungsabläufe der Pflege sehr langsam gemacht und versucht, Edis Mitarbeit zu gewinnen. Eine Kollegin von Heike, die auch ich mit einarbeitete, veranlasste dies zu der Aussage: „Sie machen ja Kinästhetik!“ Wohl hatte ich Feinfühligkeit im Umgang mit meinem Mann und bezog ihn in alle Bewegungen mit ein, doch die eigentlichen kinästhetischen Bewegungsabläufe lernte ich erst jetzt. Bis ich selbst diese Leichtigkeit in den Bewegungen erreicht hatte, dauerte es viele Wochen, Wochen, in denen ich immer wieder zuschaute, wie Heike meinen Mann in seinen Bewegungen unterstützte. Auch Anna Laura kam sehr gerne und schaute zu, so wohltuend wirkte es. Auf Heikes Rat machte ich die Bewegungsabläufe, bei denen Edi Hilfe benötigte, auch für mich immer wieder selbst, in Zeitlupe, und spürte nach, wie ich mich bewegte. Durch Heikes Rückmeldung lernte ich, auf kleinste Bewegungsnuancen Acht zu geben und wahrzunehmen, wie allen unseren menschlichen Bewegungen leichte Drehbewegungen innewohnen. Die Kinästhetik nennt dies „spiralige Bewegungen“ und regt sie durch geeignete Bewegungsimpulse an passenden Körperstellen an. Allmählich lernte ich, durch die Art meiner Berührung – kraftvoll und sanft zugleich – Edi die physiologisch richtigen Bewegungen zu vermitteln, ihn nur soweit zu unterstützen, wie es nötig war, und den Fluss der Bewegung immer besser zu ergreifen. Nun stand er auch bei mir wie von Zauberhand auf, und ich brauchte deutlich weniger physische Kraft. Allmählich erholte sich mein Rücken wieder, der bereits Anzeichen von Überforderung durch die Pflege gezeigt hatte. Heike gab mir auch Aufgaben, was ich mit meinem Mann üben sollte. Einzelne Bewegungsabläufe gab es, bei denen er anfangs auch bei ihr Angst hatte und sich versteifte. „Er vertraut Ihnen, üben Sie das mit ihm“, bat sie mich. Bewegungsabläufe, die schon vergessen gewesen waren, kamen zurück, nicht als selbstständige Fähigkeit, aber täglich mit Hilfe ausführbar, täglich neu erinnerbar, Lebensqualität für den Alltag und eine große Hilfe für die Pflege.

Jetzt entwickelte ich auch ein Gespür dafür, wie mein Mann sich im Liegen bewegte. Lagerten wir ihn auf dem Rücken, symmetrisch, so behielt er diese Stellung bei. In dieser Stellung konnte er entspannen, und zugleich verhalf sie ihm zu einer besseren Haltung, wenn er anschließend aufstand. Lagerten wir Edi steil auf der Seite, so bewegte er sich so gut wie nicht. Lagerten wir ihn hingegen im 30°-Winkel, in einer Position zwischen Rücken- und Seitenlage, so bewegte er sich im Schlaf. Oft fand ich Edi nach zwei bis drei Stunden in einer annähernden Rückenlage wieder. Diese sorgfältige Beobachtung von Edis Eigenbewegungen ließ mich dazu übergehen, meinen Mann tagsüber und die erste Phase der Nachtruhe, bis ich selbst ins Bett ging, und wenn möglich die letzte Phase der Nacht auf dem Rücken zu lagern. So konnte er die Symmetrie erleben und stand meistens aus dieser Position heraus auf. Nachts lagerte ich wechselseitig im 30°-Winkel – die Gefahr eines Dekubitus war ständig anwesend – und konnte selbst länger am Stück schlafen. Als ich im April 2010 außerdem ein Pflegebett kaufte, das mit Hilfe einer besonderen Federung kleinste Eigenbewegungen verstärkt, das sogenannte Mikrostimulationssystem, wurden meine Nächte noch viel erholsamer. Oft stand ich nur ein- oder zweimal fast wie im Halbschlaf auf, um die Position meines Mannes zu verändern. Einen Wecker hatte ich mir ohnehin schon lange nicht mehr gestellt. Es war nicht nötig, weil ich immer von allein aufwachte, wenn Edi mich brauchte.

Kinästhetik ist eine sehr hilfreiche Methode, doch ihre Anwendung ist eine Kunst. Heike teilte sich in den nächsten Monaten die Aufgabe mit zwei Kolleginnen, und im Januar 2010 kam der neue, zweite Pflegedienst zunächst fast jeden Abend und an zwei bis drei Vormittagen, an weiteren zwei Vormittagen kam weiterhin der erste Pflegedienst. Ich brauchte dringend eine Pause. Im Unterschied zu Heike hatten ihre Kolleginnen keine intensive Kinästhetikschulung und sollten die Feinheiten in der Praxis lernen. Doch – leider – schaffte es nur Heike, Edi verlässlich ohne meine Hilfe zu pflegen. Mit Heikes Kolleginnen war es menschlich durchaus stimmig. Doch sie hatten nicht die Fähigkeit, Edis eigene Tätigkeit zu wecken und ihre Gesten so zu gestalten, dass Edi vertrauensvoll entspannte und mithalf. Stattdessen klammerte er sich ans Waschbecken und wollte nicht im Badezimmerrollstuhl nach hinten – rückwärts – gefahren werden. Auch verkrampfte er sich während der Pflege, und Gehen war hinterher nicht mehr möglich. Ab Februar 2010, als ich selbst wieder genügend Kraft gesammelt hatte, übernahm ich daher manchen Vormittag wieder selbst.

Im Nachhinein weiß ich, ohne Heike und ihre Fähigkeit in Kinästhetik hätte mein Mann viel früher nicht mehr gehen können. Die ständige Anregung der eigenen physiologischen Bewegung gab ihm nicht nur Freude am Mittun, sie erhielt ihm auch Fähigkeiten. Wie sehr dies der Fall war, sah ich immer dann, wenn eine der Pflegekräfte kam, die ihre Gesten nicht so gestalten konnten, dass Edi freudig und selbstverständlich selbst tätig wurde, oder wenn ich oder Heike selbst innerlich nicht ganz präsent und aufmerksam waren: Sofort versteifte mein Mann, konnte nicht mehr gehen, ja manchmal sogar nicht mehr stehen, und er saß verkrampft und schief im Rollstuhl. Weil Edi wie ein Seismograph auf alles reagierte, konnte Pflege niemals Routine sein, für uns Pflegende eine große Herausforderung.

Als ich die Kinästhetik gelernt hatte, verwob sie sich während der Pflege mit den sanften, die Aufrechte anregenden Gesten, die zwischen mir und Edi entstanden waren, und sie verwob sich mit allen weiteren Gesten, die vertraut geworden waren. Bald sah ich, wie wichtig es für Edi war, beide Anregungen zu erfahren: Jedes Mal, wenn ich ihn pflegte (und dabei ausgeglichen war), gewann er seine Aufrechte noch weiter zurück, als es die Kinästhetik allein vermochte. Dies war nicht nur sehr eindrücklich zu erleben, die Zeit miteinander tat auch uns als Paar sehr gut. So übernahm ich ab Februar 2010 auch die abendliche Pflege am Wochenende wieder selbst, und das Wochenende, an dem ich fast immer auch Edis morgendliche Pflege hatte, wurde eine intensive und gute Zeit, während der sich Woche für Woche Edis Fähigkeit zu stehen und zu gehen regenerierte. Unter der Woche kamen auch Heikes Kolleginnen regelmäßig abends und kleideten Edi um. Ich musste immer wieder unterstützend helfen, doch da Anna Laura und Edi während dieser Phase der Erkrankung zu ähnlicher Zeit ins Bett gingen, war ich froh, nicht gleichzeitig die alleinige Verantwortung für beide zu haben, wenn Anna Laura am folgenden Tag Schule hatte.

Das Wandern ist des Müllers Lust

Ende des Jahres 2009 war Edi zwar mit Hilfe von ihm vertrauten Menschen wieder sicher auf den Beinen und antwortete auf die Frage, ob er mit ins Bad oder ins Wohnzimmer kommen wolle, mit einem deutlichen: „Ja." Er strahlte mich an. Doch immer öfter setzten sich seine Füße nicht in Bewegung. „Rechts, links, rechts, links …" Zunächst versuchte ich, Edis Bewusstsein verbal auf seine Beine zu lenken. Es half etwas. Nur Edi mochte es nicht, er fühlte sich gedrängt, stockte immer wieder und protestierte nach einer sehr kurzen Strecke.

Aus dem Moment heraus stimmte ich ein Wanderlied an: „Das Wandern ist des Müllers Lust." Edi fiel ein und sang kräftig mit. Ich hob meine Beine im Takt der Musik und versuchte, meinem Mann dadurch Rhythmus und Bewegung zu vermitteln. Ich hielt Edis Hände in meinen, ging selbst rückwärts und er vorwärts. So konnte ich Blickkontakt mit ihm halten, und ohnehin ist es in unserer an vielen Stellen engen Wohnung nicht möglich, nebeneinander zu gehen. Edi strahlte mich an und kam gerne mit. Ganz in die Musik eingetaucht, sang er mit voller Stimme und großer Freude und setzte im Rhythmus des Liedes seine Füße. Passagen aus Opern und weitere Lieder wurden ebenfalls „Wanderlieder". Anna Laura kam fast immer herbei, wenn sie uns singend gehen hörte, sang fröhlich mit und sprang uns voran. „Wandern, wandern Schritt für Schritt, einer nimmt den andern mit, wandern durch das tiefe Tal, über Berg und Hügel." Dieses kleine, mir bis dahin unbekannte Lied brachte Hannerose in unseren Tagesablauf. Wie oft lachten wir, wenn mein Mann voller Überzeugung statt „über Berg und Hügel" „über Stock und Steine" sang. Rhythmus und Melodie regten zum Gehen an – und doch durften sie nicht zu überschwänglich sein. Die Aufrechte als solche brauchte immer wieder Momente des Innehaltens, Momente, in denen ich Edi behutsam einen feinen, sanften Impuls in die Höhe gab. Stehen bleiben. Sich neu aufrichten. Und auch mein Mann hielt manchmal an und wollte sich in das vertiefen, was ihm in den Blick kam. „Die Entdeckung der Langsamkeit", so könnte unsere gemeinsame Fortbewegung überschrieben werden. Wollte Heike mit meinem Mann gehen, so nahm sie ihn nicht nur an den Händen, wie ich, Hannerose, Sarah und Ingrid es seit vielen Wochen getan hatten, wenn wir mit Edi in der Wohnung gingen. Heike bat Edi, seine Hände auf ihre Schultern zu legen, und umfasste seine Ellbogen oder Schultern mit ihren Händen. Mein Mann hatte mehr Halt, und auch wir anderen Pflegenden übernahmen, je nach Edis Tagesform, diese Methode.

Auch draußen sang ich bald mit Edi Wanderlieder und ihr klarer Takt half ihm, in Bewegung zu bleiben. Dadurch wurde Edi wieder so sicher im Gehen, dass ich den leeren Rollstuhl abstellen konnte und wir ohne ihn 200 Meter und mehr zurücklegen konnten. Um sich auszubalancieren, benützte Edi einen Nordic-Walking-Stock, jetzt nur noch einen.

Ich ging bei unseren Spaziergängen neben ihm, stützte ihn mit einer Hand sanft am Rücken und hielt mit der anderen Hand seinen freien Arm. War Edi in guter Tagesform, stützte ich ihn, zugleich die Aufrechte anregend, nur am freien Arm, oder ich hakte mich bei ihm unter oder hielt ihn sogar nur an der freien Hand. Der Stock in der anderen Hand gab ihm Sicherheit für sein Gleichgewicht – und zugleich war er eine mentale Herausforderung: Solange wir standen, stocherte Edi mit ihm auf dem Boden herum. Versunken in diese Tätigkeit und sie immer wiederholend, war er kaum ansprechbar. Die Wanderlieder, verbunden mit einer klaren Geste meinerseits – „Schau, dorthin wollen wir jetzt gehen" –, und ein kleiner, sanfter Impuls am Rücken halfen, den ersten Schritt zu tun. Waren wir in Bewegung, sang Edi freudig mit und setzte im Rhythmus der Lieder seine Füße.

Auch draußen machten wir immer wieder Pausen. Innehalten. Ich gab Edi einen leichten Impuls nach oben, und er richtete sich auf. Welche Freude bereiteten ihm unsere fast täglichen Spaziergänge, und welche Erleichterung waren sie für die Pflege: Immer dann, wenn einmal die Zeit für regelmäßige Spaziergänge nicht gereicht hatte, wurde Edi innerhalb weniger Tage unsicherer und langsamer in allen Bewegungen. Ende Februar 2010 machte mein Mann mir ein wunderschönes Geburtstagsgeschenk. Gemeinsam machten wir, wie oft in dieser Zeit, eine Runde um den Spielplatz direkt vor unserem Haus. Edi war an diesem Tag besonders sicher, und ich ließ ihn herzklopfend los und legte meine Arme nur in der Luft schützend um ihn, bereit, ihn jederzeit aufzufangen. Das erste Mal seit der zweiten Lungenentzündung im Herbst zuvor ging mein Mann einige Schritte frei. In den nächsten Tagen wurden die freien Schritte mehr. Nie war es eine lange Strecke, und niemals war es selbstständiges Gehen im eigentlichen Sinne. Immer war Edis Gang unbeholfen und schwankend. Ich hätte ihn niemals allein gehen lassen können, immer war ich in höchster Aufmerksamkeit direkt neben ihm, bereit, ihn jederzeit zu stützen oder zu bremsen. Diese wenigen Meter, in denen mein Mann sich während dieser Krankheitsphase von nun an fast täglich selbst ausbalancierte, schenkten ihm dennoch noch mehr Sicherheit in der Aufrechten. Auch in der Wohnung gehörten bald, von mir begleitet, einige freie Schritte zum Alltag. Die anderen helfenden Menschen wagten nicht, Edi loszulassen. Auch ich konnte dies nur tun, wenn ich zuvor seine Aufrechte sorgfältig erarbeitet hatte: Am Ende der Pflege waren manchmal diese wenigen Schritte möglich, meistens aber war es nach dem Vormittags- und nach dem Mittagsschlaf.

Entschwinden des klaren Denkens

Ich kann nicht mehr genau sagen, wann Edis Fähigkeit verloren ging, in klaren Gedanken zu kommunizieren. Zum Jahreswechsel 2009/2010 gab es sie bereits, die Antworten und Aussagen, die mich zunächst erstaunten. Dennoch nahm ich Edis Äußerungen nicht als sinnlos wahr – nachdem ich gelernt hatte, sie zu dechiffrieren. „Wir sind jetzt im zweiten Karlsruhe!" Über diesen Satz rätselte ich lange. Was wollte mein Mann mir damit sagen? Es war ihm sehr wichtig, denn er sagte es viele Male. Fragend schaute er mich jedes Mal an und erwartete eine Antwort von mir. Schon einmal hatte Edi vorübergehend von den „zwei Karlsruhe" gesprochen, es war etwa ein Jahr zuvor gewesen, in der ersten Zeit nach der ersten Lungenentzündung. Auch damals hatte ich Edi nicht verstanden und war froh gewesen, als diese Äußerung wieder verschwand. Nun kam sie zurück. „Ich muss dir etwas Eigenartiges sagen: Es gibt zwei Karlsruhe." „Edi, was meinst du damit?" Meine Nachfrage hatte einen fragenden Blick von seiner Seite zur Antwort. Mein Mann verstand nicht, dass ich ihn nicht verstand. Ich sah, wie wichtig ihm seine Aussage war. Ich machte im Alltag weiter und am selben Tag oder an einem der nächsten Tage klang mir wieder solch ein Satz über die zwei Karlsruhe entgegen. „Was ist das erste Karlsruhe?", versuchte ich zu fragen. „Wie sieht das erste Karlsruhe aus?" Edi gab keine Antwort. „Wo sind wir jetzt, Edi?" „Im zweiten Karlsruhe." – Was konnte mein Mann meinen? Viele Tage lang trug ich seine Aussage als Frage mit mir herum. War es – ja vielleicht war es ein Bild für eine Erfahrung? Es war nicht das erste Mal, dass mein Mann bildhafte Äußerungen machte. Als Edi wieder einmal vom „zweiten Karlsruhe" sprach, sah ich plötzlich, was er auszudrücken versuchte: „Meinst du, das erste Karlsruhe ist das Karlsruhe, in dem du an der Universität tätig und gesund warst? Und das zweite Karlsruhe ist jetzt, da du Hilfe brauchst bei allem?" Mein Mann nickte froh. „Ja!" Endlich hatte ich ihn verstanden. Danach hörte Edi sofort auf, mir von den „zwei Karlsruhe" zu erzählen. Offenbar hatte er mit mir teilen wollen, wie er sich fühlte, und von mir eine Bestätigung gesucht.

Mein Mann benutzte jetzt nicht nur Bilder, um sich mitzuteilen, er hatte auch mehr und mehr Mühe, die richtigen Worte zu finden und ersetzte Worte, die ihm nicht einfielen, durch andere. „Fahren wir mit dem Gefährt?" Mit Vorfreude und voll Hoffnung auf eine Bestätigung meinerseits zeigte er auf den Rollstuhl. Umschreibungen von Gegenständen waren klar zu verstehen, weil wir beide sie sehen konnten. Verstand ich nicht, oder brach Edis Satz ab, in der vergeblichen Suche nach Worten, so ging ich darüber hinweg. Hatte ich durch seine Mimik oder Geste bereits verstanden, was mein Mann auszudrücken versuchte, so antwortete ich ihm, bevor seine mühsamen Versuche, sich sprachlich auszudrücken, ihn frustrierten.

Manchmal ging Edis Aufmerksamkeit jetzt ohne Übergang zu etwas anderem über, und sein angefangener Satz erhielt eine überraschende Fortführung. „Wie geht es Ihrer Tochter? Wo ist sie?" Es war die Gutachterin des Medizinischen Dienstes, die meinem Mann im Februar 2010 diese Fragen stellte. Er antwortete: „Gut." Und dann: „Da hinten vor dem Busch." Typisch sei die Antwort meines Mannes, so die Gutachterin. Etwas, das nicht gewusst wird und nicht beantwortet werden kann, wird mit einem aktuellen Sinneseindruck gefüllt. Mein Mann hatte intensiv zu einem Kind geschaut, das er durch das Fenster sehen konnte und das vor einem Busch spielte. Ob er hätte sagen können, dass unsere Tochter in Hamburg bei ihrer Oma war? Wohl nicht. Im Jahr 2010 sagte Edi mir viele Male voller Freude mit strahlendem Blick: „Unser Schätzchen!", und wies auf ein Mädchen im Alter unserer Tochter und von ähnlicher Statur, das auf einem der beiden Spielplätze vor unserem Haus spielte. Auch wenn Anna Laura gerade erst aus dem Wohnzimmer in ihr Zimmer gegangen war, vermeinte er einen Augenblick später, sie unten zu sehen. In der Nähe verwechselte er sie nie mit einem anderen Kind. Anfangs widersprach ich und verunsicherte meinen Mann damit sehr. Es war sehr schmerzhaft für mich, zu sehen, wie Edi die Welt von Raum und Zeit ganz entglitt, doch ich lernte allmählich, mich an seiner Freude zu freuen und an der Liebe zu Anna Laura, die in Edis Worten mitschwang, und nickte bestätigend zu seinen Worten.

Mit vielen Gegenständen des alltäglichen Lebens war Edi jetzt mehr und mehr überfordert. Er fand keine adäquate Deutung ihres Sinnes mehr. Saß mein Mann allein im Rollstuhl am Tisch und es standen verschiedene Getränke in seiner Reichweite, so konnte es geschehen, dass er sie ungeachtet ihres Inhaltes zusammenschüttete, zum Beispiel Kräutertee in Latte Macchiato. „Latte Matteeto" nannte Hannerose seine Kreation scherzhaft. Einige Male legte ich Einkaufszettel oder frankierte Briefe bereit, fand nicht die Zeit, aus dem Haus zu gehen, während Edi schlief, und ließ das Bereitgelegte versehentlich liegen. Als ich später mit Edi durch die Wohnung ging, griff er danach oder zeigte darauf.

„Was soll ich damit machen?“, fragte er. Ratlosigkeit war in seinem Blick und manchmal auch etwas wie eine leise Erinnerung, dass früher diese Dinge im Flur gelegen hatten, damit er (oder ich) etwas erledigte. Es lebte in Edis Augen die stumme Frage, was das sein könne, und Hilflosigkeit. „Du brauchst nichts damit zu tun, ich mache es schon“, sagte ich. Erleichtert und dankbar legte Edi wieder hin, was er in der Hand hatte, oder ich nahm es ihm behutsam ab.

Die Ebene der Information verlor ihre Bedeutung. Zweckrationale Erklärungen, ja Erklärungen überhaupt wurden unwichtig. Mehr noch, sie verunsicherten Edi, weil er sie nicht mehr verstand. Auch Fragen, die ihn überforderten, verunsicherten ihn. Ein inhaltlicher Austausch war nur noch in seltenen, besonderen Situationen möglich. Und dennoch wirkte mein Mann im Alltag, so wie wir ihn gestalteten, überhaupt nicht verwirrt. Sein Blick war klar, er selbst war ausgeglichen und zufrieden. Wir hatten andere, tragfähige Wege der Begegnung gefunden, und vor allem hatten wir das Tempo des Alltags ganz angepasst an Edis sehr langsame Zeit, wahrzunehmen und zu reagieren. Oft habe ich mich gefragt, ob sich seine Demenz unter anderen Umständen nicht ganz anders geäußert hätte. Denn es gab sie, die Momente, in denen ich nur einen alten, verwirrten und verstörten Menschen vor mir sah, zu dessen Bewusstsein ich keinen Zugang fand. Solche Momente traten immer dann auf, wenn Pflege oder Tagesgestaltung über Edi hinweggegangen waren, ohne ihm die Möglichkeit zu geben, innerlich in den Prozess bejahend einstimmen zu können und tätig zu sein in dem Rahmen, der noch möglich war. Nach einer solchen Erfahrung brauchte ich einige Zeit, bis wieder der Edi vor mir lag oder saß, den ich kannte. Noch behutsamer als sonst musste ich sein, noch langsamer und noch mehr Geduld üben, bis Edis Abwehr nachließ und meine Geste, meine Worte, mein Lächeln in seiner Seele angekommen waren. Erst dann war sein Lächeln wieder da und seine Augen waren wieder Spiegel seiner Seele, erst dann war Edi wieder bereit, mittätig zu werden. Edi reagierte mit großer Dankbarkeit auf diese Hülle der Geborgenheit, die wir um ihn herum schufen, und wurde sehr friedlich.

In Gesprächen wurde es sehr wichtig, taktvoll darüber hinwegzugehen, wenn eine Äußerung meines Mannes unverständlich war, und allenfalls behutsam nachzufragen. Einmal ließ ich Edi bei einem Brunch in der Kirche kurz mit einem Freund allein, der hierin noch keine Übung hatte. Als ich zurückkam, war mein Mann am Reden und sehr, sehr aufgeregt.

Er versuchte, auf die für ihn zu schwierigen Nachfragen des Freundes zu antworten. Immer wieder suchte Edi nach Worten, brach die Sätze ab, versuchte erneut sich auszudrücken, und es gelang nicht. Sein Blick war unstet mit Anzeichen von Verwirrung, er steigerte sich immer mehr hinein und nahm gar nicht mehr wahr, was der Freund versuchte, beruhigend zu antworten. „Na, seid ihr am Reden?“, fragte ich ruhig, als ich meinen Mann in diesem Zustand antraf. „Ja!!!“, sagte Edi. Ganz schlicht trat ich zunächst hinter ihn, hinter seinen Rollstuhl, und beugte mich umarmend zu ihm hinunter. „Habt ihr es schön gehabt miteinander?“, fragte ich. Mein Mann beruhigte sich etwas durch die Berührung und antwortete bereits weniger aufgeregt. „Ja!“ „Hm“, sagte ich langsam, „das ist ja schön.“ Edi wurde noch ruhiger, und der Blick in seinen Augen wurde allmählich wieder klarer. Eine Weile blieb ich so still hinter ihm stehen. „Es ist schön hier beim Brunch, nicht wahr?“, fragte ich. Edi nickte. Allmählich spürte ich, wie sich seine Aufmerksamkeit wieder mir zuwandte und er die Aufregung des Gesprächs losließ. Noch eine Weile stand ich so still hinter meinem Mann. Schließlich fragte ich: „Magst du noch etwas essen?“ Er nickte noch einmal und kam wieder in dem langsamen Tempo an, das für uns Alltag geworden war. Sein Blick wurde wieder aufmerksam, seine Gesten ruhig. Ich reichte meinem Mann Essen und Trinken und übernahm selbst das Gespräch mit dem Freund. Edi hörte wieder überwiegend zu, schwang in unsere seelische Stimmung ein, lächelte und sagte nur hin und wieder einige Worte.

Obwohl die Ebene des gesprochenen Wortes weniger und weniger möglich war, gab es – ein Rätsel in Edis Krankheitsverlauf – weiterhin Sternstunden der verbalen Begegnung, einige Sätze echter inhaltlicher Kommunikation. Auch nahm mein Mann an allem Anteil, was um ihn herum geschah. Und noch warf er in Gespräche plötzlich selbst etwas ein, das inhaltlich passte und sehr gut formuliert war. Wenn ich Anna Laura vorlas, lachte Edi an passenden Stellen – oft ohne, dass Anna Laura gelacht hatte, ja sie stimmte erst in sein Lachen ein. Christel, die weiterhin regelmäßig zu Besuch kam, hatte die Gabe, so mit Edi Gespräche zu führen, dass er sich angesprochen und nicht überfordert fühlte. Sie erzählte oder fragte Edi im Gespräch etwas und gab selbst sofort Antwort auf ihre eigene Frage, wenn er nicht reagierte. Edi hatte vorwiegend, aber nicht nur, die Rolle des aufmerksamen Zuhörers und zeigte in Mimik und Gestik, dass er zuhörte. Und natürlich schwang er auf die seelische Zuwendung der Freundin ein. Als Christel ihn wieder einmal bei einem ihrer regelmäßigen Besuche begrüßte, antwortete Edi:

„Dass du mich nicht aufgibst." Es gab mehrere solche Momente, in denen Edi uns zeigte, wie ein Teil seiner Persönlichkeit um seine eigene Situation wusste. *„Was täte ich ohne dich"*, sagte er mir irgendwann in der ersten Jahreshälfte 2010. Sehr ernst und zugleich mit einem dankbar-strahlenden Leuchten in seinen Augen sprach er diesen Satz, als ich ihm wieder einmal beim Aufstehen aus dem Bett half.

Wie oft erlebte ich, dass mein Mann sinnvoll auf eine Frage reagierte – doch nicht auf der inhaltlichen Ebene. Im Fortschreiten seiner Demenzerkrankung erschlossen sich Edi neue Wahrnehmungsfähigkeiten. Bereits im Herbst 2009 gab es ein solches Erlebnis. Edi schaute auf einem Basar mitleidig ein Kind an. Mir und auch anderen anwesenden Erwachsenen fiel an diesem Kind nichts Besonderes auf, mein Mann aber sprach das Kind an und fragte es, warum es denn traurig sei. Das Kind antwortete ihm, war dankbar für die Ansprache und hatte tatsächlich einen Kummer. Wir Pflegenden erlebten jetzt, wie Edi mehr und mehr wahrnahm, wie es uns ging, und anstatt auf der inhaltlichen Ebene auf unsere nonverbalen Botschaften antwortete. Oft spiegelte er uns unsere innere Gestimmtheit während unserer Frage. Fragte ich ihn zum Beispiel, ob er essen wolle, und war dabei innerlich angespannt oder in Gedanken woanders, bekam ich jetzt ein „Nein" zu hören. Das leckerste Lieblingsessen zur richtigen Tageszeit und mit genügend Abstand zur vorigen Mahlzeit konnte meinen Mann nicht von seinem „Nein" abbringen. Auch wenn ich Edi seine Mahlzeit zeigte: „Hier, für dich", und war dabei selbst unausgeglichen, so wollte mein Mann nicht essen. Ich wusste, er musste Hunger haben. Warum reagierte er so? Hatte es etwas mit der Art zu tun, wie ich ihn ansprach? Der Wunsch, Edi zum Essen zu bewegen, ließ mich diese Zusammenhänge sehen lernen. Auf dieselbe Frage oder Geste, Edi anlächelnd, oft nur wenige Minuten später gestellt – nachdem ich mich in der Zwischenzeit bemüht hatte, wieder in meine Mitte zu finden –, erklang ein freudiges „Ja, natürlich" oder ein „Ja, sehr gerne." Derselbe Mensch, der gerade erst behauptet hatte, keinen Hunger zu haben, aß die gesamte Mahlzeit auf. Diese Sensibilität Edis für die Gefühle von uns Menschen, die wir ihn umgaben, wurde eine sehr große Herausforderung an uns Begleitende. Mehr und mehr erlebten wir: Alle Fragen an Edi und alle Bitten um seine Mithilfe bei der Pflege brauchten eine seelische Umhüllung, damit sie ihn erreichen konnten. Alles, was wir an Vorfreude auf die kommenden Handlungen ihm zugleich mit der Frage vermitteln konnten, ließen Edi froh und bereitwillig zustimmen.

Tagesgestaltung – Schwerstpflege inmitten der Familie

Edi benötigte seit der zweiten Lungenentzündung im Herbst 2009 immer mehr Hilfe bei allen Verrichtungen des täglichen Lebens, und damit veränderte sich unser Alltag noch einmal sehr grundlegend. Zugleich strahlte die Harmonie, die zwischen meinem Mann und mir während der Pflege jeden Tag neu entstand, immer mehr in den gesamten Alltag aus. Anna Laura war von ihr angezogen, ja sie saß oft bei uns, und zugleich brachte sie kindliche Unbekümmertheit in unseren Alltag. So lebten wir als Familie in der Balance zwischen tiefer Ruhe voll innerer Aufmerksamkeit und Liebe sowie der Quirligkeit unserer Tochter und ihrer Freundinnen. Beides verwob sich miteinander, auch bei unseren Unternehmungen außer Haus. Hannerose half uns wie im Jahr zuvor, und unsere Nachbarin und Freundin Renate überbrückte weiterhin unkompliziert kurze Lücken in Edis Betreuung und hatte oft für Anna Laura Zeit. Einen immer größeren Teil des Tages verbrachte Edi schlafend. Nach der vormittäglichen Pflege und nach dem Mittagessen kam je eine Schlafenspause, und doch hatte mein Mann keine starren Schlafenszeiten. Sie variierten mit unseren wechselnden Terminen, anders war es nicht möglich, Edi weiterhin in unseren familiären Tagesablauf einzubinden. Die ständigen Wechsel zwischen liegender und sitzender Position tagsüber waren, wie mir erst viel später bewusst wurde, gleichzeitig eine sehr gute Prophylaxe gegen Dekubitus. Edis Schlafbedürfnis wurde so hoch, dass wir als Familie nur noch längere Ausflüge oder Besuche im Freundeskreis machen konnten, wenn mein Mann unterwegs schlafen konnte. Die Krankenkasse finanzierte Edi im Mai 2010 daher einen Multifunktionsrollstuhl, der in Liegeposition gestellt werden konnte. Dank dieses großen Rollstuhls waren solche langen Unternehmungen möglich, ja wir verreisten sogar. Zu Hause und bei kurzen Unternehmungen saß Edi weiterhin im normalen Rollstuhl. So war er angeregt, selbstständiger zu sitzen als gestützt durch die große Lehne des Multifunktionsrollstuhls. Auch hatte nur dieser kleine Rollstuhl in den Niederflurstraßenbahnen gut Platz, und mit ihm war es einfacher, einen Rollstuhltransportdienst zu bekommen.

Veranstaltungen in der Schule, Kirchenbesuche, Anna Lauras Musikunterricht, Spaziergänge im Zoologischen Stadtgarten, Spielplatzbesuche, Besuche im Freundeskreis, Konzerte, sogar einige Opernbesuche – überallhin nahm ich meinen Mann, jetzt im Rollstuhl sitzend, mit. Wir lebten auf diese Weise ein Leben der Schwerstpflege, Demenz und

Demenzbegleitung in der Öffentlichkeit. Mein Mann war sehr gerne unterwegs. Er strahlte mich an, wenn ich ihm sagte, wir würden gleich aufbrechen, und nickte: „Ja." Es dauerte immer sehr lange, bis Edi fertig war: Schuhe und Mantel anziehen, Edi sorgfältig im Rollstuhl positionieren, seine Aufrechte im Sitzen anregen, mit dem Scalamobil die Treppe hinunterfahren. Unsere inzwischen siebenjährige Tochter durfte in dieser Zeit bereits auf den Spielplatz vor unserem Haus gehen. Wenn wir von einer Unternehmung zurückkamen und schönes Wetter war, fragte Anna Laura oft, ob sie noch unten bleiben dürfe, bis wir oben in der Wohnung sein würden, und sie durfte. Hatten wir als Familie gemeinsame Termine, so organisierte ich sie so, dass Zeit für einen kleinen Spaziergang mit Edi war: Wir machten eine kleine Runde vor dem Haus, bevor uns der Rollstuhltransport abholte. Oder wir gingen zur Straßenbahn, und z. B. Anna Laura, Hannerose oder unsere Nachbarin Renate schoben den leeren Rollstuhl. Während wir auf den Rollstuhltransport für den Rückweg warteten – vor der Kirche oder in der Umgebung der Musikschule –, begleitete ich Edi beim Gehen. Und waren wir mit Anna Laura auf einem der Spielplätze in der Umgebung unseres Hauses – manchmal hatten wir auch eine ihrer Freundinnen dabei –, nutzten mein Mann und ich die Zeit, in der die Kinder spielten, für einige Schritte. Edi liebte es, dabei den Kindern auf dem Spielplatz zuzusehen. Auch wenn ich Edi im Zoologischen Stadtgarten langsam im Rollstuhl schob, nahm er Kontakt auf zu meist sehr kleinen Kindern. Fast immer lächelten die Kinder zurück. Oft sahen sie meinem Mann hinterher, wenn wir weitergingen. Die Eltern sprachen mich an oder ich hörte sie über Edi sprechen: „Der alte Herr hat so ein liebes Lächeln." Die Freude, die sein offenes Herz verbreitete, stimmte mich froh.

Obwohl mein Mann nicht mehr selbstständig essen konnte, führten wir unsere Cafébesuche fort. Während Anna Lauras Gruppenmusikstunde besuchten wir jetzt nur noch eines der beiden Cafés, in denen wir bisher gewesen waren, in das andere Café konnten wir mit dem Rollstuhl nicht ohne Hilfe gelangen. Anfangs war ich unsicher: Wie würde Edi es auffassen, wenn ich ihm in der Öffentlichkeit die Bewegungen der Nahrungsaufnahme bahnte, und ich fragte ihn vorher: „Darf ich dir im Café beim Essen helfen?" „Natürlich", antwortete er. Wie würden die Mitarbeiterinnen des Cafés und die anderen Gäste meinen Mann anschauen? Wir waren willkommen und wurden herzlich und voller Achtung bedient. Warmherziges Lächeln empfing uns jedes Mal und gleich wurden Stühle zur Seite gestellt, damit der Rollstuhl Platz hatte.

Der Besuch im Café wurde zu einem der besonderen Erlebnisse der Woche. Weiterhin saßen wir dort oft nicht nur zu zweit, sondern zusammen mit ein oder zwei Müttern von anderen Kindern der Musikgruppe. „In Edis Gegenwart kann man zur Ruhe kommen und den Stress des Alltags loslassen“, sagten sie. Anfangs musste ich Mut fassen, meinem Mann unter den Blicken so vieler Menschen bei der Nahrungsaufnahme zu helfen, bald war es selbstverständlicher Alltag. Nie wurden wir unangenehm angeschaut, im Gegenteil, wir erlebten sehr viel Freundlichkeit und immer wieder Anerkennung. Allenfalls fragten kleinere Kinder aus echtem Interesse: „Warum hilfst du ihm?“ oder „Kann er nicht alleine essen?“ Auch im Café im Stadtgarten half ich Edi beim Essen, und auch dort waren wir willkommen. Unsere vielen regelmäßigen Unternehmungen bedeuteten, auch unterwegs zu essen und zu trinken, anders hätte die Zeit für Edis Nahrungsaufnahme nicht gereicht. In der Straßenbahn, in Pausen auf Veranstaltungen oder während wir auf den Rollstuhltransport zurück warteten – überall reichte ich meinem Mann etwas zu trinken und Kleinigkeiten zu essen.

Da Edi so sehr langsam aß, war er lange nach uns anderen erst fertig. Beim Mittagessen zu Hause, während ich ihm half, seine Mahlzeit zu beenden, machte Anna Laura ihre Hausaufgaben. Zu dritt saßen wir am Tisch, und mein Mann schaute während des Essens immer wieder zu Anna Laura, lächelte ihr zu und freute sich an dem, was sie tat. Hannerose hatte die Küche bereits lange aufgeräumt und Anna Laura saß nach ihren Hausaufgaben schon lange malend bei uns am Tisch, bis auch Edi fertig war. Manchen Nachmittag übernahm Hannerose den zweiten Teil von Edis Mahlzeit, und Anna Laura und ich unternahmen etwas zu zweit. Auch die Schwestern des Pflegedienstes halfen Edi regelmäßig bei der Nahrungsaufnahme. Es gab Ausnahmen, doch wir erlebten bald, wie die tiefe Vertrautheit, die zwischen Edi und mir lebte, ihn am selbstverständlichsten und die größten Mengen mit meiner Hilfe essen und trinken ließ. So suchte ich nach weiteren Möglichkeiten, seine Nahrungsaufnahme so zu gestalten, dass ich sie mit Anna Lauras Bedürfnissen verbinden konnte. Abends las ich vor, sobald Anna Laura und ich fertig gegessen hatten. Sie liebte es zuzuhören, und auch Edi liebte es. Ich machte winzige Pausen im Lesefluss – bahnte Edi einen Bissen zum Mund – und las dann weiter. Und wenn Anna Laura Cello übte, hatte sie jetzt oft zwei Zuhörende: Edi und mich, die ich ihm beim Essen und Trinken half und gleichzeitig ihr beim Üben. Sehr wohltuend waren Veranstaltungen, bei denen Anna Laura zufrieden beschäftigt war und ich in der Zeit in Ruhe bei meinem Mann sitzen bleiben konnte. Beim monatlichen Brunch in der Kirche beispielsweise waren die Kinder längst beim Spielen und die Erwachsenen in Gespräche vertieft, während Edi immer noch mit meiner Hilfe aß und trank.

War mein Mann zu Hause und war freie Zeit zu gestalten, so saß er jetzt im Rollstuhl am Wohnzimmertisch. Zu seiner Sicherheit war die Tischplatte direkt vor ihm, und die Bremsen des Rollstuhls waren festgestellt. Bald kannte Edi diesen seinen neuen Platz. „Dahin!", sagte und zeigte er, und er strebte zum Wohnzimmertisch, wenn wir langsam und Wanderlieder singend vom Schlafzimmer ins Wohnzimmer gekommen waren. Ich musste meinen Mann fast immer zurückhalten, musste er sich doch erst in den Rollstuhl setzen, den ich bereitgestellt hatte. Besonders intensiv strebte Edi zum Tisch, wenn dort bereits etwas Interessantes lag. So legte ich Bücher erst dann auf den Tisch, wenn mein Mann sicher saß. Noch während ich den Rollstuhl an den Tisch heranfuhr und Edi dabei seine Füße mitbewegte, streckte er die Hände aus und versuchte, nach dem zu greifen, was dort auf ihn wartete. Die Beschäftigung mit seinem Hobby Literatur schenkte ihm weiterhin Freude. Er strich wie in gesunden Zeiten Textpassagen an, ja er schrieb sogar noch vereinzelt Bemerkungen an den Seitenrand und las mir laut vor, wenn ihn etwas berührt hatte. Und doch zeigte sich, wie Edis geistige Fähigkeiten abnahmen. Mein Mann wählte jetzt nur noch Bücher, in denen Bilder eine große Bedeutung haben – so wie er, wie beschrieben, auch teilweise in Bildern sprach. Gedichtbände mit künstlerischen Abbildungen, Bücher mit Fotos von Kunstwerken mit begleitenden Bildbetrachtungen oder Bildmeditationen sowie Bildbände mit Fotos von Bauwerken oder Natur mit erklärendem Textteil – all dies sprach Edi jetzt an und gab ihm künstlerische und mentale Anregung. Anders als noch wenige Monate zuvor griff mein Mann jetzt gerne nach den Büchern, die er kannte, und zu viele Bücher oder gar Bücherstapel auf dem Tisch überforderten ihn. Es wurde sogar sehr wichtig, die Bücher, die Edi nicht interessierten, vom Tisch zu räumen, sobald er gewählt hatte. Andernfalls saß er nach wenigen Minuten apathisch am Tisch. Erst als ich gelernt hatte, meinem Mann weder zu viele noch zu schwierige Bücher anzubieten, war er am Tisch vertieft und zufrieden tätig. Dies war wichtig, denn noch gab es die Gefahr, er könne versuchen aufzustehen und dabei fallen. Auch aus diesem Grund gestaltete ich Edis Platz so, dass es in seinem Blickwinkel nur den Tisch sowie den freien Blick durch das Fenster gab. Draußen war sehr oft etwas zu sehen, wenn mein Mann aufschaute: spielende Kinder, Menschen mit ihren Hunden, eine Kindergartengruppe auf dem Weg zum Zoo, Menschen unterwegs im Stadtteil. Im Winter hängte ich auf unserem Balkon ein Vogelhäuschen auf, und Edi schaute lächelnd den Vögeln zu.

Oft setzte sich Anna Laura zu Edi an den Tisch und malte. Mein Mann hörte dann auf, sich mit seinem Buch zu beschäftigen, und schaute ihr aufmerksam zu. Ich bot auch ihm Papier und Stifte an, doch er wollte nicht malen. Eines Tages im Spätherbst 2009 jedoch ließ Anna Laura ein Malbuch liegen, das ihre Oma ihr geschenkt hatte. Edi zog es zu sich heran – es waren sehr schön gezeichnete Naturmotive zum Ausmalen –, blätterte es durch und begann, in sorgfältiger Strichführung eine Enzianwiese auszugestalten (Seite 246). Lange schon hatte er nicht mehr zu Papier und Zeichenstift gegriffen. Noch im Jahr zuvor war er sehr unzufrieden mit dem Ergebnis gewesen, als er es einmal versucht hatte. Jetzt sprach konzentrierte Freude aus dem werdenden Bild. Ich wusste, mein Mann hatte in seiner Jugend gerne und gut gezeichnet. Nun war diese Freude wieder da. Ich begab mich auf die Suche nach künstlerisch schönen Motiven zum Ausmalen und fand Hefte mit christlichen Mandalas, die Edi ansprachen. Sie wurden für meinen Mann von nun an ein sehr wichtiger Teil der Tagesgestaltung. Erfüllte Konzentration lebte im Raum, wenn ich ins Zimmer trat, um beispielsweise den Tisch für das Mittag- oder Abendessen zu decken, ja so manches Mal gab mein Mann seine Tätigkeit gar nicht gerne auf. Nur wenn es gleich mit etwas anderem weiterging, akzeptierte Edi, dass ich das Mandalabuch vom Tisch nahm. Wenn Anna Laura sah, dass ihr Vater malte, wollte auch sie Mandalas malen. „Papa malt so schön“, sagte sie. Manchmal malten beide konzentriert an ihren Mandalas, ja manchmal sogar am selben Mandala. Doch meistens hörte Edi auf, selbst zu gestalten, wenn unsere Tochter malte, und sah ihr aufmerksam zu.

Die klassische Musik blieb eine weitere wichtige Hilfe in Edis Tagesgestaltung zu Hause. Waren Ingrid oder Heike bei Edi zur Betreuung und war ich zusammen mit Anna Laura unterwegs gewesen, so empfingen uns bei unserer Rückkehr oft Klänge von einer CD. Edi saß glücklich am Tisch, der Musik hingegeben, und „dirigierte“ mit. Jetzt wurde auch das eigene Musizieren neu wichtig für ihn. Christel sang während ihrer Besuche jetzt regelmäßig Kirchenlieder mit Edi. Und so wie mein Mann trotz nachlassender Fähigkeiten wieder Freude am Malen hatte, spielte er jetzt selbstvergessen für sich einfache Melodien auf dem Klavier.

Nach einigen Versuchen zeigte sich: Am liebsten spielte Edi aus einem Heft mit Kinderliedern. Wenn ich ihn im Rollstuhl ans Klavier schob, griff er nach dem Liederbuch, das ich ans Notenpult gestellt hatte, und blätterte es langsam durch. Schließlich wählte er ein Lied aus und spielte die Melodie einhändig. Danach spielte er das nächste Lied. Mehr als eine halbe Stunde konnte Edi auf diese Weise am Klavier verbringen. In den Weihnachtsferien rief Edis Sohn an, während mein Mann im Hintergrund Weihnachtslieder spielte. „Anna Laura spielt aber schon schön Klavier", meinte er und war sehr überrascht, dass es sein Vater war, der musizierte. Nicht immer spielte Edi in der notierten Tonart – Noten hatte er nie gut vom Blatt spielen können. Anna Laura hörte gerne zu und sah ihren Vater als Vorbild an. Und wirklich, Edi hatte eine Heiterkeit im Ausdruck, die wohltat. Ich ermutigte ihn, auch mit der linken Hand zu spielen, und machte es ihm vor. Seine linke Hand hatte es schwerer, doch auch sie vermochte es noch.

All diese selbstständigen Tätigkeiten waren aber nur möglich, wenn Edi morgens während der Pflege Raum zur eigenen Aktivität erhalten hatte. Die Pflege war der Ort, an dem er Tag für Tag neu seinen Leib wahrnehmen und ergreifen konnte. War diese Basis gelegt, so konnte Edi sich der Welt zuwenden und lesend, malend oder musizierend tätig werden, mit großer Freude und in tiefer Ruhe.

War mein Mann schon seit Frühjahr 2009 von allen Gegenständen angezogen gewesen, so versank er im Laufe der ersten Jahreshälfte 2010 ganz in sie. Nach allem fasste er, unmittelbar zum Handeln angeregt. Gingen wir auf dem Weg zum Wohnzimmer an der Garderobe vorbei, so nahm Edi gerne seinen Hut herunter und setzte ihn sich auf den Kopf. Er strahlte dabei. Weiter ging es, mit dem Hut auf dem Kopf. Heike war es, die dies als Erste zuließ. „Herr Naudascher, wollen Sie den Hut aufsetzen?" „Ja!" Heike freute sich mit Edi über den Hut, und Anna Laura und ich stimmten in diese Heiterkeit ein. Sah ich Edi mit Hut auf dem Kopf vorbeigehen, war ich berührt von der Lebensfreude, die aus dieser Geste sprach. Der Hut war das Signal dafür, dass wir aufbrechen und am Leben draußen teilnehmen würden. Es machte gar nichts, wenn wir Pflegenden Edi den Hut wieder abnahmen, sobald er im Rollstuhl am Tisch saß. Es lag dort ein Buch oder das Mandalabuch, das seine Aufmerksamkeit sofort anzog, und der Hut war vergessen. Edis Umgebung mit Rücksicht darauf zu gestalten, dass er jetzt alles ergriff, was er sah und das ihn interessierte, wurde in diesem Jahr noch mehr

Aufgabe als bisher. Sein Platz am Tisch erhielt einen Freiraum. Salzstreuer, Teekanne, und auch Blumenvasen, durften nicht in Reichweite sein. Waren wir im Badezimmer und stand mein Mann zur Pflege am Waschbecken, so beschäftigte er sich mit allen Gegenständen, die er dort fand, so, als ob er nie mehr damit aufhören wollte. Mit einer Hand hielt er sich am Geländer fest, mit der anderen Hand ergriff Edi alles, was er erreichen konnte, und benutzte es in ständiger Wiederholung. Mit dem Kamm fuhr er wieder und wieder durch seine Haare. War eine Cremetube in Reichweite, so nahm er sie in die Hand und betrachtete sie. Dann wollte er sie aufschrauben und nahm dazu die Hand, mit der er sich festhielt, vom Geländer. Das war gefährlich, und nur ein beherzter Griff von uns Pflegenden zum Badezimmerrollstuhl verhinderte Schlimmeres. Als ich versuchsweise alle Gegenstände außer Reichweite legte, machte Edi den Wasserhahn auf und schaute dem Wasser zu. Er machte den Wasserhahn wieder zu. Und wieder auf. Und wieder zu. Und schaute und schaute und beugte sich immer tiefer hinunter und war im Begriff, das Gleichgewicht zu verlieren. Schließlich legte ich einige schöne Muscheln und Steine oben auf die Konsole, in eine Höhe, die Edi aufrecht stehen lassen würde. Mit ihnen beschäftigte er sich ab jetzt mit einer Hand und hielt sich mit der anderen fest. Manchmal bat ich ihn, sich mit beiden Händen festzuhalten, und immer wieder konnte ich ihm während dieser Zeiten im Stehen am Waschbecken zu einer großen Aufrechte verhelfen, wie ich es bereits beschrieben habe. Der Moment, in dem ich mit meinem Mann das Bad verlassen wollte, wurde jetzt eine echte Herausforderung. So viele interessante Dinge lagen im Bad, und kaum hatte mein Mann seine Aufmerksamkeit für Sekunden mir zugewandt und zugestimmt, loszugehen, fiel sein Blick auf weitere Utensilien der Pflege. Wieder versank er mit seinem Bewusstsein in sie. Ich berührte seine Hand, wartete, bis mein Mann mich wahrgenommen hatte, und bat: „Gib mir deine Hand." Manchmal tat er das, öfter nahm ich selbst seine Hand und löste sie behutsam Finger für Finger vom Geländer. „Hallo Edi", lächelte ich ihn an. Jetzt kam die schwierigste Aufgabe: seine zweite Hand zu erhalten und ihn dazu zu bewegen, sich zu mir zu drehen. War dies geschafft und hatten wir Blickkontakt, so konnte ich rückwärts aus dem Badezimmer gehen, und er kam mit, von mir an beiden Händen gehalten und geführt, und immer wieder lächelte ich ihn an. Nach den ersten zwei Schritten sah mein Mann erneut die vielen Gegenstände der Pflege, die alle auf der Ablage standen, an der wir jetzt vorbeigehen mussten. Schon wollte er wieder meine Hände loslassen und sich diesen Gegenständen zuwenden. Bald gehörte es zu unserem

Ritual, dass ich am Ende der Pflege alle Pflegeutensilien in zwei Körbe packte und die Körbe mit einem Handtuch zudeckte. Ab da kam Edi mit aus dem Badezimmer, zwar zögernd und sich nach den zugedeckten Pflegeutensilien umschauend, doch er kam. Mit meiner behutsamen und doch festen Führung gab ich ein Tempo vor, das nicht seines war, und ich brach seine Handlungen ab, in die er sich noch stundenlang hätte vertiefen können. Mir kam alles unendlich langsam vor, und doch war ich gerade nur so langsam, dass mein Mann sich nicht weigerte, den inneren Kontakt zu mir aufnahm und mitkam. „Wenn du aber alt sein wirst, wirst du deine Hände ausstrecken, und ein anderer wird dich gürten und dahin bringen, wohin du nicht willst“ (Joh. 21, 18). Edi seufzte tief auf, als ich ihm einmal sagte, in dem, was er jetzt erlebe, müsse ich oft an diese Worte Jesu Christi an Petrus denken.

Edi wurde sehr friedlich. Und doch war er dies nur, solange er einen äußeren Rahmen hatte, in dem er sich geborgen fühlte. Jetzt reagierte er nur noch sehr selten ungehalten, wenn er sich unwohl in einer Situation fühlte, und im Laufe der Erkrankung sollte sich diese Verhaltensweise ganz verlieren. Stattdessen wurde Edi ängstlich und unruhig, oder er zog sich in sich zurück und reagierte gar nicht mehr. Sein strahlendes Lächeln, das uns jetzt immer öfter entgegenleuchtete, versiegte sofort, wenn er sich nicht wahrgenommen fühlte. Wenn mein Mann schlief, machten wir seit der zweiten Lungenentzündung das Bettgitter hoch. „Damit du im Schlaf nicht aus dem Bett fällst und dir etwas brichst“, sagte ich. Edi nickte zustimmend, war aber dennoch verunsichert. Ich nahm seine Hand. „Das Geländer behütet deinen Schlaf.“ „Ja?“, schaute er mich mit einem fragenden Blick an. „Ja.“ Meine klare Bestätigung zauberte ein Nicken und Lächeln in sein sorgenvolles Gesicht. Nicht immer machte er sich jetzt bemerkbar, wenn er wach war und etwas brauchte. Und doch war es so wichtig, gleich da zu sein, wenn er wach wurde. Andernfalls schaute er mich fragend und unglücklich an, wenn ich – aus seiner Sicht endlich – kam, und ich musste auch für die Pflege sein Vertrauen neu gewinnen. Einmal versuchte er, aus dem Bett zu gelangen, als ich ins Zimmer trat. Ich sah: Ich durfte ihm nicht das Gefühl geben, alleingelassen zu sein. Die Hülle der Geborgenheit war ein zerbrechliches Kunstwerk. Jede Verunsicherung brauchte Zeit, bis sie überwunden und Edi wieder bereit war, sich meiner Fürsorge anzuvertrauen. Freude und Ruhe blieben in seinem Blick, wenn er sich geborgen fühlte und wenn sein erster Blick auf mich fiel, die ich ihn behutsam weckte. So schaute ich sehr oft ins Zimmer, wenn Edi schlief.

Mit dem Pflegebett, das ich wegen seines Mikrostimulationssystems kaufte, wurde Edi noch friedlicher. Dieses Bett hat statt eines durchgehenden Bettgitters zwei einzeln herunterklappbare, schön geformte Teile, die in der Mitte eine Lücke lassen. Optisch wirkt es wie ein stabiles Geländer. Dennoch lagerte ich Edi tagsüber so, dass sein Blick beim Aufwachen nicht auf das Geländer fiel. Nachts schlief ich neben ihm und er tief und ruhig, außer bei Infekten.

In der Sorge um Edis Befinden erhielt die äußere Wärme im Alltag jetzt eine noch wichtigere Rolle als bisher. Seit der ersten Lungenentzündung hatte ich bereits Sorge getragen, dass mein Mann immer warm genug angezogen war, und ich hatte ihn in viele Schichten gekleidet, die wir ihm je nach Temperatur an- oder ausziehen konnten. Im Bad gab es schon lange einen Heizstrahler, der bei Bedarf zusätzliche Wärme geben konnte. Nach der zweiten Lungenentzündung konnte mein Mann sich nicht mehr selbstständig bewegen, und er äußerte sich nicht mehr über sein Befinden. So hatten wir Pflegenden die Aufgabe, selbst Edis Wärmehaushalt wahrzunehmen. Ich hatte große Sorge, Edi könne sich erkälten oder gar eine erneute Lungenentzündung bekommen – mit seiner überaus schlanken Statur war mein Mann sehr empfindlich. Zur morgendlichen und abendlichen Körperpflege heizten wir das Bad. Während der Körperpflege wärmten wir Handtücher und Kleidung auf der Heizung vor. Im Alltag sorgten wir während des gesamten Tages für angenehme Wärmeverhältnisse: je nach Jahreszeit Decken verschiedener Dicke, eventuell Wärmekissen oder Wärmflaschen, im Rollstuhl ein Lammfell, und nach Ausflügen im Winter wärmten wir die Hausschuhe vor. Über die äußere Wärme hinaus war es die seelische Wärme, die wohltat. Edi blühte auf in einer Atmosphäre warmer Herzlichkeit und Wertschätzung. Wir Pflegenden ergänzten uns in unseren Fähigkeiten und schenkten ihm gemeinsam eine Hülle seelischer Wärme.

Anstelle des gesprochenen Wortes vermittelten die alltäglichen Gewohnheiten Edi immer mehr, was geschah. Sie halfen ihm, sich in seinem neuen Alltag zu orientieren, und – ich hätte es im Voraus nicht erwartet – trotz seiner Erkrankung lernte er neue Gewohnheiten. „Edi, der Held“, sprach Heike mit Hochachtung von dieser Fähigkeit meines Mannes, sich auf sein so gänzlich verändertes Leben einzulassen. Die Gestaltung seines Tagesablaufs, die Auswahl seiner Tätigkeiten – all dies übernahm jetzt ich für ihn. Ich begann, in ständiger Aufmerksamkeit auf seine Tagesform und Kraft zu leben, und es entwickelte sich ein

Gefühl für das, was ihm guttat. War er angeregt und froh, wenn er gelesen hatte? War er zufrieden, wenn er gemalt hatte, heiter, wenn er Klavier gespielt hatte, ausgeglichen nach der Pflege? Hatten ihn unsere Unternehmungen angeregt, ohne ihn zu überfordern? Edi selbst sprach nicht mehr über seine Befindlichkeiten und Wünsche an den Tagesablauf, sondern nahm alles mehr und mehr hin und zeigte nur durch sein Verhalten, wie er sich fühlte. Wenn er nicht mehr konnte, schlief er im Rollstuhl ein. Schlief er zu lange im Rollstuhl, kippte er mit dem Oberkörper seitlich über die Lehne. Dies geschah nur wenige Male, dann hatte ich ein Gefühl für Edis Kräftehaushalt bekommen.

„Wie geht es Ihnen?“, fragte der Neurologe bei einer Kontrolluntersuchung im Juli 2010. „Sehr gut!“, antwortete Edi voller Überzeugung.

Ich habe einen großen Wunsch für den Papa

Immer wieder wurde ich gefragt: „Wie geht denn eure Tochter mit Edis Erkrankung um?“ Oft ging Anna Laura alles – verständlich! – zu langsam. Sehr oft musste sie warten, bis ihr Vater und ich fertig waren. Und doch war sie fröhlich und ausgeglichen. Edis Liebe zu ihr war auch in fortgeschrittener Demenz unverändert zu spüren, und sie erwiderte diese seine Liebe.

Selbstverständlich ging Anna Laura vielen kindgemäßen Aktivitäten nach, und in vieles davon bezog ich Edi weiterhin ein, wie ich es bereits beschrieben habe. Auch hatten wir das Glück, dass sich viele Menschen liebevoll mit um unsere Tochter kümmerten. Ich selbst konnte mich ganz Anna Laura widmen, wenn Hannerose, Ingrid oder Heike bei Edi blieben, wenn er schlief oder wenn er Besuch erhielt. Diese Stunden liebte sie. Täglich gab es eine kurze Mutter-Tochter-Zeit, und jede Woche hatten wir einen ganzen Nachmittag gemeinsam. Anna Laura tauchte auch in die Zuwendung ein, die wir Pflegenden ihrem Vater schenkten. Und weitere Menschen unterstützten unsere Familiensituation. Wir hatten beispielsweise eine Fahrgemeinschaft zur Waldorfschule. Ich übernahm nur die zwei Tage, an denen frühmorgens der Pflegedienst zum Baden und zum Reichen des Frühstücks kam, und die andere Familie übernahm drei der fünf Wochentage. Besuchte unsere Tochter Freundinnen oder unternahm sie gemeinsam mit einer Freundin etwas, so halfen oft die Eltern ihrer Freundinnen und holten Anna

Laura ab oder brachten sie nach Hause, so dass ich bei Edi bleiben konnte. Anna Laura erlebte auch, wie ihre Halbgeschwister uns besuchten und wie sie tatkräftig mir und ihr einige wunderschöne, freie Wochenenden ermöglichten, unterstützt von Sarah, Ingrid, Heike und Hannerose. In fast allen Schulferien durfte unsere Tochter zu ihrer Oma fahren und hatte unbeschwerte Tage in Hamburg. Meine Mutter kam uns mit dem Zug bis Kassel entgegengefahren, Anna Laura fuhr mit ihr weiter und ich zurück zu meinem Mann nach Karlsruhe. In Hamburg wurde Anna Laura auch in der Familie meines Bruders sehr herzlich aufgenommen und verbrachte viel Zeit mit ihren beiden Cousinen.

„Aber die viele Pflege zu Hause, die so sehr viel länger dauert als noch vor wenigen Monaten?", so wurde ich wiederholt gefragt. Es mag erstaunlich sein: Weiterhin war Anna Laura sehr gerne während der Körperpflege ihres Vaters dabei und saß fröhlich plaudernd bei uns im Badezimmer. Sie war schon als kleines Kind gerne dort gewesen, wo wir waren, und so auch jetzt. Sie scherzte mit ihrem Vater, während ich ihn ruhig und in der Sprache der Gesten pflegte. Manchmal musste unsere Tochter kurz innehalten: „Jetzt musst du kurz einmal ganz still sein. Papa steht und ist sehr müde." Während Edi am Waschbecken stand, waren nach anstrengenden Tagen, oder wenn er eine schlechte Tagesform hatte, völlige Ruhe und Konzentration nötig: Gerne beugte Edi sich nämlich zu Anna Laura hinunter, wenn sie fröhlich erzählte, und lachte sie an, und dann war er in der Gefahr, das Gleichgewicht zu verlieren. Anna Laura erlebte, wie in jeder Geste zwischen uns, ihren Eltern, Liebe mitschwang, ja wie in unserem gemeinsamen Tun während der Körperpflege wohltuende Ruhe und Harmonie lebte und wir in unserem gemeinsamen Tun die heilend wirkende Sphäre berührten, wie ich es bereits beschrieben habe. Oft wurde unsere Tochter für Momente still und sah uns andächtig zu. Es gab die besonderen Abende, an denen sie fragte, ob sie Edi umziehen helfen dürfe. In der gleichen Achtsamkeit, die sie an uns Erwachsenen sah, half sie ihrem Vater aus seiner Tageskleidung in den Schlafanzug, und ich traute meinen Augen kaum. Meistens wollte Anna Laura nach ein oder zwei Kleidungsstücken, dass ich weitermache, war wieder ganz Kind und fing wieder an, ihrem Vater etwas zu erzählen. Einige Male war sie sehr stolz, Edi ganz allein beim Umkleiden zu helfen, während ich dabei war und zusah. Auch wenn Heike, Ingrid, Sarah oder Hannerose meinen Mann pflegten, kam unsere Tochter oft, sah für eine kleine Weile zu und plauderte unbekümmert mit ihrem Vater und mit den Helferinnen.

Immer wieder gab es Momente, in denen Anna Laura etwas äußerte, aus dem ich entnehmen konnte, wie sie trotz aller Einschränkungen des Alltags zufrieden war. Das berührte mich zuweilen sehr, und manchmal erstaunte es mich. Im Dezember 2009 gingen Anna Laura und Hannerose mit dem leeren Rollstuhl von der Straßenbahn vor, nach Hause. Edi und ich kamen langsam hinterher, so konnte er ein wenig gehen. Als wir gerade im Begriff waren, in die Wohnungstür einzutreten, kam unsere Tochter uns entgegengesprungen mit den Worten: „Meine Mama! Mein Papa!" Sie strahlte über das ganze Gesicht, froh. In den Weihnachtsferien 2009/2010 war sie so zufrieden zu Hause, dass sie sich gar nicht verabreden wollte. Ihr Vater und sie hörten klassische Musik, legten Puzzles und malten. Jetzt war es Anna Laura, die schneller sah, wohin die Puzzleteile gehörten. Von sich aus ergriff sie eine neue Rolle und half Edi, die Puzzleteile an den richtigen Platz zu legen. Dann wieder puzzelte sie selbst, und er sah zu. Beide waren glücklich miteinander. Wenn Edi abends im Bett lag, kam sie und gab ihm einen Gutenachtkuss. Oder sie brachte ihm eines ihrer Kuscheltiere, überzeugt, dass ihr Vater dann besser einschlafen könne, so wie sie selbst auch. Wenn ich nach meinem Mann schaute, nachdem ich Anna Laura ins Bett gebracht hatte, betrachtete Edi meistens noch das Kuscheltier.

Im Januar 2010 waren wir an einem Wochenende wieder einmal zu dritt, und ich reichte Edi das Essen. Auf ihren Wunsch hin gab auch Anna Laura mit ihren sieben Jahren ihrem Vater zu trinken und sagte danach wörtlich: „Ich habe den Papa so lieb. Ich habe einen ganz tiefen Wunsch in meinem Herzen für den Papa: dass er noch lange lebt. Und wir [sie und ich] wollen gut für ihn sorgen. Der liebe Gott holt ihn dann bestimmt ganz spät zu sich zurück, wenn er sieht, dass es ihm auf der Erde gut geht. Die Liebe im Herzen ist das Wichtigste." Einige Tage später sagte sie wörtlich: „Es macht mir so Spaß, den Papa zu pflegen. Wenn es uns keinen Spaß machen würde, würden wir es nicht tun, denn dann wäre es nicht gut für den Papa." Diese Sätze, die unsere Tochter im Januar 2010 sagte, erstaunten mich so, dass ich sie aufschrieb. Immer wieder sprach Anna Laura in dieser Zeit davon, dass sie ihrem Vater wünsche, hundert Jahre alt zu werden.

Nicht dass der falsche Eindruck aufkommt, unser noch recht kleines Kind habe ständig aktiv in der Pflege geholfen. Es waren immer nur einzelne, sehr besondere Momente, in denen Anna Laura dies von sich aus tat. Immer war ich dabei und sah zu, jederzeit bereit, Edis Pflege selbst weiterzuführen. Nur eine pflegerische Aufgabe gab es, um die ich Anna Laura tatsächlich regelmäßig bat: bei Bedarf schnell den Rollstuhl zu holen und unterzuschieben, wenn Edi mit mir stand oder ging und seine Kräfte erschöpft waren.

Erste Schluckstörungen

Im Frühsommer 2010 kam die Zeit, in der Edi verlernte, seine Getränke willkürlich hinunterzuschlucken. „Und jetzt schlucken", sagte Heike und machte meinem Mann vor, was er tun sollte. „Schlucken Sie, Herr Naudascher". Mein Mann schaute Heike an, nickte und – schluckte nicht. Zumindest nicht immer, nicht beim ersten Mal. Trinken wurde sehr, sehr mühsam. Ich muss gestehen, in dieser Phase hat mein Mann viel Ungeduld und Ärger von mir aushalten müssen. Gefühle der Ohnmacht und Verzweiflung ließen mich glauben, mein Mann schlucke absichtlich nicht. Doch es war eine objektive Unfähigkeit, die ich mühsam als solche erkannte. Edis Getränke waren zu dieser Zeit bereits angedickt. Dieses spezielle Andickungspulver für Dysphagiepatienten verändert die Konsistenz der Getränke, damit sich der Patient nicht so leicht verschluckt.

Wir hatten in den Monaten zuvor bereits viele Wege erprobt, Edi beim Trinken zu helfen, und in begrenztem Maße waren sie weiterhin möglich. „Prost!" – für die ersten Schlucke eines Glases half dies immer noch. Dann konnte ich Edi, wie beim Anziehen auch – innehaltend und ihm das Glas in fragender Geste hinhaltend –, dazu anregen, selbst tätig zu werden, das Glas zu ergreifen, es zum Mund zu führen, an die Lippen zu setzen und zu trinken. Bahnende, behutsame Hilfe war es in anderen Momenten, die meinem Mann half, mit dem Glas in der Hand den Weg zum Mund zu finden und zu trinken. Sehr achtsam mussten wir Pflegenden sein, wenn auch wir sein Glas berührten, und ja nicht zu aufdringlich, sonst schob Edi unseren Arm weg. Heike hatte es eingeführt, Edi sein Getränk auch schluckweise auf dem Löffel anzureichen, und sie hatte als weitere Hilfe den Strohhalm eingeführt. Einige Monate lang war der Strohhalm eine wunderbare Erleichterung gewesen. Jetzt im Frühsommer 2010, etwa zeitgleich mit dem Auftreten der Schluckstörungen, begann Edi, anstatt zu trinken, in den Strohhalm zu pusten. Schäumender Saft, Blubberblasen … „Herr Naudascher, trinken Sie durch den Strohhalm." Edi blubberte. Anna Laura war begeistert.

„Darf ich auch mal?!?“ Sie sprang fort, holte sich einen eigenen Strohhalm und blubberte auch. Noch mehr Blubberblasen … Mein Mann schaute Anna Laura an und pustete selbst noch stärker in sein Glas. Vater und Tochter lachten sich an und hatten viel Spaß – nur an Trinken war auf diese Weise nicht zu denken. „Herr Naudascher, ziehen Sie am Strohhalm. Am Strohhalm z i e h e n “, präzisierte Heike. „Ahh“, sagte mein Mann und schaute Heike fragend an, die es ihm vormachte. Manchmal gelang es ihm dann, die Flüssigkeit nach oben zu befördern. „Anna Laura, geh zum Blubbern aus dem Wohnzimmer.“ „Warum?“, klang es enttäuscht, sie fühlte sich wohl bei uns. „Papa macht es dir nach und trinkt dann gar nicht.“ Auch dann war nicht gesagt, dass mein Mann Flüssigkeit ansaugen würde. Wenn es nicht gelang, war es wichtig, den Strohhalm wieder aus dem Glas zu nehmen und Edi einen anderen Weg für das Trinken anzubieten. Immer wieder sprach auch ich meinen Mann an, machte ihm den Schluckakt vor und forderte ihn auf, zu schlucken. Edi wollte mir antworten, doch die Flüssigkeit in seinem Mund behinderte ihn dabei. Kaum konnte ich verstehen, was er sagen wollte. „Ich habe …“ war mehr zu ahnen als zu hören, dann schluckte Edi und sagte gut verständlich „… geschluckt.“ Er hatte tatsächlich nicht wahrgenommen, dass das Getränk noch im Mund gewesen war. Unsere Trinksprüche bekamen eine neue Aufgabe: Ich sagte „Ein Schlückchen in Ehren, kann niemand …?“, und lächelte meinen Mann an. Er lächelte zurück, wollte den Spruch vollenden, schluckte und sagte „… verwehren“. „Hinunter, hinunter, nicht lange, nicht lange …?“ Ich schaute Edi an, der den Mund voller Flüssigkeit hatte. Er schaute mich an, wollte antworten, er schluckte und sagte: „… gefragt“. Gerne ergänzte er auch stattdessen „… gefackelt!“ Wir, auch Anna Laura, lachten immer wieder aufs Neue über dieses sein Wortspiel.

Dann, im Sommer, hielt ich Edi einmal versehentlich eine kleine Weintraube an den Mund, bevor er sein Getränk hinuntergeschluckt hatte. Voller Erschrecken sah ich, wie mein Mann die Weintraube in den Mund sog und mit dem angedickten Getränk im Mund zu schlucken begann, und ich erwartete, er würde sich fürchterlich verschlucken. Das Gegenteil trat ein. Mein Mann schluckte das angedickte Getränk problemlos hinunter, kaute dann die Traube und schluckte auch sie hinunter. Konnte, sollte, durfte ich das noch einmal wagen? Beim nächsten Schluck, der den Weg in den Magen nicht finden wollte, bot ich Edi wieder eine kleine Traube an. Wieder saugte mein Mann die Traube in den Mund, schluckte die Flüssigkeit, kaute dann die Traube und schluckte sie anschließend. Durch meinen Moment der Unachtsamkeit hatte ich zufällig eine weitere Möglichkeit gefunden, meinem Mann beim Trinken zu helfen. Es war entgegen aller logopädischen Empfehlungen: Niemals sollen Menschen mit Schluckstörungen gleichzeitig feste und flüssige Konsistenz im Mund haben. Doch die Trauben, und später im Jahr auch Pfirsichstücke, Birnen-, nicht zu weiche Kiwi- und Mangostücke, waren reale Hilfe für das Trinken. Feinheiten waren zu beachten. Die Obststücke durften nicht zu klein sein – dann lösten sie keine Kaubewegung aus, und erst das Kauen regte den Schluckakt an. Sie durften aber auch nicht zu groß sein – dann verschluckte Edi sich. Ihre Konsistenz und Form musste es möglich machen, sie durch die Lippen in den Mund zu saugen, obwohl Flüssigkeit im Mund war. Alle anderen Methoden – mit Ausnahme des Strohhalms, mit dem Edi immer weniger umgehen konnte – führten wir weiter fort, und die verschiedenen beschriebenen Wege, Edi zum Trinken zu verhelfen, trugen sich gegenseitig. Jede Methode für sich führte nach kurzer Zeit dazu, dass Edi nicht genügend trank. Nur im ständigen Wechsel der Methoden gelang es, Edis Willen zum Trinken immer wieder neu anzuregen.

Sommerurlaub: Ist das unser Schiff?

Unseren Sommerurlaub verbrachten wir wieder am Bodensee. Dieses Jahr fuhr nicht nur meine Mutter mit, sondern auch Hannerose. Auf diese Weise konnten wir Erwachsenen die vielen Aufgaben verteilen, waren, wenn nötig, in der Pflege zu zweit und konnten uns alle auch selbst erholen. Der Rollstuhltransport brachte uns hin. Zwei Rollstühle, dazu das Scalamobil (für die drei Stufen zur Ferienwohnung) und der Badezimmerrollstuhl kamen mit – das Auto war voll beladen. Wir wohnten in denselben Wohnungen wie im Vorjahr. Anna Laura freute sich auf den Bodensee, wir alle freuten uns und Edi stimmte in unsere Freude ein. Er schaute sich mit großen Augen um, als wir ankamen. „Erkennst du es wieder?" Langsam nickte er.

Von unserer Terrasse und vom Garten aus konnten wir die Schiffsanlegestelle sehen. Jedes ausfahrende und einfahrende Schiff verfolgte mein Mann mit den Augen. Sehnsucht und Vorfreude lagen in seinem Blick. „Ist das unser Schiff?", fragte er viele Male. Zufrieden nickte er, wenn ich ihm sagte, zwar nicht dieses, doch das nächste Schiff würden wir nehmen. Nun war es wichtig, nicht nur zu wissen, wann ein Schiff fuhr, sondern auch, welches Schiff es war. Manche Schiffe hatten einen Aufzug und ein Restaurant mit schöner Sicht, das mit dem Rollstuhl erreichbar war, in anderen Schiffen mussten wir auf dem Unterdeck bleiben. Meiner Mutter machte es Spaß, schöne Routen und passende Schiffe herauszufinden. Bei unseren Tagesausflügen schlief Edi einen Teil der Fahrt im Multifunktionsrollstuhl, und eine von uns Erwachsenen hütete seinen Schlaf. Als sei es die selbstverständlichste Sache der Welt, half ich Edi auch in den Restaurants auf den Schiffen oder an den Häfen beim Essen und Trinken. Auch nutzten wir jede Möglichkeit, mit meinem Mann einige Schritte zu gehen. Warteten wir in einem der vielen Häfen des Bodensees auf die Rückfahrt und hatten noch Zeit, so machten wir einen kleinen Spaziergang. Edi liebte diese Ausflüge.

An manchen Tagen blieben wir auf dem Gelände der Ferienwohnung, Anna Laura hatte dort auch in diesem Jahr andere Kinder zum Spielen. Edi schaute oft von seinen Büchern auf, wenn eines der Schiffe vorbeifuhr, und fragte viele Male: „Ist das unser Schiff?“ Sehr enttäuscht war er, wenn ich sagte, nein, wir würden nicht mit diesem Schiff fahren und auch nicht mit dem nächsten, auch nicht später am Tag. Edi war in diesem Jahr nicht mehr kräftig genug, um jeden Tag einen großen Ausflug zu machen. An den Tagen zwischen den großen Ausflügen schlief er tagsüber sehr lange, und seine Haut musste sich vom langen Sitzen im Multifunktionsrollstuhl erholen. Doch es lebte eine so starke Sehnsucht in Edis Blick, und er fragte immer wieder nach, so dass wir ihm zuliebe bald auch an diesen ruhigen Tagen fast immer einen kurzen Schiffsausflug machten, zumindest er und ich.

Wie war für Edi alles mühsam geworden vor dem Urlaub! Stehen, Gehen, Essen, Trinken … seine Fähigkeiten hatten in den Monaten zuvor sehr abgenommen, und ich hatte sogar überlegt, ob es wirklich eine gute Entscheidung sei, mit ihm zu verreisen. Wie sehr blühte mein Mann nun auf in diesen drei Wochen am Bodensee. Er gewann so viel Kraft und Lebensfreude zurück, wie ich nie für möglich gehalten hätte. Sehr vieles kam zusammen: die vielen Anregungen durch die Ausflüge, die schöne Umgebung und fast immer sonniges Wetter. Doch vor allem, und das wurde mir in seiner Bedeutung erst in diesem Urlaub klar: Ich übernahm den allergrößten Teil von Edis Pflege. In der Körperpflege holte ich nur die ersten Tage Hannerose zu Hilfe, wenn Edi in dem schönen Tageslichtbad stand, in dem es nur eine schmale, hohe Konsole gab, an der er sich festhalten konnte. Schnell wurde Edi so sicher, dass

Hanneroses Hilfe nicht nötig war. Bei der Nahrungsaufnahme übernahm auch fast immer ich den zweiten Teil von Edis Mahlzeiten, und die Essenssituation war insgesamt viel entspannter, saßen wir doch morgens, mittags und abends immer zu fünft am Tisch. Es war Urlaub, wir hatten Zeit und blieben gerne lange gemeinsam sitzen, oder wir aßen im Restaurant, mit vielen essenden Menschen um uns. In dieser großen Tischrunde war es leicht, Edi beim Essen zu helfen, und er genoss es, dass ich es war, die ihm half. Wir beide fühlten uns wohl miteinander. Meistens war der zweite Teil von Edis Mahlzeit, bei dem nur er noch aß, kurz, und wir saßen währenddessen mit Blick auf den See. Hannerose und meine Mutter versorgten in dieser Zeit den Haushalt und waren Ansprechpartnerinnen für Anna Laura. Hinzu kam, dass die zufällige Entdeckung, wie wir Edi durch die weichen Obststücke beim Trinken besser helfen konnten, die Flüssigkeitsaufnahme sehr erleichterte. Am letzten Abend saßen wir alle gemeinsam in einem Restaurant, draußen am See. Anna Laura spielte auf dem Spielplatz, der zum Restaurant gehörte. Edi aß mit Messer und Gabel, allein. Immer wieder überlegte ich, ob ich ihm helfen sollte. Immer wieder verwarf ich diesen Gedanken. Wir hatten Zeit. Er war zufrieden und aß zwei Stunden lang an seinem Lammbraten, er aß ihn auf, ohne dass ich ein einziges Mal seine Gabel mitführte oder seine Bewegung bahnte. Natürlich wusste ich, dass Edi durch unsere Gesellschaft und die Restaurantumgebung mit den vielen essenden Menschen um ihn herum angeregt war. Diese besondere Situation war auf den Alltag nicht übertragbar.

Edi nahm in diesen drei Wochen deutlich zu, seine Hosen saßen viel enger als vor dem Urlaub, ja eine passte gar nicht mehr. Und er stand und ging auch viel sicherer als vor dem Urlaub. Ich hatte all die Monate zuvor gesehen, dass Edi mit mir am besten aß, trank, stand und ging, und ich hatte bereits einen sehr großen Teil seiner Pflege übernommen, aber nicht die Kraft gefunden, noch mehr zu übernehmen, als ich ohnehin tat. Alle anderen Pflegenden hatten ihre eigenen und guten Wege, meinen Mann zu erreichen, und ich schätzte ihre Arbeit sehr. Doch wie sehr Edi darauf angewiesen war, dass ich ihn pflegte, mehr als bisher selbst pflegte, wurde mir erst in diesen Wochen am Bodensee ganz bewusst. Ich sah, wie sehr die heilende Sphäre der Pflege, die in der großen Vertrautheit zwischen mir und meinem Mann zu leben begonnen hatte, seine Fähigkeiten immer wieder stärkte, und ich beschloss, ihn nach unser Rückkehr deutlich mehr als bisher selbst zu pflegen. So schwach wie vor dem Urlaub sollte Edi nicht wieder werden.

Perlensuche: Neue Wege der Begegnung

„Was wissen wir denn schon vom Seelenleben schwerstbehinderter Menschen und von der Bedeutung ihres Daseins für die Gesellschaft der sogenannten Normalen?"

Edi 1998 [1]

Ein drittes Mal möchte ich innehalten, reflektieren und zurückblicken, jetzt auf das zweite Jahr von Edis Erkrankung.

In Klöstern gibt es Einkehrtage, Tage der Stille, in denen Menschen bewusst schweigen. Wer jemals Stunden oder gar Tage gemeinsam mit anderen Menschen im bewussten Verzicht auf die Sprache zugebracht hat, weiß, wie sich alle Sinne schärfen. Kleine Gesten bekommen ungeahnte Bedeutung. In ihnen vollzieht sich Kommunikation, die oft von großer Tiefe ist. Für Edi und mich war das zweite Jahr seiner Erkrankung das Jahr, in dem wir lernten, mit immer weniger Worten zu kommunizieren. Mein Mann verlor die Fähigkeit, mit anderen Menschen mit Hilfe von klaren Gedanken zu kommunizieren, und konnte keine rein verbalen Bitten mehr in Handlung umsetzen. Dass er dennoch in seiner Persönlichkeit anwesend blieb, verdanken wir, so sehe ich es im Rückblick, den neuen Begegnungsebenen. In der Notwendigkeit der Pflege entdeckten mein Mann und ich sie – fast selbstverständlich. Das Tor der Verzweiflung, dass alles andere nicht mehr möglich war, hatten wir bald hinter uns gelassen und begegneten uns dankbar und staunend in einer neuen Sprache von vertrauten Handlungsabläufen, Gesten und Mimik. Gesprochene Worte gab es weiterhin, im Laufe des Jahres allmählich immer weniger, und sie begleiteten helfend diese neue Ebene der Kommunikation. Obwohl Edis Pflege inzwischen jeden Tag mehrere Stunden Zeit erforderte, kann ich im Rückblick nur dankbar von der Erfahrung dieser intensiven Pflege erzählen.

Edis sehr langsame Reaktionszeit führte uns in diesem Jahr immer mehr in ein Leben der Entschleunigung, in dem Alltagstrubel, Zeitdruck und Stress abklangen. Die beglückende Erfahrung unmittelbarer Begegnung und Präsenz im Augenblick schenkte uns sehr viele Stunden großer Nähe. Gleichzeitig war diese Präsenz im Augenblick eine Herausforderung an das eigene Bewusstsein. Um Edis Persönlichkeit zu erreichen und zur Mithilfe für die Pflege zu gewinnen, musste ich innerlich ganz wach sein. „Im Hier und jetzt" sein, „in meiner Mitte sein", „ganz anwesend sein", „achtsam sein" – in solchen Worten formulierten es die Pflegerinnen, die dieselbe Erfahrung machten. Alle sahen wir, wie Edis Pflege – ohne dass er sich verschloss, verweigerte oder unwillkürlich sehr versteifte – nur noch möglich war, indem wir alle Gedanken an sonstige Erfordernisse unseres eigenen Tages beiseiteschoben, mit unseren Gefühlen ihm aufmerksam zugewandt waren und innerlich keinen Zeitdruck verspürten.

Im Rückblick kann ich formulieren, was ich damals fühlte und nicht aussprach, noch nicht Worte findend für diese neue, sensible Ebene des Miteinander: Die Pflege meines Mannes war immer mehr nicht nur äußere Hilfestellung, sie wurde für uns gleichzeitig ein spiritueller Weg. Edi und ich trugen eine tiefe Suche nach der spirituellen Dimension des Lebens in uns. Aus dieser Ebene heraus war trotz des Altersunterschieds von vierzig Jahren langsam Freundschaft und später Liebe entstanden. Seitdem ich Edi kennengelernt hatte, hatte ich in besonderen Momenten erlebt, wie sich im Gespräch urplötzlich eine höhere Schicht seiner Persönlichkeit äußerte. Es waren immer sehr kostbare Momente gewesen, in denen unvermittelt eine tiefe mitmenschliche Ebene aufleuchtete, eine Ebene, die normalerweise hinter der Alltagsebene verborgen lebt. Als sich mein Mann jetzt mit dem Fortschreiten seiner dementiellen Erkrankung langsam und stetig immer weniger in klaren Gedanken ausdrücken konnte, trat diese im Hintergrund verborgene Dimension unserer Beziehung in den Alltag. Sie öffnete sich uns zuerst während der Körperpflege. Von dort ausgehend veränderte sie uns und den Alltag und durchzog ihn mit spiritueller Substanz. Geübte Zeiten des Gebetes und geübte Meditation, von uns beiden geübt in der Zeit vor Edis Erkrankung, halfen uns, innere Aufmerksamkeit und Präsenz in dieser neuen Begegnungsqualität zu halten. Die Pflege, die von dieser spirituellen Substanz berührt wurde, entfaltete helfende, ja heilende Wirkung. Zu erleben, wie sehr eine solche Pflege stärkend und erhaltend auf Edis mentalen Zustand und auf alle Fähigkeiten der Bewegungskoordination wirkte, war eine der eindrücklichsten Erfahrungen dieses Jahres, auch für die professionellen Pflegerinnen. Erst im Nachhinein sind die Worte gereift, dies zu beschreiben. Am stärksten öffnete sich diese neue Ebene tiefer Begegnung zwischen Edi und mir, doch auch alle anderen Pflegerinnen traten mit in diese Welt ein, in der er erreichbar blieb, und, mehr noch, in vielen kleinen Bewegungen in seiner Pflege mittätig war. Die stille Freude und die tiefe Dankbarkeit, die im Gelingen solcher Pflege entstanden, entziehen sich der Beschreibung.

Spiritualität hatte sich ganz mit dem Alltag verbunden. Längst hatte sich der Schmerz gelegt, nicht mehr meinen beruflichen Zielen nachgehen zu können. Die neuen Erfahrungen mit Edi empfand ich als so kostbar, dass sie den Verzicht auf meine eigenen Pläne mehr als aufwogen.

Genauso wichtig wie die Achtsamkeit in der Pflege war Humor. Die Lieder und Trinksprüche, mit denen wir Edi zur Tätigkeit anregten, brachten viel Freude und Herzlichkeit in unseren Alltag. Eine neue, heitere Begegnungsqualität entstand durch diese kreativen, künstlerischen Gestaltungsmomente des Alltags. Edi strahlte uns immer mehr an, war ausgeglichen und zufrieden. Und doch staune ich im Rückblick, wie wir es geschafft haben, in diesem Jahr ein Leben zwischen Schwerstpflege und den Bedürfnissen einer Erstklässlerin zu leben. Organisationstalent war gefragt, und es bedeutete einen hohen Aufwand. Und doch war gleichzeitig der Reichtum unserer familiären Unternehmungen Lebenselixier, für uns alle drei. „Wie hältst du das nur aus, immer diese Langsamkeit, und so viel in der Wohnung zu sein?", wurde ich gefragt. Die Pflege selbst schenkte tiefe, beglückende Erfahrungen, und dann waren es dieser abwechslungsreiche Alltag und die Herausforderung, ihn durch eine gute Organisation zu ermöglichen, die mir Kraft gaben. Dennoch weiß ich, wie ich immer wieder an meiner Grenze war. Weitere Kraftquellen, die mir halfen, Edis Pflege durchzutragen, beschreibe ich in der Perlensuche „Kraftquellen" (Seite 151ff). Im Nachhinein ahne ich, wie all die wunderbaren, neuen Erfahrungen tiefer Nähe zwischen Edi und mir zu leben begannen, indem ich nicht aufgab. Im immer wieder neuen „Ja" zu unserem Weg erlebte ich, wie wir inmitten aller Schwierigkeiten reich beschenkt wurden.

Wir hatten in diesem Jahr immer wieder Besuch von Menschen, die Edi das letzte Mal gesund erlebt hatten. „Ich habe den Eindruck, er genießt sein Leben", so äußerten sich erstaunt mehrere Gäste, die dem Besuch mit Bangen entgegengeblickt hatten, und sie waren tief beeindruckt von der friedlichen und freudevollen Ausstrahlung meines Mannes. Ein guter Freund aus dem Berufsleben nahm in Edis Herzlichkeit etwas Neues, Unmittelbareres als zuvor wahr: „Die intellektuelle Klarheit, ja Schärfe, die ihn immer auszeichnete, hat sich verloren. Doch es ist eine solche Freude zu erleben, wenn er einen Menschen wiedererkennt. Es ist eine ganz neue Begegnungsqualität. Dieses kurze Zögern vorher, und dann solch ein strahlendes Aufleuchten, das die Herzen unmittelbar ergreift."

Zu neuen Ufern

„Dass ich das erleben darf."

Edi in der ersten Jahreshälfte 2011

Neue Gemeinschaft

Hannerose hatte bereits vor vielen Monaten angekündigt, dass sie uns bald nach dem Sommerurlaub 2010 verlassen werde, um sich neuen Aufgaben zuzuwenden. Es waren sehr gute zwei Jahre mit ihr gewesen, und wir feierten den Abschied mit einem Ausflug. Waren wir bei unseren Unternehmungen bisher immer auf große Freundlichkeit und Hilfsbereitschaft der Menschen gestoßen, so hieß es dieses Mal improvisieren. Wir hatten ein Ausflugsziel gewählt, an dem wir nicht nur etwas Interessantes sehen würden, sondern laut Internet auch zu Mittag essen könnten. Doch als wir bestellen wollten, hieß es: „Wir haben heute eine große Gesellschaft und für andere Gäste keine warme Küche. Sie können aber gerne Kuchen bekommen." Um uns herum saßen bereits Menschen mit einem Stück Kuchen vor sich, zur Mittagszeit. „Haben Sie nicht zumindest eine Suppe oder ein wenig von den Beilagen der Gesellschaft, es ist für meinen Mann wichtig, mehr als nur Kuchen zu essen?", fragte ich. „Nein. Wenn Sie etwas Warmes möchten, so gehen Sie etwa zehn Minuten bergab, dort ist noch ein Restaurant", wurde mir beschieden. Ich versuchte, die Menschen zu einer Ausnahme zu bewegen, erzählte, dass wir wegen des barrierefrei zugänglichen Restaurants genau dieses Ausflugsziel gewählt hätten und der steile Weg bergab zu dem anderen Restaurant mit dem Rollstuhl nicht zu bewältigen sei. Die Kellnerinnen fragten in der Küche nach. „Nein." Was tun? „Not macht erfinderisch", meinte Hannerose, als sie und Anna Laura von einer kurzen Wanderung zu dem Restaurant bergab mit einer Keksdose voll Salat und einigen belegten Broten in Alufolie zurückkehrten. „Jetzt bleiben wir zum Essen hier", beschlossen wir. Wir wurden auch nicht zum Gehen aufgefordert und aßen inmitten der Kuchen essenden anderen Gäste Salat und Brot, schmunzelten immer wieder über die Situation und bezahlten nur unsere Getränke.

Nach unserem Sommerurlaub wusste ich zunächst nicht, wie ich meinen Entschluss, Edi stärker selbst zu umsorgen, im Alltag umsetzen konnte. Ich hatte vor den Ferien mehrmals einen Versuch unternommen, einen zu unserer Familie passenden Menschen zu finden, der wie Hannerose sowohl Edi helfen als auch sich um unsere Tochter kümmern konnte – es war mir nicht gelungen. Für den Haushalt hatte S. zugesagt, beim Putzen, Waschen und zum Teil beim Kochen zu helfen. Jetzt kam nach langer Zeit wieder einmal Vera zu Besuch, unsere langjährige Babysitterin, die inzwischen neunzehn Jahre alt war. Sie war gerade erst von einem Auslandsjahr in Südafrika zurückgekommen. Anna Laura freute sich sehr, denn sie hatte Vera in dem vergangenen Jahr vermisst. Als Vera erzählte, sie wolle vor ihrer Ausbildung noch einige Monate jobben, sah ich, welche große Chance das für uns war. „Kannst du dir vorstellen, bei uns zu arbeiten, als Kinderfrau und mit Tätigkeiten im Haushalt?" Überrascht antwortete Vera: „Ja. Wie wäre das konkret? Wie viele Stunden, ab wann?" Bald hatten wir alles geklärt und überschlafen, eine Woche später fing Vera bei uns an. Seit unsere Tochter ein Jahr alt war, war Vera für Anna Laura neben mir und Edi ihre wichtigste Bezugsperson im Alltag und wie eine große, elf Jahre ältere Schwester. Jetzt wurde Vera selbstverständlicher Teil unserer Familie. Sie kaufte ein, bereitete das Essen vor, begleitete Anna Laura zu Freizeitaktivitäten, bastelte und malte mit ihr. Aus den geplanten wenigen Monaten wurde ein Jahr. Zu Beginn ihres Jahres bei uns holte Vera Anna Laura auch von der Waldorfschule ab, dann fuhr unsere Zweitklässlerin allein mit der Straßenbahn. Es war in diesem Jahr genau richtig, dass Vera da war, als Kinderfrau und ohne Tätigkeit in der Pflege. Sie holte nur manchmal den Rollstuhl und half Edi, sich hinzusetzen, wenn ich mit ihm stand oder ging und er müde wurde.

Jetzt nahm ich es als meine Aufgabe an, selbst den allergrößten Teil von Edis Pflege zu übernehmen, und dank Vera war dies möglich. Ich übernahm die Pflege, die bisher Hannerose Edi gegeben hatte, und bestellte die abendlichen Einsätze des Pflegedienstes ab. Anna Laura kannte es von den Wochenenden, dass ich Edi selbst für die Nacht fertig machte, nun war es jeden Abend so. Es war für sie eine Umstellung, und doch wurde es eine sehr schöne Zeit des Tages, eine Zeit, die wir fast immer als Familie in unserem kleinen Badezimmer verbrachten und in der Anna Laura wie selbstverständlich bei uns war, bei ihren Eltern. Wie sehr Edi am Bodensee in meiner ständigen Sorge um ihn aufgeblüht war, sah ich, als er nach dem Urlaub selbst Heike nicht anstrahlte, wie er es sonst immer getan hatte. Als sie das erste Mal wiederkam, wurde mein Mann stattdessen ganz still und sah unglücklich aus. Wieder sah ich voll Achtung, wie gut Heike mit der Situation umging. Sie nahm Edi in seiner Trauer wahr und achtete sie und leitete doch behutsam zur Pflege über. Am nächsten Tag strahlte mein Mann Heike wieder an. Es fiel mir nicht leicht, darum zu bitten, dass vom zweiten Pflegedienst von nun an nur noch Heike zur Pflege kommen möge. Sie habe dann keine Vertretung, gab sie zu bedenken. Doch ich wollte seit der Erfahrung mit Edi im Sommerurlaub keine Kompromisse mehr eingehen.

Ich hatte all die Monate die Empfindung gehabt, dass die Pflege durch die Kolleginnen zwar menschlich schön, aber dennoch für Edi nicht stimmig war. Welche Lösung gab es, wenn Heike verhindert war? Wir fanden eine ungewöhnliche Lösung: Ich würde selbst die Vertretung übernehmen, eine Lösung, in die wir alle erst hineinwachsen mussten. Heike bot an, auch an einem Wochenende im Monat zu helfen, was ich sehr gerne annahm, und sie kam weiterhin einen Tag über Mittag. So pflegten ab Herbst 2010 nur noch Heike und ich sowie Sarah und Ingrid meinen Mann, und am allermeisten pflegte ich Edi selbst. Ab Januar 2011 wurde der Pflegedienst, bei dem Sarah und Ingrid arbeiteten, aufgelöst, und Sarah verließ Karlsruhe. Ingrid kam nur noch privat. Nun pflegten wir Edi nur noch zu dritt, und dank Ingrid und Heike und durch Veras Unterstützung bei anderen Aufgaben konnte ich immer wieder regenerieren, auch als Edis Krankheit weiter fortschritt.

„Dass du da bist.“ Mit diesen Worten begrüßte mein Mann mich einmal in tiefer Freude in der ersten Jahreshälfte 2011, als ich nach seinem Mittagsschlaf an sein Bett trat. Dankbar für unsere Begegnung nahm ich seine Hand und nickte.

Pflege in reiner Gegenwart

Nachdem ich einen noch größeren Teil von Edis Pflege selbst übernommen hatte, war Edi viele Monate lang sehr viel kräftiger und ging deutlich sicherer. Dennoch, langsam und stetig, nahmen alle seine Fähigkeiten im kommenden Jahr ab. Edis Worte wurden weniger und weniger, und auch an herausragende Ereignisse konnte er sich allmählich nicht mehr erinnern. Alle Pflegehandlungen tauchten noch mehr in reine Gegenwart ein, wurden während dieses Jahres immer langsamer, mussten noch langsamer werden, als sie ohnehin schon waren, wollten wir Edi innerlich erreichen und zur Mittätigkeit anregen.

Achtsame Bewegungsimpulse durch die Kinästhetik, ein sorgsamer Umgang mit der Wärme während des Waschens und im Alltag, ein hochwertiges Körperöl, immer wieder Lagewechsel zwischen Sitzen und Liegen, sorgfältige Positionierung im Rollstuhl und beim Lagern im Bett, täglich begleitete Spaziergänge, Anna Lauras Fröhlichkeit, Anregungen durch Besuche und durch Vera, Humor – vieles war es, das Edi weiterhin half, seinem Alltag mit uns freudig entgegenzublicken.

Die Pflege wurde in diesem Jahr für Edi und mich ein Tor zu noch größerer Nähe. Alle alltäglichen Verrichtungen hoben sich immer weiter aus der Sphäre des Alltags heraus. Pflege erforderte höchste innere Aufmerksamkeit, noch mehr als zuvor. Wohl begleitete ich manche Geste weiterhin mit Worten, und Edi antwortete, fast immer zustimmend durch ein Nicken oder ein „Ja". Doch abgesehen davon wurden Worte während der Pflege fast gänzlich unwichtig. Alle Gesten und Handlungen der Körperpflege, die bereits vertraut geworden waren, begannen, sich ineinander zu verweben. Es entstand eine gemeinsame, fließende Choreographie. Und – staunend erlebten wir, wie dieser Strom pflegerischer Gesten und Handlungsabläufe im Nachklang eine sehr große Kraft und dankbare Freude hinterließ. Im Miteinander der Pflege traten wir jedes Mal neu gemeinsam in die Sphäre heilender, strömender Kraft ein, die wir in der vorigen Krankheitsphase bereits berührt hatten. In ihr war Edi geistig präsent. Aus ihr gewann er Aufrechte und die Fähigkeit zum Gehen. Auch ich selbst konnte nach der Pflege verwandelt und gestärkt in den weiteren Tag gehen, selbst wenn die Nacht kurz gewesen war (was in dieser Krankheitsphase nur selten vorkam).

War ich länger als einige Stunden fort gewesen, so erlebte ich, wie ich zunächst ganz still werden und mich wieder ganz auf die Langsamkeit der Pflege einlassen musste. Indem ich dies tat, fühlte ich große Traurigkeit. War es die Traurigkeit meines Mannes ob seiner Hilfsbedürftigkeit, die ich wahrnahm, indem ich mich ihm wieder sensibel einfühlend zuwandte? War es meine eigene Traurigkeit ob der so großen Kraft und Zeit, die seine Pflege inzwischen von mir erforderte? Beides mag stimmen. Doch hinter dieser Ebene der Traurigkeit, durch die ich durchgehen musste, während ich mich neu auf die Pflege einstimmte, lag eine Ebene der Freude im Miteinander der Gesten, voller Harmonie und inniger Nähe. Aus dieser Ebene jenseits der Alltagswelt strömten Kraft und Hilfe für die alltägliche Pflege. Pflege wurde Therapie in einem sehr umfassenden Sinn. Diese Erfahrung gehört zu den tiefsten Erfahrungen meines Lebens.

„Dass ich das erleben darf." Wach lag mein Mann eines Abends im Bett, es muss in der ersten Hälfte des Jahres 2011 gewesen sein. Er schaute mich in tiefer Freude an, als ich an sein Bett trat, um ihn zu lagern, und begrüßte mich mit diesen Worten. Für seine Verhältnisse waren dies inzwischen sehr viele Worte. Edi strahlte, mehr, als ich es je zuvor gesehen hatte. Das Strahlen, das in seinen Augen lag und von seinem Gesicht,

ja seinem ganzen Leib ausging, war erfüllt von tiefer, staunender Dankbarkeit. Ich fühlte wie er. „Ja, es ist ein großes Geschenk", sagte ich. Trotz aller hohen Belastung, die Edis Erkrankung mit sich brachte, fühlte auch ich so. Mein Mann versuchte mehr zu sagen und fand die Worte nicht. Doch das war nicht wichtig. Wir verstanden uns auch ohne äußere Worte.

Wandlungswege

Sonne
in deinem Gesicht
mich anstrahlend.
Atmende Gesten
schwingendes Wort
lippenlos
von Herz zu Herz
Kraftquell der Liebe.

Besonders während des Gehens und Stehens mussten wir Pflegenden jetzt noch aufmerksamer werden und noch mehr in der Präsenz des Augenblickes sein. Im Frühsommer 2011 wagte auch ich an manchen Tagen, wie Heike und Ingrid es bereits regelmäßig taten, nur noch, mit meinem Mann einige Schritte zu gehen, wenn ein anderer Mensch in Rufweite war und uns den Rollstuhl bei Bedarf schnell herbeibringen konnte. Wenige Monate zuvor, im Frühjahr, hatte ich Edi noch fast täglich draußen begleitet, an guten Tagen hatten wir hundert Meter und mehr geschafft. Dann waren die Wege, die möglich waren, sehr schnell kürzer und kürzer geworden, bis es jetzt nur noch wenige Meter waren.

Bereits ein Jahr zuvor hatten wir die Badezimmertür umbauen lassen. Seitdem ging sie nach außen auf, und es war Platz, zur Not auch den normalen Rollstuhl direkt vor die Haltegriffe am Waschbecken zu schieben, so dass Edi dort aufstehen konnte. Für den anschließenden Weg in ein anderes Zimmer reichte die Kraft nur noch an guten Tagen. Wenn Edi im Bad stand, konnte ich ihm in den feinen Impulsen, die wir nun kannten, wieder zu einer aufrechten Haltung verhelfen. Auch das Badezimmer hatte ich inzwischen lasiert und Kunstdrucke an seine schmale Tür gehängt, auf die Edi schauen konnte, während er im Badezimmerrollstuhl saß. Dieser kleine Ort unserer Wohnung, in dem wir inzwischen sehr viel Zeit gemeinsam verbrachten, war wohnlich geworden.

Unsere „Wanderlieder“ halfen mit fortschreitendem Krankheitsverlauf weniger und weniger, um voranzukommen. Edi nahm die Musik zwar wahr und freute sich an ihr, doch seine Füße stimmten immer weniger selbstverständlich in die Bewegung ein. Aus dem Moment heraus entwickelte sich aus einem unserer bisher so hilfreichen Lieder ein Spruch, in leichter Abwandlung des Liedtextes:

„Schritt für Schritt,
Schritt für Schritt,
einer nimmt den andern mit.“

Dieser kleine Vers, in klarem Rhythmus gesprochen und von mir mit festen Schritten begleitet, verhalf Edi noch zum Gehen, als die Lieder es nicht mehr vermochten, seine Füße in Bewegung zu bringen. Edi sprach bald immer seltener den gesamten Vers mit. Stattdessen bekam die letzte Silbe der Zeile einen Akzent, vorher hielt ich kurz inne, bevor es neu weiterging und mein Mann in den Vers einfiel:

„Schritt für Schritt,
Schritt für Schritt,
einer nimmt den andern …“

„… mit!!“, ergänzte Edi deutlich, klar und freudig.

War mein Mann zu schwach für eigene Schritte, so nahmen wir jetzt manchmal die Fußstützen des Rollstuhls ab, während wir den Rollstuhl langsam schoben. So konnte Edi im Stuhl sitzend zumindest seine Füße mitbewegen. Heike hatte uns diese Fortbewegungsmethode gezeigt, und auch hier war es jetzt nur noch das sehr klar und rhythmisch gesprochene Wort, das Edi anregte, seine Füße zu setzen. Zunächst trippelte er noch von allein mit, später halfen wir ihm, indem wir seine Füße bei den ersten Schritten im Rhythmus anhoben.

Nicht nur in der Körperpflege, auch in der Nahrungsaufnahme traten mein Mann und ich zwischen Sommer 2010 und Sommer 2011 in einen Bewegungsstrom tragender Gesten ein. Immer weniger selbstverständlich aß Edi genügend, und zwischen mir und ihm entwickelte sich die Nahrungsaufnahme zu einem wortlosen Gespräch gemeinsamer Handlung. Langsam und doch stetig dehnte sich im Verlauf dieses Jahres die Zeit beim Essen immer mehr, noch mehr als bisher. Es dauerte sehr, sehr lange, bis eine Mahlzeit gegessen war: Eine Stunde und mehr war keine Seltenheit, dazu kam noch die Zeit für das Trinken. Kleine bahnende Impulse, die ich wie nebenbei geben konnte, waren meist nur noch zu Beginn einer Mahlzeit möglich. Selbst um sie geben zu können, ja um Edis Aufmerksamkeit überhaupt auf die Mahlzeit richten zu können, musste ich mein eigenes Tempo ganz zurücknehmen und mich in meinen Worten und Gesten ganz auf seine sehr, sehr langsamen Reaktionszeiten einstellen.

Eintreten in die reine Gegenwart.

> „Schau mal." Langsam deute ich auf Edis Teller, lächle dazu, nehme selbst mit meinen Sinnen Geruch und Aussehen seiner Mahlzeit auf. Ich sage vielleicht „Mmmh." Schaue ihn an, strahle ihn an. „Da ist etwas Leckeres zum Essen für dich." – Warten. – Kartoffeln, Gemüse, Würstchen … was es auch war. „Mmmh", antwortet Edi nach einer Weile und betrachtet das Essen. Er hat mich wahrgenommen, er hat das Essen wahrgenommen. Mit seiner ganzen Aufmerksamkeit ist er dem Essen zugewandt. Jetzt kann ich weiterfragen. „Magst du?" „Ja", nickt er. Langsam nehme ich die Gabel und führe sie in die Höhe. Sieht Edi, was ich tue? Ja, er ist aufmerksam. Ich führe die Gabel zu seinem Teller – mein Mann folgt meiner langsamen Bewegung mit seinen Augen. Ich schiebe langsam Essen auf die Gabel – Edi schaut aufmerksam zu und folgt mit seinen Augen meiner Hand, mit der ich die volle Gabel nach oben führe, sehr langsam. Edi wird aktiv. Langsam hebt er seine Hand und greift in die Luft, in Richtung Gabel. Ich halte inne. Einladend halte ich ihm die Gabel hin, warte. Er nimmt sie aus meiner Hand. Oft führt er sie selbst weiter zum Mund und ich trete mit meiner Tätigkeit ganz zurück. Stockt seine Bewegung im Anschauen der Gabel, die er in der Hand hält, gebe ich Edis Hand einen winzigen Impuls in Richtung Mund. Tätig bin ich und zugleich respektvoll wartend. Es fühlt sich an, als ob wir eine einzige Person seien. Hat Edi den Bissen im Mund und ihn gekaut, berühre ich behutsam die Gabel, fragend – wird er sie mir übergeben? Er nickt. Wieder fülle ich die Gabel mit Essen, führe sie langsam nach oben, halte inne. Lässt im Laufe einer Mahlzeit Edis Konzentration nach, führe ich selbst Gabel, Löffel, Brot bis an seinen Mund. Ich trete noch mehr in innere Beziehung zu meinem Mann. Edi taucht in

> meinen langsamen Bewegungsstrom ein, und ich schwinge zugleich in seine feinen Bewegungen ein. Indem ich mit der Gabel zu seinem Mund komme, öffnet er ihn. In dem Rhythmus, in dem Edi seinen Mund öffnet, reiche ich ihm das Essen.

Während der Essensgabe störte es den Prozess, wenn ich reflektierte. Erst im Nachhinein war dies möglich. Um meinem Mann zu helfen, musste ich alles eigene Wollen zurückstellen und durfte doch nicht einfach nur abwarten. Aktivität seitens meines Mannes kam nur, wenn ich sie in ihren feinsten Äußerungen wahrnahm und mit meiner eigenen Aktivität verstärkte. Und doch war es im Erleben nicht mein Handeln. Sobald ich mich mit meinen eigenen Bewegungen nicht mehr in höchster Konzentration an dem Wollen meines Mannes – an seinen feinsten Muskelbewegungen – orientierte, machte er den Mund nicht mehr auf oder schob die Gabel mit seiner Hand weg. Auch meine Freude über eine Antwort oder eine Bewegung seinerseits durfte ich nur still in mir bewegen, sonst störte sie den weiteren Prozess. Edi schwang nur in meine Bewegungen ein, wenn ich selbst in einem Zustand intensiver Aufmerksamkeit war und ganz eingetaucht in seine Bewegungen Initiative ergriff oder wartete.

Auch im Trinken entstand zwischen meinem Mann und mir ein Strom gemeinsamer Gesten, die sich zu einer Einheit verwoben.

> In sehr langsamer Bewegung halte ich Edi sein Glas hin. Ich halte inne. Hat Edi mich wahrgenommen? Ja, er schwingt in meine Bewegung ein und hebt langsam seine Hand. Sie berührt das Glas, umfasst es. Ich lasse das Glas vorsichtig los und überlasse es ihm. Mein Mann führt es zum Mund, selbstständig. Er stellt das Glas wieder ab. Warten. Wieder nehme ich das Glas und hebe es langsam hoch, zeige es Edi fragend. Er schaut es an und ergreift es langsam. Wie beim Essen sitze ich ganz aufmerksam im tätigen Warten neben ihm. Meine Hand ist bereit, jederzeit Edis Hand zu helfen, eine behutsame Bahnung in Richtung Mund zu geben, ihm zu helfen, noch mehr zu trinken. Nach einigen Schlucken lässt Edis Kraft nach. Jetzt halte ich ihm das Glas fragend hin und er greift nicht danach. Vorsichtig führe nun ich das Glas näher an seinen Mund und er nickt, meine wortlose Geste bejahend: Ich darf ihm das Glas an die Lippen führen, und er kommt mit feinen Bewegungen des Mundes entgegen.

Waren wir in unserer „Trinkchoreographie“ angekommen, konnte Edi ein großes Glas von ca. 300 ml für seine Verhältnisse sehr schnell in etwa fünfzehn Minuten austrinken. Er stimmte zu und machte mit – und gleichzeitig hieß es immer wieder, Widerstand behutsam zu überwinden. Nie verweigerte mein Mann sich ganz. Und doch gab es immer wieder Momente, in denen ich spürte, wie die viele Zeit, die wir auf das Trinken verwenden mussten, anstrengend war, auch für ihn. Es gibt ein Foto (Seite 241 unten), auf dem Edi voller Skepsis schaut, weil er trinken soll. Unsere Choreographie trug uns dennoch, nicht immer nur freudvoll, und doch musste es sein, ich fand keinen besseren Weg, die nötige Trinkmenge zu erreichen. Die bisherigen Wege, Edi beim Trinken zu helfen, ergänzten diese Choreographie, und weiterhin war es die Abwechslung der Methoden, die Edi genügend trinken ließ: neben unserer „Trinkchoreographie“ wie zuvor Trinksprüche, Obststücke, der Löffel, anregende Sätze auf Bulgarisch und vereinzelt ein „Prost“.

Dieser Strom der Gesten trug nur in stetiger Gewohnheit. Jede schlechte Erfahrung brachte ihn nicht nur für den Moment zum Erliegen. War ich bei der vorigen Mahlzeit ungeduldig geworden und hatte meinen Mann innerlich nicht gut erreicht oder sogar versucht, das Essen zu forcieren, so wirkte dies nach. Edi saß da und reagierte nicht oder biss sogar den Mund fest zu. Es brauchte Zeit und Ruhe, den Bewegungsstrom neu zu finden. Vertrauen musste neu gebildet werden. Erst dann war mein Mann bereit, sich wieder auf das gemeinsame Essen und Trinken einzulassen, erst dann lächelte er mich wieder an, schaute aufmerksam auf die Mahlzeit, schwang in meine Bewegungsimpulse ein, machte den Mund auf, aß und trank.

Auch bei Heike und Ingrid dehnte sich die Zeit der Gabe von Essen und Trinken in der ersten Jahreshälfte 2011 immer mehr. Auch sie mussten viele Pausen machen, anders aß Edi gar nicht mehr. Beide nahmen den Kontakt stärker als ich auch über das gesprochene Wort auf. „Herr Naudascher, essen Sie noch einen Bissen.“ Oder „Herr Naudascher, nehmen Sie noch einen Schluck.“ Edi nickte. Und dennoch waren die Mengen begrenzt, die er auf diese Weise zu sich nehmen konnte. Immer hatten die beiden Pflegerinnen Sorge, Edi könne nicht genügend essen. Wir Pflegenden standen im engen Austausch miteinander, und manches Mal holte ich zu kleine Essensmengen später am Tag nach. Im Bewegungsstrom gemeinsamer Gesten, der in dieser Art nur zwischen Edi und mir lebte, war dies vergleichsweise leicht.

Edi aß weiterhin mit uns am Tisch. Alle Tischgespräche bekamen jetzt Pausen, in denen wir alle wie intuitiv innehielten. Wenn uns Menschen besuchten, spürten sie dies fast immer und waren gleichfalls für Momente still, ohne dass ich sie darum bitten musste. In diesen Pausen war Zeit für die langsamen Bewegungen der Nahrungsaufnahme, mit denen ich Edis eigene Aktivität unterstützte. Vera, unsere Tochter und manche ihrer Freundinnen brachten fröhliche Unbekümmertheit in die Runde, und doch waren auch die Kinder fast immer von selbst für Momente still, wenn wir Erwachsenen innehielten. „Es ist so friedlich bei euch", so wurde uns immer wieder gesagt. Wenn Anna Laura und ich abends fertig gegessen hatten, las ich ihr weiterhin vor und reichte Edi gleichzeitig zu essen. Damit Edi in meine Bewegungen eintauchen konnte und selbst tätig werden konnte, mussten die Kunstpausen im Lesefluss länger und länger werden. Eigenartigerweise war es mit zunehmendem Krankheitsverlauf leichter, nicht am Satzende, sondern mitten im Satz … bahnen … Essen reichen … zu unterbrechen. Auch wenn dies keine ganz stimmige Situation war, so war es zeitlich nicht anders möglich, wollte ich unserer Tochter vorlesen, so sehr langsam aß Edi jetzt.

Im Frühjahr 2011 verlernte mein Mann, sich die Zähne richtig zu putzen. Offensichtlich hatte er auch hierzu keine richtige Körperwahrnehmung mehr. Viele Essensreste fanden sich in den Backentaschen und innerhalb weniger Monate bekamen die vorher so guten Zähne Löcher. Auf unsere Bitte, den Mund für die Zahnbürste zu öffnen, konnte Edi jetzt nicht mehr mit der entsprechenden Bewegung reagieren. Unbewusst begann ich, die gewünschte Bewegung vorzumachen. Auch half es, vorsichtig mit der Zahnbürste Edis Mundwinkel zu berühren und meinen Mann auf diese Weise anzuregen, den Mund zu öffnen. Es war ein mühsamer Kampf, die Zähne zu erhalten, zumindest so weit zu erhalten, dass Kauen möglich war und Edi keine Schmerzen hatte. Mehrere Zahnarztbesuche füllten die wichtigsten Löcher. Edi kannte den Zahnarzt viele Jahre, erkannte die Situation wieder und machte für seine Verhältnisse gut mit. Dennoch war es sehr mühsam, gelang nur mit Hilfe von Mundkeilen und meiner Hilfe und war für alle Beteiligten eine sehr große Herausforderung. Schließlich brach – ich greife vor – trotz aller Bemühungen im Jahr 2012 der erste Schneidezahn ab. Ich ließ ihn nicht ersetzen. Es wäre nur mit einer Narkose möglich gewesen, und es war zu dieser Zeit bereits absehbar, dass mein Mann nicht mehr lange leben würde.

Anregungen und Hilfe in Therapien

Ab Ende Oktober 2010 erhielt mein Mann mit Unterbrechungen einmal pro Woche Kunsttherapie, bis seine Kräfte im Sommer 2012 dies nicht länger erlaubten. Die Kunsttherapeutin kam auf Hausbesuch, brachte Farben mit, ich besorgte große Bögen Papier. Beim ersten Mal betrachtete Edi alles sehr aufmerksam. Als ich nach der Stunde ins Zimmer trat, hatte er, angeregt durch die Gegenstände auf dem Tisch, unter behutsamer Führung der Kunsttherapeutin ein Stillleben gemalt. Mehr noch: Er hatte sein Bild mit E. Naudascher signiert (Seite 251). Es war sicher ein Jahr her, seit mein Mann zuletzt etwas unterschrieben hatte, und ich sah voller Staunen auf seine Schrift. Die Freude am Zeichnen, erworben in der Jugend, sprach aus Edis Blick. In der nächsten Kunsttherapiestunde fragte er nach dem Datum und schrieb es auf das Bild (Seite 252), dazu sein Namenskürzel EN, das ich so gut aus Universitätstagen kannte und mit dem er in seiner Jugend seine Zeichnungen signiert hatte. Seit seiner Erkrankung hatte Edi dieses Namenskürzel nicht mehr verwendet, und mir traten Tränen in die Augen.

In den ersten Kunsttherapiestunden saß oft Anna Laura mit im Raum, malte auch, und Vater und Tochter waren vertieft. Name und Namenskürzel erschienen kein zweites Mal, doch Freude und Aufmerksamkeit beim Malen blieben. Zu Beginn der Kunsttherapie waren es noch Stillleben, die Edi malte, und unsere Zweitklässlerin sagte überzeugt, ihr Papa könne sehr schön malen, und malte Ähnliches wie er. Im Laufe der Monate gab die Kunsttherapeutin Formen vor, anhand derer Edi gestaltete, und Anna Laura zog es vor, bei mir zu sein. Manchmal, besonders wenn mein Mann müde war – es war der Tag, an dem er am späten Vormittag weiterhin mit bei Anna Lauras Cellounterricht war –, zeichnete Edi in einer Stunde nur wenige Striche. Auch in sehr wachen Stunden machte er immer wieder minutenlange Pausen. Kunsttherapie war anstrengende Arbeit. Mit zunehmendem Krankheitsverlauf nickte mein Mann zwischendurch kurz ein. Die Kunsttherapeutin wartete, sprach ihn nach einer Weile behutsam an und regte ihn an, weiterzumachen. Die Atmosphäre im Raum während der Entstehung dieser Bilder war wirklich beeindruckend. Ich und Anna Laura, wir gingen nur auf Zehenspitzen in den Raum, um das, was dort geschah, nicht zu stören. Die Kunsttherapeutin vermochte es, die Umgebung für eigene Aktivität meines Mannes zu schaffen. „Ja", nickte Edi jedes Mal, wenn sie kam und ihn fragte, ob er malen wolle.

„Ich bin beeindruckt von deinem Mann. Er zieht so viele Verbindungen. Das ist etwas sehr Seltenes."

Solche Worte über Edis Fähigkeiten hatte ich sinngemäß mehrere Menschen in der Zeit sagen hören, als Edi – damals für mich Professor Naudascher – noch gesund gewesen war. Ich fühlte mich durch diese Worte der Kunsttherapeutin an die Zeit erinnert, in der Edi gedankliche Verbindungen gezogen hatte, Verbindungen zwischen den verschiedensten Lebensbereichen, die äußerlich getrennt und doch auf einer tieferen Ebene alle miteinander verwoben sind. Ich fühlte mich an Edis Lesebücher erinnert. Diese Worte jedoch wurden gesprochen in einer Phase, in der ich auf dem Blatt Papier auf den ersten Blick kaum mehr als ein Gewirr von Linien sah. Was für ein Gekritzel, hätte mancher Außenstehende denken können. Die Kunsttherapeutin sah Edis Persönlichkeit am Werk, die nicht einfach beliebig zeichnete, sondern auf dem Papier Verbindungen zog. Sorgfältig und ganz aufmerksam führte mein Mann den Stift. Immer wieder schien er nachzusinnen, bevor er eine neue, zitterige Linie zog. „Ich habe dies noch bei keinem anderen Demenzpatienten so erlebt", sagte die Kunsttherapeutin. Meine Ebene der Begegnung mit meinem Mann war nicht die des Malens. Um auch in dieser Ebene Edis Persönlichkeit wahrnehmen zu können, brauchte ich die Wahrnehmungsfähigkeit eines anderen, geschulten Menschen.

Nach der Kunsttherapie war Edi jedes Mal deutlich wacher und selbstständiger. Dies war sehr schön wahrzunehmen, und zugleich war es beim anschließenden Abendessen eine Herausforderung. Denn auch beim Essen wollte er jetzt nicht nur zu Beginn der Mahlzeit selbstständig sein und ließ meine Hilfe zunächst nicht zu. Nur bestand im Gegensatz zur Kunsttherapie eine äußere Aufgabe: Edi brauchte eine ausreichende Menge an Nahrung und Flüssigkeit. Die in der Kunsttherapie erlebte Selbstständigkeit konnte ich ihm nicht erhalten, nicht für die ganze Mahlzeit. Edis Kraft hätte nicht gereicht. Jedes Mal erlebte ich, wie er traurig wurde, wenn ich ihm schließlich doch half, weil ich keinen anderen Weg sah. Und doch war es gut und sehr wichtig für ihn, in der Kunsttherapie zu erleben, dass er ganz in seinem eigenen Tempo arbeiten konnte und angenommen war.

Der Heileurythmist, der meinen Mann bereits seit Beginn seiner Erkrankung begleitet hatte, kam weiterhin auf Hausbesuch. In den Momenten, in denen Edi in der Heileurythmie aufrecht ging, half ich inzwischen gemeinsam mit dem Heileurythmisten, meinen Mann zu stützen. Edi machte in großer Freude alles mit. Mit zunehmendem Krankheitsverlauf schlief er auch während dieser Therapie manchmal kurz ein und der Heileurythmist wartete geduldig. Nach der Heileurythmie kam eine lange Ruhepause, in der Edi schlief, und danach stand er viel kräftiger und war viel sicherer beim begleiteten Gehen, als er vor der Heileurythmiestunde gewesen war.

Ab Dezember 2010 bis Juni 2012 kam regelmäßig auch eine Masseurin ins Haus. Im Wechsel massierte sie Edi entweder die Beine oder den Rücken, so wie es die spezielle Technik der Massage nach Dr. Simeon Pressel vorsieht. In großer Dankbarkeit, ja Innigkeit, nahm Edi die Massage an. Die Massage brachte, insbesondere nach der Beinmassage, fast immer eine große Klarheit des Bewusstseins und mehr Beweglichkeit. Nach der zweiten Beinmassage, im Dezember 2010, war eine verbale Kommunikation mit meinem Mann möglich, wie schon lange nicht mehr, und ich schrieb einige Begebenheiten dieses Tages auf. Einerseits gab Edi mir mit klaren Worten zu verstehen, was ihm nicht passte, was er sonst nie mehr tat. Beim Herausgehen aus dem Bad, als ich versuchte, ihn an allen Pflegeutensilien vorbei zu lotsen, brach es an diesem Tag aus ihm heraus: „Das ist zu schnell! Es ist immer zu schnell!" Ich war im ersten Moment sehr betroffen, doch dann auch sehr dankbar für seine Worte. Es hatte sich auf meiner Seite Ungeduld in diesen Moment unseres täglichen Rituals eingeschlichen, der fast am Ende der Körperpflege stand, ich wollte endlich fertig sein. Edis Worte waren mir Hilfe, mich wieder neu darum zu bemühen, den Bogen der Pflege durchzutragen bis zu dem Moment, in dem mein Mann im Rollstuhl oder im Bett angekommen sein würde. An diesem Tag nach der zweiten Beinmassage saß Edi am Tisch und malte konzentriert an einem Mandala. Er wählte ein kreisförmiges Mandala mit einem zentralen Kreis, von dem Strahlen ausgehen, und malte das Zentrum und einen Teil der Strahlen in lichtem Gelb und Orange (Seite 247 unten). Außerhalb des eigentlichen Mandalas zeichnete mein Mann viereckige Figuren, und Pfeile, die von ihnen aus nach innen auf das Mandala weisen. Spontan dachte ich: Edi gestaltet im Bild das, was die Massage ausgelöst haben mag: Abgelagerte, unbearbeitete Erlebnisse der Biografie kommen ins Licht und können integriert werden. (Die Masseurin hatte mir gesagt, dass die Massage Bilder der Vergangenheit heraufholen könne.) Ich zeigte auf die viereckigen Figuren und fragte ihn: „Edi, was ist das?" „Ziegelsteine", antwortete er mir, ohne seine Arbeit zu unterbrechen.

Ich deutete auf die Pfeile und fragte weiter: „Sollen die Ziegelsteine dort hinein?“ „Ja“, nickte er, klar und bestimmt. Als ich ihn bat, für das Mittagessen sein Gestalten des Mandalas zu unterbrechen, protestierte Edi deutlich. Er reagierte wie zu der Zeit, als er noch am Schreibtisch gearbeitet hatte und unwirsch geworden war, wenn ich ihn von der Arbeit zum Essen gebeten hatte. „Ja, da gibt es noch harte Kanten, die licht und rund werden wollen“, dachte ich. In den nächsten Tagen arbeitete Edi weiter sehr intensiv an diesem Mandala, mit dem er, so empfand ich es, Knoten der Vergangenheit löste.

Verbundenheit jenseits von Raum und Zeit

Die verbale Kommunikation mit meinem Mann wurde im Laufe dieses Jahres zwischen den Sommern 2010 und 2011 immer weniger. Fast alle seine Sätze brachen ab, weil Edi die Worte nicht mehr fand. Doch stattdessen nahm er mehr und mehr wahr, was wir Menschen um ihn herum dachten und fühlten. Nicht nur wenn wir ihn ansprachen, reagierte mein Mann auf unsere seelische Gestimmtheit, wie ich es bereits beschrieben habe. Es gab mehrere Erlebnisse, die mir zeigten, wie Edi ständig wie mit feinen inneren Fäden mit allem um ihn herum verbunden war. Er nahm wahr, was ich fühlte und dachte, selbst wenn ich im Nebenzimmer war. Nie hätte ich so etwas vorher für möglich gehalten, und nie in gesunden Tagen hatte ich Vergleichbares mit Edi erlebt. Nur in Berichten über Sterbende war mir dieses Phänomen bisher begegnet.

Eines Abends, es war im Herbst 2010, saß ich über einem schwierigen und für mich sehr wichtigen Buch. Für einen kleinen Arbeitskreis wollte ich ein Referat vorbereiten. Ich arbeitete im Wohnzimmer, mein Mann schlief im Schlafzimmer. Ich versuchte wieder und wieder, zu verstehen, was der Autor sagen wollte, und verzweifelte fast, weil es nicht gelang. Wie immer schaute ich zwischendurch nach Edi, um zu sehen, ob er schlief oder etwas brauchte. Als ich nach einiger Zeit des Arbeitens das erste Mal ins Schlafzimmer trat, begann mein Mann im Schlaf zu sprechen. Ich kannte das von ihm als ein seltenes Ereignis. „Da raucht der Kopf“, murmelte er, deutlich zu verstehen. Ich fühlte mich erkannt. Ja, Edi hatte mit dieser Aussage recht. Ich war zu sehr in den Details des Textes gefangen. Zurück am Text versuchte ich, mir innerlich einen Überblick zu verschaffen und den gedanklichen Aufbau des Textes als Ganzes in den Blick zu bekommen. Dabei hatte ich ein Schlüsselerlebnis und sah plötzlich, wie der Autor seinen Text gemeint haben könnte. Ich prüfte mein inneres Bild in späteren Kapiteln des Buches. Ja, tatsächlich, auch die Gedanken dort fügten sich in mein Bild. „So ist das gemeint", dachte ich ganz erstaunt. Ich saß vor dem Text und konnte kaum fassen, wie klar mir plötzlich der Inhalt des Buches war. Alle vorher so mühsam und sperrig erschienenen Textpassagen ergaben mit einem Mal Sinn. Kurz nach dieser beglückenden Erkenntnis schaute ich wieder nach meinem Mann. Auf seinem Gesicht lag staunende Freude, als ob er einen sehr schönen Traum hätte. Ganz behutsam nur trat ich näher. Wieder sprach er im Schlaf. „Jetzt ist es genau richtig", hörte ich und konnte es kaum glauben. Noch am nächsten Morgen war für Edi alles „genau richtig" oder „genau gut", selbst Heikes kalte Hand, die sie ihm zur Begrüßung gab und für deren noch nicht vorhandene Wärme sie sich entschuldigte. „Sie ist genau richtig warm", sagte mein Mann. Solche Erlebnisse, bei denen Edi sich auch verbal vergleichsweise gut äußerte, waren Sternstunden. Wie intensiv Edi meinen inneren Prozess miterlebt hatte, obwohl wir kein äußeres Wort gewechselt hatten, ja uns noch nicht einmal wach begegnet waren, überraschte mich nicht nur in diesem Fall.

In solchen besonderen Momenten war ich dankbar berührt von der tiefen Verbindung zwischen Edi und mir. In anderen Momenten war es eine wirkliche Aufgabe, an seiner Wahrnehmungsfähigkeit meines eigenen inneren Zustandes nicht zu verzweifeln. War ich nicht in meiner Mitte, spiegelte er mir dies sofort. Meistens spiegelte er es mir inzwischen durch Verweigerung. In besonderen Momenten sprach er es aus. „Du solltest dich einmal sehen", sagte er mir einmal und schaute mich undurchdringlich, ja abweisend an, als ich ihn in unausgeglichener Stimmung pflegen wollte.

Friedliche Stunden und weiterhin unterwegs

Edis Schlafbedürfnis wurde noch größer. Ende 2010 schlief er nachts elf bis zwölf Stunden und vormittags und nachmittags je noch einmal ein bis zwei Stunden. Inzwischen hatte ich an der Decke über dem Kopfende seines Bettes ein Bild befestigt. Wenn ich ins Zimmer trat und Edi bereits wach war, schaute er hingegeben und andächtig auf die „Madonna Terranuova" von Raffael. Wenn mein Mann wach im Bett lag, war von Unruhe nichts mehr zu spüren.

Alles dauerte jetzt sehr, sehr lange. Edi konnte zum Beispiel einen winzigen Fussel auf Heikes Bluse entdecken oder sonst etwas Besonderes. Seine Hand schwebte zeigend in der Luft, wortlos – so kleine Dinge konnte er nicht mehr ergreifen. Heike ließ ihn zeigen. Als ob sie alle Zeit der Welt hätte, lächelte sie und sagte: „Da ist ein Fussel, Herr Naudascher, nicht wahr?" „Ja", sagte Edi und nickte. Er fühlte sich wahrgenommen. Die Ruhe in der Pflege, das Lächeln und die Dankbarkeit meines Mannes waren wohltuend, auch im Zusehen. Oft blieben Anna Laura und ich noch eine Weile da, bevor wir zu zweit zu einem unserer immer noch regelmäßigen Ausflüge aufbrachen.

Es gab in diesem Jahr immer weniger Aktivitäten, für die Edis Kraft reichte, und Anna Laura und ich waren immer wieder recht häuslich in die Ruhe von Edis Alltag hineingenommen. Doch dank Vera konnte Anna Laura weiterhin vielen kindgemäßen Aktivitäten nachgehen. Im Herbst 2010 saß mein Mann noch oft mit einem Buch am Tisch. Fast nie mehr schlug er jetzt die Seiten um und vertiefte sich stattdessen in das, was er auf der aufgeschlagenen Seite vorfand. So wählte ich jetzt nur noch Bücher, in denen Text und Bild einer Doppelseite eine inhaltliche Einheit bilden. Auch bot ich Edi immer wieder dieselben wenigen Bücher an. Wenn ich meinem Mann fragend eine aufgeschlagene Doppelseite zeigte, nickte er, wenn sie ihm gefiel. Gegen Ende des Jahres 2010 verlernte Edi allmählich zu lesen. Wenn er versuchte, mir das Gelesene mitzuteilen und es mir dazu vorlas, ließ er Wörter aus und ergänzte das Fehlende durch etwas Eigenes, zunächst noch sinnvoll. Dann begann Edi, sich zu verlesen: Er las mir Worte mit einem ähnlichen Schriftbild vor. Einige Zeit lang bemerkte er seinen Irrtum und korrigierte sich, dann korrigierte er sich nicht mehr. Dennoch saß er in den ersten Monaten des Jahres 2011 noch sehr gerne mit einem Buch am Tisch und schaute die Bilder an.

Auch beim Klavierspiel zeigte sich, dass Edi das Schriftbild nicht mehr sicher wahrnahm. Immer öfter spielte er nicht das Lied, das aufgeschlagen war. Weihnachten 2010 schenkte ich meinem Mann ein Heft mit Weihnachtsliedern, in einem klareren Layout als die Hefte, die wir bis dahin hatten. Meine Mutter war zu Besuch und sagte ihm: „Das geht doch sehr gut, Edi." Skeptisch schaute er sie an: „Naja." Und doch spielte er mit großer Freude. Im Laufe der kommenden Monate geschah es, dass mein Mann das Lied, mit dem er begonnen hatte, plötzlich in ein anderes Lied überführte. Auch regten ihn die Noten allein nicht mehr zum Spielen an. So begann ich, Edi die ersten Töne eines Liedes vorzuspielen. Er hörte und sah aufmerksam zu und spielte danach allein weiter. Bald verließ er die von mir angespielte Tonhöhe und spielte in den obersten Oktaven des Klaviers weiter, hell klang es, sehr licht. Aus den Liedern wurden Improvisationen. Eine halbe Stunde und länger konnte Edi am Klavier vertieft sitzen. Oft hielt ich in der Hausarbeit inne, wenn ich ihn so spielen hörte, so heiter und leicht klang es. Auch Anna Laura sprang dann oft zum Klavier und schaute Edi lächelnd zu.

Wenn Edi Mandalas malte, so malte er jetzt Muster von parallelen oder sich kreuzenden Linien und auch Kreise und Spiralen (letztere angeregt durch Anna Lauras Formenzeichnen in der Waldorfschule). Wann genau Edi aufhörte, flächig auszumalen, kann ich zeitlich nicht mehr zuordnen. Auch wenn mehr und mehr Lücken in Edis Fähigkeiten auftraten, so tat er doch das, was er tat, mit großer Ruhe, mit Freude und mit einer sehr friedvollen Ausstrahlung. „Es tut gut, zu euch zu kommen.“ Solche Äußerungen erhielt ich immer wieder.

An einem Nachmittag, an fast allen Abenden und an ganzen oder halben Tagen am Wochenende waren wir als Familie weiterhin nur zu dritt. Es mag für die Lebenssituation, in der wir standen, schwer vorstellbar sein, und doch war es so: In den Stunden – mehr waren es oft nicht –, in denen nur Edi, Anna Laura und ich gemeinsam in der Wohnung waren, erlebten wir viele Momente tiefer Nähe, und es war wichtig für uns, diese Zeiten als Familie zu haben. War allerdings die Zeit zu dritt zu lang, so war Anna Laura natürlich alles viel zu langsam. Meistens aber war sie zufrieden, leistete uns beiden oder Edi Gesellschaft, half mir in der Küche oder beschäftigte sich für sich.

Wenngleich die Aktivitäten weniger und viele auch kürzer wurden, so waren wir dennoch weiterhin mehrmals pro Woche mit Edi unterwegs. Mit welch strahlendem Blick nickte jetzt mein Mann, wenn ich ihm sagte, wir würden etwas unternehmen. Selbst wenn ich ihn dazu wecken musste – und dies war jetzt meist der Fall –, so nickte er und ließ sich aufmerksam und freudig beim Aufstehen helfen. In Anna Lauras Cellostunde schlief Edi jetzt jedes Mal ein. Wenn er wieder aufwachte, hörte er erneut hingegeben zu. Danach gab es etwas zu trinken, während wir auf den Rollstuhltransport zurück warteten. Zu Hause konnten wir uns an den von Vera gedeckten Mittagstisch setzen, und nachmittags schlief Edi sehr, sehr viel. Waren wir im Café, so band ich Edi, wie zu

Hause auch, eine große weiße Serviette um den Hals, gehalten von einer Serviettenkette, damit es schön aussah. Ich dickte den Kaffee an, und auch im Café traten wir in den Bewegungsstrom der Nahrungsaufnahme ein. Unser Miteinander berührte andere Menschen, und immer wieder wurde ich angesprochen. Meistens wurde mir eine Anerkennung dafür ausgesprochen, wie liebevoll ich mit meinem Vater umgehe. Ich bedankte mich und stellte gleichzeitig richtig, denn das war mir wichtig, auch für Edi: „Er ist mein Mann." Den Menschen war ihr Versehen immer sehr peinlich. „Das konnten Sie ja nicht wissen", sagte ich und bedankte mich noch einmal für die Ermutigung.

Wir wurden eingeladen, einmal im Monat an einem Treffen ehemaliger Mitglieder des Instituts für Hydromechanik teilzunehmen, des Instituts, an dem Edi geforscht und gelehrt hatte. Auch Anna Laura war eingeladen. Die ehemaligen Institutsmitglieder trafen sich in einem griechischen Restaurant und nahmen uns sehr herzlich auf. Edi erkannte nach kurzem Zögern alle wieder und strahlte sie an. Gut gehe es ihm, antwortete er auf Nachfrage. Fröhliche Tischgespräche umrahmten das Essen, und Edis Blick ging von einem zum anderen. Immer wieder nickte er, lächelte und schaute mit großen Augen um sich. Alle anderen um ihn her aßen und tranken. Wie nebenbei konnte ich Edi Essen und Trinken reichen, er war so eingetaucht in alles, was er sah, dass er ganz selbstverständlich den Mund öffnete, wenn ich mit der Gabel oder dem Glas kam. In den langen Jahren seiner Dienstzeit waren menschliche Verbindungen gewachsen, und das gute Institutsklima, das ich als junge Studentin geschätzt hatte, war in diesen Ehemaligentreffen zu spüren.

Was musste ich nicht jedes Mal packen und mitnehmen, wenn wir unterwegs aßen. Serviette, Serviettenkette und Feuchttücher (inzwischen fasste Edi oft mit den Fingern ins Essen, ohne mit ihnen den Weg zum Mund zu finden). Wir brauchten Medikamente, sodann Andickungsmittel und Rührer und sehr viele Taschentücher für die während des Essens ständig laufende Nase. Wenn wir längere oder gar abendliche Aktivitäten machten, war dies inzwischen nur noch möglich, wenn Edi dies am Tag zuvor oder am Tag danach durch genügend Ruhe und Schlaf ausgleichen konnte.

Im Jahr 2011 machten wir wieder Urlaub am Bodensee, in denselben Wohnungen wie in den zwei Jahren zuvor. Meine Mutter war in diesem Jahr verhindert. Heike kam mit uns, zusammen mit ihrem zweijährigen

Sohn Moritz, und Anna Laura war plötzlich eine große Schwester, was sie sehr genoss. Auch Edi und Moritz nahmen eine intensive Beziehung auf und lachten sich immer wieder an. Eine unserer drei Urlaubswochen unterstützte uns zusätzlich Katharina, von der ich noch erzählen werde, eine weitere Woche war Hannerose in ihren Ferien bei uns. Würde alles ins Auto des Rollstuhltransportes passen? Dieses Jahr würden wir auch ein hohes Bett mitnehmen. Wir hatten die Wohnung im Jahr zuvor ausgemessen. Für ein Pflegebett war sie zu klein, doch unser altes, zerlegbares, hohes Bett würde in die Ferienwohnung hineinpassen. Auch das größte Auto des Rollstuhltransports hatte ich ausgemessen und für unsere Fahrt bestellt. Doch als alles vor der Haustür stand, wurde ich unsicher angesichts all der Dinge, die wir mitnehmen wollten: zwei Rollstühle, Scalamobil, die Bretter des Bettes und die Weichlagerungsmatratze, diverse Koffer und Taschen, dazu Kartons mit all den nötigen Decken, Lagerungskissen und weiteren Pflegeutensilien ... „Kein Problem, das passt." Der Fahrer, der uns abholte, hatte im Nu alles verstaut, und Edi saß mit großen Augen im Rollstuhl angeschnallt inmitten all unserer Habseligkeiten. „Ich habe früher als Möbelpacker gearbeitet", antwortete der Fahrer nur auf meinen Dank und meine Anerkennung für sein schnelles Packen. Welch Glück, dass es genau dieser Fahrer war, der uns hinfuhr. Drei Wochen später wollte sich der Fahrer, der uns am Bodensee abholte, erst weigern, uns zurück nach Karlsruhe zu bringen. „Ich bin doch kein Möbeltransport!", sagte er. Nur mit Mühe und nachdem er sich bei seinem Chef rückversichert hatte, ließ er sich überzeugen, uns zurückzufahren.

Als wir ankamen, schaute Edi mit großen Augen auf den Bodensee. Nach einer kleinen Weile trat wiedererkennende Freude in sein Gesicht. Und doch, was war es für ein großer Unterschied zum Jahr zuvor. Wie viel mehr war im vorigen Jahr möglich gewesen. Jetzt, in der Umgebung, in der wir lange nicht gewesen waren, sah ich erst, wie stark die Krankheit im Laufe des Jahres schleichend vorangeschritten war. Lesen auf der Terrasse oder im Garten – nicht mehr möglich. Pflege im Stehen – Edis Stand äußerst unsicher, und Pflege im Stehen nur in absoluter Geistesgegenwart meinerseits zu verantworten. Gehen – nicht mehr aufrecht und nur noch äußerst kurze Strecken mit fast immer sehr starker Unterstützung. Essen und Trinken – sehr, sehr mühsam. Schiffsfahrten – für meinen Mann an der Grenze zur Überforderung. Edis physische Kräfte reichten nur noch für wenige Ausflüge, und er hatte Mühe, die Eindrücke zu verarbeiten. Dieses Jahr blieben wir daher viel auf dem schönen Grundstück am See, und manchmal schlief Edi tagsüber draußen im Multifunktionsrollstuhl. Wie in den vergangenen Jahren hatten wir sonniges Wetter und viel Freude am und im See.

Es war ein schöner Urlaub. Mein Mann liebte es, mit Blick auf den Bodensee zu essen und zu trinken. Doch im nächsten Jahr …? Nein, es war auch dieses Jahr schon fast zu viel für Edis Kräfte. Ich buchte die Wohnungen nicht für den kommenden Sommer.

Perlensuche: Kraftquellen

„Und wie können wir so sicher sein, was zum Besten der Angehörigen solcher Menschen gereicht?"

Edi 1998 [1]

Ein viertes Mal möchte ich innehalten und reflektieren. Im vergangenen Jahr, von Sommer 2010 bis Sommer 2011, vermeinten manche Menschen, die Edi nur kurz erlebten, er könne seine Bedürfnisse nicht mehr ausdrücken. Nicht, dass sein Blick teilnahmslos gewesen wäre. Doch mit Worten konnte er sich kaum noch verständlich machen, er sprach allenfalls noch einzelne Sätze oder Halbsätze. Wie es ihm ging, zeigte er auf andere Weise. Jede Geste, jedes Lächeln, Edis Mimik – alle Äußerungen meines Mannes lernte ich zu lesen, und zugleich lernte ich, mich selbst so langsam und in achtsamer Zuwendung zu bewegen, dass Edi aufmerksam wurde und wir weiterhin in der Pflege in gemeinsame Tätigkeit eintreten konnten. Alles wurde noch viel langsamer als im Jahr zuvor, als wir begonnen hatten, durch Gesten miteinander zu kommunizieren. Zugleich entstand ausgehend von der Pflege eine noch tiefere Verbundenheit zwischen uns, und immer deutlicher öffnete sich uns ein anderer Bewusstseinszustand. Es war ein Bewusstsein von Präsenz und Geistesgegenwart, aufmerksam und von Liebe durchwebt. Dort erlebte ich Edi als sehr anwesend. Edi und ich, Anna Laura und auch viele Menschen, die uns besuchten, wurden wie über uns hinausgehoben. Wir betraten ein Land, in dem wir nicht im üblichen Sinne voneinander getrennt waren. In der vorhergehenden Krankheitsphase hatten wir dieses Land manchmal berührt, nun lebten wir in ihm. Im besten Sinne flossen alle Kräfte zusammen. Die Erwachsenen gestalteten und die Kinder staunten. So manches Besuchskind trat in diesen Prozess ein, wurde still und andächtig, Edi zugewandt, und dann neu aktiv. „Psst, das ist für Papa zu laut". Immer wieder musste ich dies sagen. Und doch waren gerade die Mahlzeiten, in denen dieser scheinbare Widerspruch herrschte, sehr schön. Vieles lief gleichzeitig, musste gleichzeitig laufen, sonst wäre es zeitlich gar nicht möglich gewesen.

Im zunehmend wortlosen Beisammensein wurde die Pflege ein Tor zu Erfahrungen noch größerer Nähe. Die Grenzen des distanzierten Bewusstseins lösten sich auf. Um in dieses Miteinander mit meinem Mann eintreten zu können, musste ich innerlich zunächst ganz zur Ruhe kommen und alle Gedanken und Emotionen des Alltags loslassen. Erst dann konnte ich eintreten in unsere wortlose Begegnung in strömenden Gesten, in Gesten, die uns beiden Kraft schenkten, die verwandelnd und heilend wirkten. Dies Erlebnis gehört, wie ich bereits geschrieben habe, zu den tiefsten Erfahrungen meines Lebens. In der Außenwahrnehmung war diese heilende und Kraft spendende Sphäre, die sich meinem Mann und mir durch die Pflege erschloss, sehr wohltuend. Sehr oft wurde ich darauf angesprochen, wie gut es tue, uns in unserem Miteinander zu erleben. Zugleich hat sich durch diese Erfahrung meine Weltsicht verändert. Seitdem ich alltäglich erlebt habe, wie Edi sitzen konnte, stehen konnte, einige Schritte frei gehen konnte, nachdem – und in diesem Jahr, mit fortschreitendem Krankheitsverlauf, nur nachdem – ich mit ihm in der Pflege in diese heilende Sphäre eingetaucht war, ist es für mich zur unumstößlichen Erfahrung und Gewissheit geworden, dass wir Menschen nicht nur den physischen, materiellen Kräften unterliegen. Damals sprach ich nicht darüber. Die Worte, diese kostbaren Erfahrungen auszudrücken, waren noch nicht gereift. Doch auch so war die Wirkung für alle ersichtlich. Alle professionell Pflegenden, die uns begleiteten, äußerten mehrfach, wie eindrücklich Edis körperlicher und mentaler Zustand sich in unserem pflegerischen Miteinander besserte. „Am besten wäre es für Edi, wenn nur du ihn pflegen würdest", selbst dies hörte ich von ihnen. Allerdings empfand ich es nicht so: Nicht nur hätte ich dafür weder die äußere noch die innere Kraft gehabt. Ich erlebte es auch für Edi als wohltuend, mit den verschiedenen Menschen verschiedene Anregungen zu erfahren.

Die anderen Pflegenden hatten das Erlebnis heilender, strömender Gesten nicht. Doch auch sie traten noch mehr als zuvor in achtsame Präsenz und reine Gegenwart ein. Mit jeder von ihnen entwickelte Edi eine individuelle Ebene gemeinsamer und vertrauter Bewegungsabläufe und Gewohnheiten. Auch sie führten alle Bewegungen sehr weich und fließend aus, achteten auf Edis feinste Reaktionen, regten seine Eigenaktivität an und bekamen von ihm immer sofort gespiegelt, wenn sie in Gedanken woanders oder mit ihren Gefühlen nicht in ihrer Mitte waren. Nach dem Tod meines Mannes las ich ein Buch über gestützte Kommunikation mit autistischen Menschen. Die Beschreibung erinnerte mich an die Erlebnisse bei der Nahrungsaufnahme in dieser Phase von Edis Demenz, an meine behutsamen, mich ganz an Edis eigenem Wollen ausrichtenden Impulse, um ihm zu ermöglichen, so viel wie möglich selbst zu tun. Sind es die Spiegelneuronen, die diese Kommunikationsebene ermöglichen? Die Wissenschaftlerin in mir sucht nach Erklärungen, die die materielle Seite der Erfahrung einbezieht.

Vertrauen lernen, dass wir unsere Lebenssituation würden bewältigen können, war ein weiteres Motiv des vergangenen Jahres. Vera war zum richtigen Zeitpunkt gekommen, um uns zu helfen, und alle meine Sorgen, wie ich Edis Pflege ohne Hanneroses Hilfe gestalten könnte, hatten sich aufgelöst. Immer stärker – vielleicht auch nur immer bewusster – erlebte ich, wie unsere Familie getragen und umgeben war durch einen Kreis helfender Menschen, die sich Edis und Anna Lauras annahmen. Zu diesem Kreis gehörten auch die Menschen, die Edi ärztlich oder therapeutisch begleiteten. Ihre Hilfe und Wertschätzung unseres Weges ermutigten mich immer wieder und schenkten Kraft.

Wir, die wir Edi im Alltag pflegend begleiteten, wurden immer stärker in einen gemeinsamen Prozess hineingenommen, in dem wir einander in unseren Fähigkeiten ergänzten. War es Edi, der uns alle zusammenführte, in der gemeinsamen Aufgabe, ihm zu ermöglichen, in der Familie zu leben? Oft erschien es mir so. Einmal sprach ich Heike gegenüber dankbar aus, wie sehr wertvoll mir ihre Hilfe war. Und ich sprach aus, dass ich ohne ihre Hilfe und die Hilfe all der anderen Menschen Edis Pflege gar nicht leisten könnte. Ganz selbstverständlich antwortete sie: „Ja, so eine Aufgabe kann man nur in Gemeinschaft tragen." In dieser Gemeinschaft von uns Pflegenden und Helfenden hatte jeder seine Stärke und besondere Aufgabe. Die Menschen, die uns beruflich halfen, verbanden sich mit ihrer ganzen Herzenswärme und Tatkraft mit unserer Familiensituation, und wir öffneten ihnen umgekehrt den Raum unserer Familie. Alle wurden wir nicht nur achtsam Edi gegenüber, sondern auch einander gegenüber, ermutigten uns gegenseitig und wuchsen miteinander an dieser Aufgabe, die uns alle oft mit unseren eigenen Grenzen konfrontierte. Denn je mehr Edis Krankheitsverlauf voranschritt, desto öfter erlebten wir die Grenzen unserer eigenen Kraft und inneren Aufmerksamkeitsfähigkeit. „Die Zeit mit Edi tut mir gut" und „Ich kann nicht mehr" – zwischen diesen beiden Polen bewegten wir uns alle. Wir erlebten auch, wie die Krankheit trotz all unserem Bemühen deutlich voranschritt. Und doch hatten wir im vergangenen Jahr gemeinsam den fortschreitenden Krankheitsverlauf verlangsamen können und erlebten die Gemeinschaft miteinander für diese Aufgabe als eine große Kraftquelle.

Schenkten diese Gemeinschaft und die Sphäre heilender, strömender Kraft auch mir selbst Kräfte, so hatte ich doch zugleich die Aufgabe, mich immer wieder zurückzuziehen, allein zu sein und Kraft zu schöpfen. Es war wichtig, meine eigenen Grenzen anzuerkennen und mir genügend Hilfe zu organisieren. Oft wurde ich gefragt, wenn ich von den beglückenden Erfahrungen der neuen Nähe erzählte: „Warst du nie an deiner Grenze? Warst du nie wütend auf deinen Mann und hättest am liebsten …? Warst du nie zweifelnd und hast gedacht „Ich kann nicht mehr, ich kann w i r k l i c h n i c h t m e h r ?"

Doch, ich war es alles.

So möchte ich von den Kraftquellen berichten, die mir halfen. Nicht erst im vergangenen Jahr gab es Tage, an denen mir alles zu viel wurde, nicht nur, wenn ich krank oder sehr müde war und dennoch die Pflege nur zum Teil abgeben konnte. Doch wenn ich zweifelte, ob ich die Kraft haben würde, oder wenn ich mich innerlich gegen die Situation wehrte, so stiegen Erinnerungen auf, wie Edi für mich da gewesen war, bedingungslos und voller Liebe. Es waren Bilder aus der Schwangerschaft und aus dem Umkreis der Geburt Anna Lauras, als Edi für uns gesorgt hatte und uns liebevoll umgeben hatte. Es kamen auch Bilder, wie ich krank gewesen war und Fürsorge und Geborgenheit erfahren hatte. Ich erinnerte mich immer wieder auch an meine Studienzeit, während der Edi mir mit Rat und Anteilnahme in meinen inneren Fragen geholfen und mich als Mensch wahrgenommen hatte. Diese Begegnung mit ihm – lange vor unserer Paarbeziehung – war für mich entscheidend wichtig gewesen, meinen eigenen Weg zu finden. Jetzt, wo er mich brauchte, wollte auch ich für ihn da sein. Die Liebe zu meinem Mann und unserer Tochter, verbunden mit einem klaren Bewusstsein von Edis Situation, gab mir immer wieder neu Kraft. Ich wusste, wenn ich noch mehr der Pflege meines Mannes abgeben würde, als ich ohnehin tat, oder wenn ich ihn in ein Pflegeheim geben würde, wäre er nicht gut aufgehoben. Die vielen Anregungen und therapeutischen Hilfen, die wir ihm im häuslichen Rahmen gaben, die heilend wirkende Sphäre der Pflege, Anna Lauras Fröhlichkeit, die ständige Nähe mit mir – all dies hätte er dort nicht. Ich meinte zu spüren, dass Edi in anderer Umgebung bald aufgeben würde. Ihn, den ich liebte, wollte ich nicht in ein Umfeld geben, in dem er nicht die Geborgenheit und Liebe erfahren würde, die er zu Hause hatte. Zugleich empfand ich, wie die heilend wirkende Sphäre der Pflege in sich wertvoll und kostbar war. Indem ich all dies durchdachte, erwachte wieder Kraft, die Situation zu tragen. Auch die naheliegende Möglichkeit, einige Wochen auf Kur zu fahren, verwarf ich mehrmals. Ich hatte die deutliche Empfindung, meinen Mann nicht so lange ausschließlich anderen Menschen anvertrauen zu können.

Obwohl ich auf diese Weise mein inneres „Ja“, meinen Mann in seiner Demenz zu begleiten, immer wieder erneuerte, gab es dennoch – nicht erst in diesem Jahr – die wenigen Momente, in denen meine Kraft erschöpft war und ich meinen Mann anschrie. Immer noch konnte ich ihn fragen, sobald ich mich wieder gefangen hatte: „Kannst du mir vergeben?“ „Natürlich!“, war seine Antwort, begleitet von einem strahlenden Blick, als ob dies das Selbstverständlichste auf der Welt sei. Für ihn war es, als sei das Vorige nicht gewesen. So sehr er sich mir und der Pflege verschloss, wenn ich innerlich unachtsam war oder ihm nicht genügend Raum zur eigenen Tätigkeit bot, in diesen Momenten, in denen ich selbst am Rande meiner Kräfte war, blieb er mir zugewandt. In den sehr, sehr wenigen Momenten, in denen ich mich schwach fühlte und dies auch zeigte, begann Anna Laura, ihren Vater zu umsorgen. Und sie beschwerte sich für ihn: „Schrei den Papa nicht so an.“ Nein, das war nicht ihre Aufgabe, und ich wollte nicht, dass sie es zu ihrer Aufgabe machte. Mir selbst zuliebe, Edi zuliebe und Anna Laura zuliebe bemühte ich mich, immer wieder neu, Zeiten der eigenen Regeneration zu suchen. Eine kleine Weile auf dem Balkon sitzen. Abends innerlich den Tag bewegen und loslassen. Von Zeit zu Zeit ein Vormittag für mich allein. Diese Momente des Alltags, die es in der gesamten Pflegezeit bereits gegeben hatte, lernte ich immer bewusster zu gestalten. Ich lernte dankbar wahr- und anzunehmen, wie viele Menschen um uns herum uns immer wieder ermutigten und unterstützten, und ich lernte, anzunehmen, mich selbst in kleinen Gesten umsorgen zu lassen, um Kraft zu behalten für die völlige Präsenz des Augenblicks in der Begleitung meines Mannes. Im Alltag wurden die kleinen Gesten, mit denen wir

Helfenden uns gegenseitig stärkten, eine ganz wesentliche und wichtige Kraftquelle: ein Lächeln, ein mitfühlendes Wort, mich an den gedeckten Mittagstisch oder zur vorbereiteten Kaffeepause setzen können, entlastet werden von Haushalt, Einkauf und der Verantwortung dafür, zumindest teilweise. Auch der Humor, humorvolles Lachen über die unfreiwillige Komik so mancher Situation, die wir uns gegenseitig erzählten, befreite und ließ mich alles leichter tragen.

In den ganz wenigen Momenten, in denen ich mich fragte, wie lange ich die Pflege und Betreuung meines Mannes noch würde durchhalten können und ob es nicht vielleicht doch einen anderen Weg gebe, als selbst so viel für ihn da zu sein, stiegen Sätze oder Bilder aus den Tiefen meines Bewusstseins auf, die immer davon kündeten, dass ich genau diesen Weg gewählt hatte, meinen Mann zu begleiten. Die aufsteigenden Sätze oder Bilder brachten mich neu mit dieser Schicht meines Bewusstseins in Berührung. Wenn dies geschah, war die Sehnsucht nach Ausruhen, nach einer anderen Lebenssituation sofort vorbei. Manchmal war es notwendig, mir außerdem zuzugestehen, mir vorübergehend oder auf Dauer noch mehr Hilfe zu organisieren, um selbst körperlich und mental regenerieren zu können. Ich möchte ein Beispiel geben. Die Masseurin meines Mannes nahm wahr, wie viel Kraft ich für die Pflege meines Mannes brauchte. „Ihnen würde Massage auch guttun. Sie brauchen auch Zeit für sich“, so sagte sie mir Ende 2010. Tränen stiegen auf. Ja, sie hatte recht. Ich sehnte mich nach solcher Zeit. Ich sehnte mich danach, ungebunden zu sein und das tun zu können, was ich selbst wollte. Ungebunden sein … Mitten in dem Schmerz des Augenblicks tauchte ein Satz aus den Tiefen meines Bewusstseins auf und war da, ganz klar: „Nimm hin den Ring des Kräfte Schließens, des Herzen Bindens.“ Woher kannte ich diesen Satz? Ich brauchte eine kleine Weile, bevor ich es wusste. Er stammt aus dem Trausakrament der Christengemeinschaft, in der Edi und ich geheiratet hatten. Unsere Trauung trat vor mein inneres Auge und im selben Augenblick löste sich der Schmerz auf. Ich fühlte wieder, dass ich gar nicht ungebunden sein wollte. Edi und ich waren tief miteinander verbunden, und ich empfand neu die Wahrheit unserer Bindung. Ich empfand wieder tiefe Dankbarkeit für unsere Begegnung und für all das, was wir gemeinsam auch durch seine Demenz lernen und erfahren durften, und diese Empfindung war weitaus stärker als der momentane Schmerz über unser Schicksal. Dennoch nahm ich die Anregung auf, und einige Massagen wurden ein kleiner Kraftquell.

„Ich habe Ihren Mann kennengelernt als einen Menschen, der vorurteilslos fragen und dabei immer wieder neu lernen konnte und wollte, wenn es sein musste, ganz von Anfang an, er, der doch schon auf so vielen Fachgebieten ausgelernt hatte und ein Meister war. So etwas kann nur ein ganz Großer!“

Diesen Satz schrieb mir ein Freund meines Mannes Anfang 2011, als Edi bereits die Sprache im Sinne einer verbalen Kommunikation weitgehend verloren hatte. Dieser Freund hatte Edi durch dessen Eintreten für eine neue, spirituelle Sicht der Welt an der Universität kennen und schätzen gelernt, und er schrieb mir dies in einem Brief, um mich in der Aufgabe der Demenzbegleitung zu trösten. Ich empfand, wie in dieser Aussage die Aufgabe zusammengefasst war, die das Leben Edi und mir mit seiner Erkrankung stellte. „Lassen Sie den Professor weg“, hatte Edi in den ersten Jahren unserer Ehe sehr oft geantwortet, wenn er außerhalb der Universität mit seinem Titel angesprochen wurde. Inzwischen hatte er alles verloren, was mit diesem Titel zusammenhing, und weit mehr. Und zugleich durften wir Erfahrungen großer Tiefe machen, die, wie alle echten spirituellen Erfahrungen, das Leben verwandelten, und wir erfuhren Kraft und Trost, die mich die Pflege frohen Herzens tragen ließen. Oft musste ich an ein Wort Jesu Christi denken, mit dem er seine Jünger auffordert, in seine Nachfolge zu treten: „Nehmt mein Joch auf euch und lernt von mir (…). Denn mein Joch ist sanft und meine Bürde leicht“ (Matth. 11, 29–30). Und so antwortete ich sehr oft, wenn mich liebe Menschen fragten, wie es mir denn gehe und mir sagten, wie schwer die Begleitung meines Mannes doch sein müsse: „Nein, es ist nicht schwer.“ Und so war es. Inmitten aller äußeren Anforderungen, die meine Kraft ganz forderten, waren wir getragen, und es überwog – mit Ausnahme von Momenten der Überforderung – in mir stille Freude und Dankbarkeit für die Erfahrungen, die uns geschenkt wurden.

Das letzte Jahr

Lass uns nach Golgatha gehen.

Im inneren Austausch mit Edi im Jahr 2012

Tagesgestaltung bei abnehmenden Kräften

Für das folgende Jahr, das Edis letztes Lebensjahr werden sollte, ab Sommer 2011, änderte sich noch einmal der Menschenkreis, der uns half. Heike und Ingrid kamen weiterhin und halfen bei Edis Pflege, und S. übernahm wie im vorigen Jahr einen Teil des Haushalts. Vera aber zog aus Karlsruhe fort und hatte nur an einzelnen Wochenenden Zeit für Anna Laura. Neu hinzu kamen Katharina und Gabriel. Katharina hatten wir bereits im Frühjahr 2011 durch Vera kennengelernt: Sie machte zu dieser Zeit gerade ihren Fachhochschulabschluss und jobbte neben der Schule in einem Altenheim. Katharina nahm bei unserer ersten Begegnung gleich Kontakt zu Edi auf, und nach wenigen Momenten schon strahlte er sie an. Spontan hatte ich das Empfinden, sie würde in Edis Pflege helfen können. Ich zögerte zunächst, einen so jungen Menschen zu fragen, doch warum es nicht einfach versuchen? Wie ganz selbstverständlich ging Edi bereits nach wenigen Malen der Einarbeitung mit Katharina ins Badezimmer. Sie konnte ihm mit den richtigen Impulsen helfen aufzustehen und zu gehen, und er machte im Rahmen seiner Möglichkeiten bei der Pflege mit. Hinterher war er zufrieden und ausgeglichen. Nachdem Katharina die Schule beendet hatte, begann sie als Aushilfskraft in Heikes Pflegedienst. Endlich hatte Heike eine Vertretung, und wir hatten mehr Hilfe an den Wochenenden.

Gabriel, ein Freund unserer Familie, begann bei uns zu arbeiten, als Vera aufhörte. Dieses Mal war der Übergang länger vorbereitet. Ich hatte Gabriel bereits im Frühjahr gefragt, ob er uns in den Monaten, in denen er nach Abschluss seines Lehramtsstudiums auf sein Referendariat warten musste, unterstützen könne. Edi und er kannten und schätzten einander, und auch Anna Laura kannte ihn. Gabriel half in Edis Pflege und im Haushalt, er war Ansprechpartner für Anna Laura und er reparierte uns auch so manches, was im Laufe der Zeit auf einen fähigen Handwerker gewartet hatte. Edi war bereits im Sommerurlaub beim Gehen sehr unsicher gewesen, und in den folgenden Monaten wurde nicht nur das Gehen, sondern auch das Stehen mühsamer und mühsamer. Gabriel, selbst hochgewachsen, hatte eine sehr große Fähigkeit, Edi zu einem aufrechten Stand zu verhelfen und ihn zu eigenen Schritten anzuregen, beispielsweise auf dem Weg ins Bad. Bei den Transfers in die Badewanne – sie waren jetzt oft nur noch mit Hilfe zweier Menschen möglich – unterstützte Gabriel. Auch war er in Rufweite oder bei uns, wenn ich meinen Mann selbst durch die Wohnung geleitete oder mit ihm am Waschbecken stand. Im Rückblick weiß ich, dass wir alle Edi ohne Gabriels Hilfe einige Monate früher nicht mehr im Stehen hätten pflegen können.

Als Gabriel sein Referendariat begann, kam Ingrid im Januar 2012 in fester Anstellung zu uns und begleitete unsere Familie bis zu Edis Tod. In den zweieinhalb Jahren, die sie Edi bereits stundenweise betreut und begleitet hatte, war sie in unsere Familie hineingewachsen. Ingrid arbeitete ab jetzt an jedem zweiten Wochenende für einige Stunden, und dadurch hatte ich jetzt endlich jedes Wochenende Hilfe, denn an den anderen Wochenenden kamen Heike oder Katharina. So hatte ich trotz der immer intensiver werdenden Pflege einige Monate lang mehr Zeit für Anna Laura. Ingrid ermöglichte es mir auch, zwei Wochenenden mit Anna Laura zu verreisen. Wie selten ich im Jahr zuvor in Hamburg gewesen war, wurde mir so richtig bewusst, als meine zwei kleinen Nichten mich bei einem Besuch fragend anschauten: „Wer ist denn das?" Ihre Cousine Anna Laura hatten sie bereits voller Freude begrüßt. In den folgenden Monaten brachte ich daher einige Male Anna Laura in ihren Ferien selbst bis nach Hamburg, verbrachte zwei Stunden bei meinem Bruder und seiner Familie und fuhr noch am selben Tag zurück nach Karlsruhe, um nachts wieder bei Edi zu sein.

Im letzten Jahr seines Lebens, beginnend um den Sommerurlaub 2011, nahm die Pflege den größten Teil der wachen Zeit meines Mannes ein. Alles dauerte immer länger und wurde noch mühsamer. Täglich waren es jetzt oft sechs Stunden Grundpflege, oder mehr. In der sehr wenigen freien Zeit zwischen Pflege und Schlafen wurde äußerlich immer weniger möglich. Doch erfüllte Ruhe lebte dort, wo Edi war. Zu Hause saß er jetzt oft am Tisch, versunken in das, was er durch das Fenster hindurch wahrnahm. Die Kinder, die spielten, und die Hunde, die dort rannten, zauberten ein Lächeln auf sein Gesicht. Noch malte Edi auch Mandalas, bis in den Frühsommer 2012 hinein. Nie blätterte er jetzt die Seiten im Mandalabuch um. Fragend hielt ich ihm eine aufgeschlagene Seite hin, ob er an ihr malen wolle, und nach einer kleinen Weile nickte er, wenn sie ihm gefiel. Viele, viele Stunden konnte Edi über mehrere Tage hin an demselben Mandala zubringen. Sorgfältig und sehr langsam zog er seine Linien, und sie lösten sich immer mehr von der vorgegebenen Form (Seite 250). Jetzt gab ich meinem Mann an einem Tag nur noch eine einzige Farbe zum Gestalten, andernfalls beschäftigte er sich mit den Stiften, anstatt zu malen. Es waren inzwischen weiche

Wachspastellstifte, die auf geringen Druck reagieren. So konnte Edi trotz seiner abnehmenden motorischen Fähigkeiten tätig werden. Auch wenn ich nicht verstand, was meinen Mann an der Mandalaform inspirierte und warum er über sie hinausmalte, so sah ich doch, dass das Mandala wichtig war: Legte ich Edi versuchsweise ein leeres Blatt Papier hin, so blieb es leer.

Die Kunsttherapie schenkte weiterhin Freude, und sie schenkte uns im Bild ein eindrückliches Beispiel, wie sehr die heilende Sphäre, die sich Edi und mir während der Pflege erschlossen hatte, Edis Fähigkeiten stärkte: Die beiden von der Kunsttherapeutin vorgegebenen Formen auf Seite 253 unten und auf Seite 254 oben gestaltete Edi im Abstand von drei Wochen. Zunächst würde man vermuten, die drei Wochen später entstandene Form stamme aus einer früheren Krankheitsphase. Ich weiß noch, wie Edi und ich an diesem Tag während der Körperpflege besonders harmonisch miteinander in alle Gesten einschwingen konnten. Die doppelte Kreuzung, die Edi danach ausführen konnte, sei ein Zeichen für starke Bewusstseinskräfte, so sagte mir die Kunsttherapeutin. Am selben Tag sprach mein Mann auch mehrmals während der Kunsttherapie und machte einen humorvollen Kommentar: „Die freche Acht", betitelte Edi die kleine Form, die sich fast selbstständig macht, und er malte intensiv an ihr.

Schob ich Edis Rollstuhl jetzt ans Klavier, so war er weiterhin sehr aufmerksam, doch es wurde zu einer großen Kunst, ihn zum Musizieren anzuregen. Er setzte so gut wie nie mehr von sich aus die Hand auf die Tasten des Klaviers, allenfalls hob er sie noch in die Luft, sobald ich ihn zum Instrument fuhr. Wann hörte ich auf, die Noten hinzustellen? Ich weiß es nicht mehr. Wie in der Pflege auch brauchte Edi jetzt eine behutsame Bahnung in die eigene Bewegung. Ich bahnte ihm den Weg zum eigenen Spiel über die Musik selbst.

Selbst eintauchen in die Gegenwart.

> Mich innerlich meinem Mann zuwenden und zugleich mich selbst auf die Musik einstimmen. Edis Aufmerksamkeit wahrnehmen. Ein Lied anspielen, in großer Ruhe. Innehalten. Ist Edi aufmerksam? Ja, er hört zu, er schaut meiner Hand zu. Noch einmal spielen. Wieder innehalten. Ja, jetzt ist auch mein Mann in die Musik eingetaucht. Er hebt die Hand, deutet auf das Klavier.

Ich spiele einen Liedanfang – halte inne und warte, Edi zugewandt. Langsam hebt Edi seine Hand zum Klavier hin, die Finger finden die Tasten. Er spielt das Lied dort weiter, wo ich aufgehört habe. Er spielt es zu Ende, spielt es vielleicht noch ein zweites Mal, wechselt in die oberste, hellste Oktave des Klaviers und spielt auch dort. Dann improvisiert er, spielt vielleicht wieder einen Teil eines Liedes. Nach einigen Minuten klingt der Impuls ab, es wird wieder still am Klavier. Wieder gehe ich hin, stimme ein neues Lied an – bis Edi übernimmt.

Ich kann mir nur noch durch besondere Momente Edis im Laufe der Monate abnehmende Fähigkeiten beim Klavierspiel ins Gedächtnis rufen. Weihnachten 2011 spielte mein Mann noch Teile von Weihnachtsliedern, an manchen Stellen stockend und doch noch gut erkennbar. Die linke Hand hatte es mit dem Klavierspiel viel schwerer, und bald nach Weihnachten vermochte ich Edi nicht mehr anzuregen, die Melodien auch mit ihr zu spielen. Bis ins Frühjahr 2012 spielte er noch mit der rechten Hand die immer gleichen Kinderlieder, und er improvisierte weiterhin. Seine Finger, die seit Jahresbeginn anfingen, sich in eine Dauerkontraktur zu begeben, hatten große Mühe, doch sie lösten sich im Klavierspiel voneinander, wurden einzeln aktiv und bekamen Beweglichkeit. Nach wenigen Minuten erklangen „Der Kuckuck und der Esel“ und „Die Vogelhochzeit“ vergleichsweise flüssig. Innerhalb weniger Wochen fiel meinem Mann auch mit der rechten Hand die Bewegung der einzelnen Finger schwerer und schwerer, und schließlich war sie ihm gar nicht mehr möglich. Edis Klavierspiel, das ihm und unserer Familie so viel Freude bereitet hatte, kam an sein Ende.

Zwei Erlebnisse aus der ersten Hälfte dieses letzten Lebensjahres meines Mannes, die sich für mich aus dem Alltag heraushoben, möchte ich näher schildern. Silvester 2011/2012 waren wir zu dritt. Anna Laura hatte es sich so gewünscht, und so saßen wir wie im Jahr zuvor im Wohnzimmer, aßen Raclette und sahen dem Feuerwerk zu, das den ganzen Abend über vor unserem Wohnzimmerfenster stattfand. Bis auch Edi fertig gegessen hatte, zündete Anna Laura erst Wunderkerzen auf dem Balkon an, dann stand sie bei der Fackel, die auf dem Balkon brannte. „Schauen wir wieder ‚Dinner for One‘?“, hatte sie mich gefragt. Wir räumten das Wohnzimmer um, so dass wir alle drei Platz vor dem Fernseher hatten. Unsicher war ich, wie Edi auf das Fernsehen reagieren würde. Ein wiedererkennendes Aufleuchten ging nach kurzer Zeit über sein Gesicht. Er konnte die Bilder einordnen, ja er hatte großen Spaß an ihnen. Anna Laura und ich spielten einzelne Szenen nach. „Same procedure as ...", sagte ich einige Male zu Edi gewandt, und er ergänzte „... every year!" und lachte. Noch lange vor Mitternacht begleitete ich ihn zu Bett, und danach gingen Anna Laura und ich selbst vor das Haus, um Feuerwerk anzuzünden.

Einige Wochen später, im Februar 2012, war der Stadtgartensee zugefroren und zum Schlittschuhlaufen freigegeben. An diesem sonnigen Wochenende hatte ich ausnahmsweise niemanden zur Betreuung meines Mannes. So entschied ich, Edi zum Schlittschuhlaufen mitzunehmen. Mit Wärmflaschen und Wärmekissen an Händen und Füßen saß er in Decken gehüllt im Rollstuhl am See. Glücklich schaute er den Kindern zu. Nach jeder Runde hielt ich kurz bei ihm an, und er strahlte mich an. „Mama, Papa, schaut mal, was ich kann!", rief uns Anna Laura zu. Manchmal fragte sie, ob ich eine Runde mit ihr fahren könne. Edi schaute uns mit großen Augen nach. Dann wieder saß ich bei ihm und reichte ihm Trinken und Essen. Es wurde ein sehr schöner Nachmittag. Am folgenden Tag ging ich ohne meinen Mann mit Anna Laura an den See, er brauchte die Ruhe zu Hause und schlief während dieser Zeit.

Etwa ab Januar 2012 hatte ich keine Angst mehr, Edi schlafend kurz allein in der Wohnung zu lassen. Dies ermöglichte Anna Laura und mir manche freie Stunde, in der wir einen kurzen Spaziergang in den Zoo machen oder etwas besorgen konnten. Jetzt musste ich meinen Mann auch tagsüber teilweise auf der Seite lagern – seine Haut wurde zu schnell rot, wenn er zu viel auf dem Rücken lag – und dafür geeignete Hosen finden, die keine festen Seitennähte hatten. Außer der Madonna Terranuova an der Zimmerdecke hing inzwischen an einer Wand ein weiteres Madonnenbild von Raffael, an einer anderen Wand hatte ich aus einem Kalender Landschaftsbilder von Monet befestigt. Ich lagerte Edi tagsüber immer so, dass er beim Aufwachen eines der beiden Madonnenbilder sehen konnte. Seine Augen wanderten ruhig über die Motive des Bildes. „Schön, nicht wahr?", fragte ich ihn manchmal, wenn ich ihn so antraf. Er nickte nur und schaute weiter. Manchmal wandte er mir seinen Blick erst zu, wenn ich ihn direkt mit Namen ansprach.

Schön war es, dass durch die vielen Menschen, die uns halfen oder zu Besuch kamen, immer Leben und Abwechslung in der Wohnung waren. Immer noch besuchten wir auch selbst Freunde, jetzt fast immer mit

Hilfe des Rollstuhltransportes. Manchmal fuhren wir nur für einen kurzen Besuch, manchmal mehr als einen halben Tag und Edi schlief zwischendurch. Sehr glücklich war Edi, wenn eines seiner erwachsenen Kinder kam, die alle weiter entfernt wohnen. Sie kamen regelmäßig, und ihre Besuche waren für meinen Mann immer etwas sehr Besonderes. Seit dem Sommer 2011 kam auch Brigitte, Edis erste Frau, zusammen mit ihrem Mann Hans zu Besuch. Sie lud uns ein, sehr herzlich, als Familie, zu sich nach Hause, in das Haus, in dem Jahrzehnte zuvor auch Edi mit ihr und den vier gemeinsamen Kindern gelebt hatte. „Edi, erkennst du es wieder?", fragte sie. Er nickte, ja, es war ihm vertraut, und er fühlte sich wohl. Sehr viele Jahre lang war es nicht möglich gewesen, dass beide sich versöhnten. Jetzt endlich, in seinem letzten Lebensjahr war es möglich. Ich bin sehr dankbar, wie Brigitte Edi in diesem letzten Lebensjahr begleitet hat, im persönlichen Kontakt und indem sie sich immer wieder nach ihm erkundigte.

Zu den wichtigen regelmäßigen Fahrten außer Haus gehörten während Edis letzten Lebensjahres Kirchenbesuche. Um zur Kirche fahren zu können, standen Edi und ich sonntagmorgens jetzt sehr früh auf. Um 10 Uhr wollten wir an der Menschenweihehandlung, dem Gottesdienst, wie er in der Christengemeinschaft gefeiert wird, teilnehmen. Nur wenn Edi direkt zuvor schlafen konnte, reichte seine Kraft, um die Handlung zumindest in Teilen wach zu erleben. Essen, Anziehen, schlafen, zur Kirche fahren, dort noch einmal schlafen ... Um dies zu ermöglichen, stand ich mit meinem Mann um 6 Uhr oder noch früher auf. Viele Menschen in der Kirche begrüßten Edi sehr herzlich. Auch sie traten fast alle in die Ruhe ein, die uns immer mehr umgab. Allen, denen dies gelang, schenkte mein Mann ein strahlendes Lächeln und manchmal ein Wort des Grußes. „Es ist immer sehr schön, und deutlich zu spüren, wenn Edi anwesend ist. Er ist schon ganz da, bevor die Handlung beginnt und braucht nicht erst anzukommen", sagte die Pfarrerin. „Es ist sehr schön, dass Sie da sind!", wiederholte sie direkt zu Edi gewandt. Edi nickte. Auch der Pfarrer begrüßte Edi jedes Mal voller Ruhe und Achtung. Die innere Verbundenheit, die sich in den Jahren zuvor zwischen beiden entwickelt hatte, lebte in ihrer Begegnung. Als ob es Heimat wäre, verhielt Edi sich jetzt, wenn ich den Multifunktionsrollstuhl in den Weiheraum schob. Zuvor hatte mein Mann im Rollstuhl liegend in der Kapelle geschlafen, dem einzigen ruhigen Raum, der ohne Stufen erreichbar war. Die ersten Male protestierte Edi, wenn ich ihn in der Kapelle weckte und hinausfuhr. Erst als ich begriff, er wolle in diesem

Raum der Andacht bleiben, und ihm vermitteln konnte, wir würden stattdessen in den großen Kirchenraum gehen, stimmte er zu. In strahlender Freude blickte Edi zum Altar. Die Kirchenbesuche gaben uns beiden Kraft für den Alltag.

Noch bis zum Januar 2012 kam regelmäßig jede Woche eine Kindergartenfreundin von Anna Laura zu Besuch, die in unsere Familiensituation mit hineingewachsen war. Edi liebte es, den beiden Mädchen zuzusehen. Es waren Mahlzeiten voller Kinderlachen und staunender Augen seinerseits. Fast wie nebenbei konnte ich ihm das Essen reichen, er war so angeregt und abgelenkt durch die Kinder, dass er recht selbstverständlich aß. Die Mädchen entwickelten sich dann auseinander, und die regelmäßigen Besuche hörten auf. Im Nachhinein war es stimmig für unsere Lebenssituation. Es sollten die Monate folgen, in denen ich alle Kraft für meinen Mann brauchen würde.

Please don't do it – Entscheidung gegen eine Magensonde

Edi lebte Anfang 2012 bereits fast zwei Jahre mit Schluckbeschwerden. Bisher hatte er Hilfe gebraucht, um seine Getränke hinunterzuschlucken, und er hatte Essensreste im Mund nicht mehr gespürt, wie ich es bereits beschrieben habe. Nun begann die Krankheit, die Fähigkeit zur koordinierten Muskelbewegung für alle die vielen feinen Muskeln der Nahrungsaufnahme zu zerstören. Edis Arme und Finger wurden steifer, und er konnte Gabel und Löffel kaum noch selbst benutzen. Gleichzeitig gelang es immer weniger, einen bahnenden Impuls zu geben, durch den mein Mann Gabel, Löffel oder Brot zum Mund führte, er vermochte ihn nicht mehr in Bewegung umzusetzen. Wir hatten Edi bereits seit vielen Monaten das Essen teilweise auch selbst gereicht und halfen ihm jetzt fast nur noch auf diese Weise. Innerhalb weniger Wochen wurde selbst dies eine große Herausforderung. Edi verlernte, den Mund willkürlich für das Essen zu öffnen. Immer öfter nickte er, er wolle essen – doch er vermochte die Lippen nur noch bei den ersten Bissen selbstverständlich entsprechend zu bewegen, und es dauerte immer länger, bis er fertig gekaut und geschluckt hatte. „Jetzt schlucken." Mit solchen Aufforderungen und indem wir Edi den Schluckakt vormachten, halfen wir weiterhin, dass die Nahrung den Weg in den Magen fand. Heike, Katharina und Ingrid begannen, Bratkartoffeln und gekochte Möhrenstücke in länglicher Form, Mangostücke, halbierte große Weintrauben und andere Happen von geeigneter Form und Konsistenz zuzubereiten und sie vor oder an Edis Lippen zu halten. Sah oder spürte er das Essen an den Lippen, sog er die Happen in den Mund. Als Edi einige Wochen später auch bei mir den Mund nur noch für die ersten Bissen öffnen konnte, tat ich das Gleiche. Bisher hatte ich selbst nie Sorge gehabt, mein Mann würde mit mir nicht genug essen. Jetzt konnte ich mich in die anderen Pflegerinnen viel besser einfühlen, die diese Sorge immer gehabt hatten, seitdem mein Mann nicht mehr allein essen konnte. Zwischen mir und Edi hatte es bisher in der Nahrungsaufnahme den lebendigen Bewegungsstrom gegeben, der uns trug. Jetzt versiegte dieser Strom. Die regelmäßigen Besuche im Café mussten mein Mann und ich beenden, weder hatte der Kuchen die richtige Konsistenz, noch war es möglich, in der Caféatmosphäre Essen und Trinken zu geben. Auch zu den Ehemaligentreffen von Edis Institut konnten wir nicht mehr gehen, und bei Besuchen im Freundeskreis wurde Edis Nahrungsaufnahme schwieriger und schwieriger.

Kleinere, fiebrige Infekte waren mit ihrem erhöhten Flüssigkeitsbedarf schon lange eine große Herausforderung gewesen. Zu solchen Zeiten hatte ich Edi immer nachts sehr viel zu trinken gereicht. Bisher hatte er immer gut mitgemacht. Als alles jetzt noch mühsamer als bisher wurde, saß mein Mann bei einem dieser Infekte einmal mit geschlossenen Augen in Sitzposition im Bett und reagierte nicht auf meine Bitte, etwas zu trinken. Obwohl er wach war, ließ er sich weder von meinen Worten noch von meinen Gesten umstimmen. Ich hatte die Empfindung, Edi brauchte Ermutigung, um weiterhin „Ja" zu unserem Weg zu sagen, der während der Nahrungsaufnahme immer mehr zu einem leidvollen Weg wurde. Ich saß mit dem Wasserglas an Edis Bett und suchte nach einem Bild, das uns helfen würde, das Leid anzunehmen. Im Bild des Evangeliums fand ich selbst Trost und wandte mich innerlich, ohne äußere Worte, an meinen Mann: „Lass uns nicht aufgeben. Lass uns den Mut haben, unseren Weg weiterzugehen, auch wenn er jetzt ins Leiden führt. Auch der Weg des Herrn führte in die Passion. Lass uns nicht ausweichen und Ihm folgen. Lass uns nach Golgatha gehen." Als ich dieses dachte und empfand, schlug Edi die Augen auf und sah mich an. Wenige Minuten später hatte er das Glas leer getrunken. Vergleichbare Erlebnisse, in denen mein Mann und ich neu Kraft im Blick auf das Passionsgeschehen fanden und er durch einen solchen inneren Prozess meinerseits neu den Impuls fasste, in seiner Pflege mittätig zu werden, gab es in den folgenden Monaten häufig.

Ab Frühjahr 2012 vermochte Edi nach den ersten, fast immer problemlosen Schlucken auch zum Trinken den Mund nicht mehr willentlich zu öffnen. Er nickte, er wollte trinken, ich reichte ihm das Glas an die Lippen – und nichts geschah. Fragend schaute er mich an, wenn ich ihn bat, das Getränk in den Mund zu saugen. Trinkglas und Löffel, Trinksprüche und weiches Obst als Trinkhilfe, alle diese bisherigen Wege halfen zwar noch, doch die Flüssigkeitsmenge, die Edi auf diese Weise zu sich nehmen konnte, verringerte sich zunehmend. Eine Schnabeltasse bewährte sich auch nicht, Edi verschluckte sich damit sehr leicht.

Wie konnte eine ausreichende Menge an Flüssigkeit in seinen Mund gelangen? Könnte ich …? Sollte ich, durfte ich …? Ich weiß nicht mehr, ob ich es war, die auf die Idee kam, oder ob es Ingrid war. Ich nahm eine Einmalspritze aus Plastik und gab meinem Mann – nachdem ich ihn zuvor gefragt hatte – mit ihrer Hilfe sein angedicktes Getränk in den Mund. Mit sehr schlechtem Gewissen tat ich es, denn Edi konnte so nicht selbst mitbestimmen, wie viel Flüssigkeit er bekam. Erstaunt, dankbar erstaunt war ich, wie dieser Impuls durch die Spritze gleichzeitig Edis Schluckreflex anregte. Einige Wochen lang war es wieder vergleichsweise leicht, die nötige Trinkmenge zu erreichen, und Edi nickte zustimmend, wenn wir mit der Spritze kamen. Vielleicht war es auch der Joghurt gewesen, der uns auf die Idee mit der Spritze gebracht hatte? Schon seit langem hatte Edi in Joghurt untergerührte Nahrungsergänzungsmittel bekommen. Seit Frühjahr 2012 schürzte er zwar die Lippen, wenn wir mit dem Löffel voller Joghurt kamen, doch manchmal öffnete er den Mund nicht weit genug für den Löffel. Auf der Suche nach einer Möglichkeit, ihm weiterhin den Joghurt geben zu können, hatten wir – ebenfalls mit Edis Zustimmung – zunächst eine Dosierspritze zu Hilfe genommen, die zu einem der regelmäßigen Medikamente gehörte. Doch bald hatte er angefangen, auf dieser Spritze herumzukauen. Ingrids Initiative, den Joghurt mit Hilfe einer Plastikeinmalspritze zu geben, mag der Weg gewesen sein, auch das Trinken mit ihrer Hilfe zu versuchen. Beim ersten Versuch, Joghurt durch die Einmalspritze zu geben, war es Fruchtjoghurt. Leider war die Spritzenöffnung für die Fruchtstückchen zu klein … Im Überdruck, beim Versuch, den Joghurt durch die Spritze zu pressen, entstand an unserer Zimmerdecke ein fast regelmäßiger Halbbogen voller Joghurttropfen. Mit Humor betrachteten wir diese neue Verzierung unseres Wohnzimmers. Dass wir angesichts der immer schwieriger werdenden Essenssituation noch lachen konnten, löste die Anspannung, in der wir Pflegenden jetzt oft waren.

Besonders Anna Laura kicherte immer wieder, wenn sie zur Decke schaute und uns beobachtete, ob der Joghurt noch einmal spritzen würde. Er tat es nicht, aber wir konnten immer wieder heiter über die Hilfe der Spritze beim Essen und Trinken lachen. Die beiden Bilder auf Seite 245 oben geben von der Nahrungsaufnahme mit Hilfe der Spritze einen Eindruck.

Nur wenige Wochen lang war mit Hilfe von Spritze und kleinen Essenshäppchen Entspannung in der Nahrungsaufnahme eingekehrt. Dann verlor Edi langsam die nächste, dieses Mal lebensnotwendige Fähigkeit: Er verlernte zu schlucken. Edi hatte Essen und Trinken im Mund und dort blieb es, immer länger. Und wenn er schließlich doch schluckte, verschluckte er sich manchmal und hustete. Mein Mann litt darunter, und er litt an den immer mühsameren Versuchen, ihm bei der Nahrungsaufnahme zu helfen, und auch ich litt darunter. Edi nickte dennoch und wollte essen und trinken. Gemeinsam gingen wir einen Weg, auf dem wir immer ohnmächtiger erleben mussten, wie Essen und Trinken kaum noch selbstverständlich möglich waren.

Es gab Momente, in denen ich mich fragte, ob dieser schwierige Weg tatsächlich richtig war. Sollte ich nicht einfach akzeptieren, dass mein Mann bald sterben würde und aufhören, so viele Stunden am Tag bei ihm zu sitzen und ihm Essen und Trinken zu reichen? Doch immer, wenn ich so zweifelte, ermutigte mich eine leise innere Stimme, nicht aufzugeben. Sie und die Liebe zu meinem Mann gaben mir die Kraft, dazubleiben und den Schmerz auszuhalten, der ab Frühjahr 2012 alle Nahrungsaufnahme zu begleiten begann. Er umgab uns und durchdrang uns während Edis Mahlzeiten, und nur indem wir ihn bejahten, waren Essen und Trinken noch möglich. Zugleich bin ich im Rückblick sehr dankbar. Gerade diese so schwierige Nahrungsaufnahme schenkte uns sehr große Nähe und sehr besondere Erfahrungen.

\- - -

Es war am Abend des 12. Mai 2012, der Tag, an dem das jährliche Stadtteilfest stattfand, die Bühne war nur etwa 50 m von unseren Schlafzimmer- und Wohnzimmerfenstern entfernt. Bis Mitternacht, so wusste ich, würde es laut werden, sehr laut. In den vergangenen Jahren waren wir ausgewichen und hatten woanders geschlafen. Dieses Jahr schien mir das eine zu große Anstrengung für meinen körperlich sehr schwach gewordenen Mann. Ich entschied, mit ihm in der Wohnung zu bleiben, und unsere Tochter übernachtete bei einer Freundin.

Mein Mann und ich saßen im Wohnzimmer und hörten klassische Musik, von J. S. Bach. In den Pausen zwischen den Musikstücken der CD und bei leisen Stellen tönten von draußen die Musik des Festes und Menschenstimmen herein. Die Bässe von draußen waren die ganze Zeit zu spüren. Es war eine sehr besondere Situation. Mein Mann saß im Multifunktionsrollstuhl. Eigentlich mochte ich in diesen letzten Monaten seines Lebens keine Musik mehr zum Essen. Zu groß war die Ablenkung. Nun hörten wir gleichzeitig zwei völlig verschiedene Musiken und dazu das Stimmengewirr des Festes. Essen und Trinken gingen sehr, sehr langsam und mühsam. Einen Teil des Abends schlief mein Mann im Multifunktionsrollstuhl im Wohnzimmer, denn im Schlafzimmer war es noch lauter als im Wohnzimmer.

Kurz vor Mitternacht gab ich ihm noch einmal zu trinken. Nach wenigen Schlucken aus der Spritze spürte ich eine große Woge von Leid, wie so oft schon in den letzten Wochen. Sie kam von Edi zu mir, wie an so vielen Tagen, an denen nach den ersten selbstverständlichen Schlucken jeder weitere Schluck für ihn sehr schwer war. Sonst hatte ich inmitten dieses Schmerzes, den ich spürte, fast so, als ob es mein eigener wäre, bei Edi gesessen und weitergemacht. Dieses Mal nahm ich sein Leid bejahender an. Indem ich meinen Mann mitfühlend ansah, dachte und empfand ich: „Ich trage das mit dir, gib auch mir davon. Gib her, ich trage es mit dir, weiter zu dem, der allen Schmerz und alles Leid der Welt trägt." Die Woge aus Schmerz verstärkte sich daraufhin, so stark, dass sie körperlich spürbar wurde und ich meinte, es nicht länger aushalten zu können. Alle Kraft der Liebe zu Edi brauchte ich, um weiterhin denken und fühlen zu können: „Gib her …"

Dann, plötzlich, kehrten Ruhe und Frieden ein. Kein Leid war mehr zu spüren. Ich schaute auf meinen Mann. Er war vollkommen verwandelt. Hatte noch vor wenigen Augenblicken auf seinem Gesicht tiefes

Leid gelegen, so erstrahlte es jetzt in einer nie gekannten Hoheit. In seinen Augen lag ein Ausdruck, der tiefer und höher zugleich war als alles, was ich je in einem menschlichen Antlitz gesehen habe. Es war ein Goldglanz auf stillem Sternengrund. Edis Leib schien umgeben und durchströmt von einer sehr großen, reinen Aura voller Kraft, Demut und leidgeprüfter Liebe.

Da saß nicht mehr nur mein Mann. Ein anderer, Größerer, hatte sich ganz nah mit ihm verbunden. Er umgab ihn nicht mehr nur, sondern er schaute aus ihm heraus.

Die Spritze mit Trinken, die ich noch in der Hand hielt, erschien auf einmal gänzlich unpassend. Dieser Leib brauchte keine irdische Nahrung. Ich legte die Spritze weg und sank auf die Knie. Dann nahm ich die Hände meines Mannes in heiliger Scheu in meine und schaute in diese Augen, die so vertraut und unvertraut und doch wieder vertraut zugleich waren. Augen, die bis auf den tiefsten Grund meiner Seele sahen. Augen, in denen mein Mann und mit ihm zugleich ein Höherer mich ansah.

Ich stammelte – mehr konnte ich in diesem Moment nicht: „Nimmst du es auch wahr? Es ist … wie soll ich es ausdrücken … es ist, als ob der Herr … Christus selbst ist da … in dir … Ich kann es nicht besser ausdrücken … Nimmst du … nimmst du das auch wahr?“ Mein Mann nickte sehr langsam. „Ja“, sagte er nur.

Inzwischen hatte draußen die Musik aufgehört. Die Zeit hatte aufgehört und wir waren ganz still. Eine heilige Scheu geleitete uns auf dem Weg zur Bettruhe und in den Schlaf.

\- - -

In den Wochen nach diesem Erlebnis wurde die Nahrungsaufnahme mühsamer und mühsamer. Eine Logopädin versuchte mit sehr begrenztem Erfolg, den Schluckreflex anzuregen, und gab uns entsprechende Übungen. Essen oder Trinken selbst zu geben lehnte sie ab, das sei viel zu gefährlich. Und es war gefährlich. Edi fing zwar an zu kauen, sobald er Essen im Mund spürte, doch er kaute nicht zu Ende. Die Kaubewegungen stockten immer wieder. Und wenn mein Mann schließlich schluckte, so schluckte er nicht mehr alles hinunter. Immer weniger spürte er, ob er noch unzerkaute Essensreste oder Flüssigkeitsreste im Mund hatte. Wir Pflegenden beobachteten seine Kau- und Schluckbewegungen sehr sorgfältig, machten ihm die gewünschten Bewegungen vor, sprachen ihn an und baten ihn zu schlucken, und doch verschluckte Edi sich immer öfter. Selbst größere Mengen an Nahrung oder Flüssigkeit im Mund lösten den Schluckreflex nicht mehr selbstverständlich aus. Ende Mai war ich auf einer Weiterbildung, die mir sehr am Herzen lag, voller Zweifel, ob ich fahren sollte. Am zweiten Tag meiner Abwesenheit bekam Edi sehr hohes Fieber. Noch in derselben Nacht brachten zwei liebe Freundinnen aus dem Kurs mich mit dem Auto nach Hause – der letzte Zug war fort – und sie fuhren die 350 km noch in derselben Nacht zurück. Die ganze Nacht über gab ich meinem Mann zu trinken, und am Morgen war das Fieber fort und stieg auch am folgenden Abend nur wenig. Sehr dankbar war ich, und auch sehr dankbar für die Hilfe der Freundinnen, die mich gefahren hatten. War Essen in die Lunge gelangt? Ingrid bat mich, meine bisherige Ablehnung einer Magensonde noch einmal zu überdenken.

Es war eine der schwersten Entscheidungen, die ich je zu treffen hatte. Immer wieder einmal, und verstärkt, seitdem das Schlucken meinem Mann so sehr schwerfiel, hatten mich Ingrid und Heike auf das Thema Magensonde angesprochen. Die Logopädin empfahl ganz klar eine Magensonde. Edis Hausärzte rieten ab. Auch Heike stand einer Magensonde eigentlich kritisch gegenüber, doch in Edis Fall war sie unsicher. Ingrid sagte, wir könnten Edi auch mit liegender PEG (perkutane endoskopische Gastronomie, eine Magensonde durch die Bauchdecke) weiterhin auf normalem Weg Nahrung geben. Da er sehr gerne esse, könnten wir Pflegenden ihm oral so viel geben, wie leicht möglich sei, und bräuchten nur die restliche Essensmenge, die ihm so schwerfalle, über die PEG geben. Die gewonnene Zeit könnten wir dann anders als mit Essensgabe gestalten, das bedeute doch nicht nur eine Erleichterung in der Pflege, sondern auch für Edi mehr Lebensqualität.

Solange ich selbst mit meinem Mann in den Bewegungsstrom der Nahrungsaufnahme hatte eintauchen können, war meine Antwort immer ein klares Nein gewesen. Ich wusste, ich hatte manchmal abends oder spätabends „nacharbeiten" müssen, wenn ich mit Anna Laura unterwegs gewesen war und Edi in meiner Abwesenheit zu wenig gegessen oder getrunken hatte. Das hatte ich gerne auf mich genommen. Wenn ich einen ganzen Tag oder ein Wochenende lang nicht da gewesen war, war eine subcutane Infusion bisher ein Kompromiss gewesen, den ich bejaht hatte, um Edi genügend Flüssigkeit zu geben und mir und Anna Laura zu ermöglichen, von Zeit zu Zeit länger wegfahren zu können. Zur Not hatte Edi ein oder zwei Tage etwas weniger gegessen und das anschließend wieder aufgeholt.

Nun musste ich mich noch einmal mit dem Thema Magensonde auseinandersetzen. Meine Gedanken schwirrten umher und kamen nicht zur Ruhe. Edi hatte sich in gesunden Tagen grundsätzlich kritisch gegen lebensverlängernde Maßnahmen ausgesprochen, aber sie nicht kategorisch abgelehnt. Ich hatte von ihm eine Vorsorgevollmacht erhalten, für ihn in einer konkreten Situation abzuwägen und zu entscheiden. Nun musste ich dies tun. Eine Internetrecherche ergab, dass es durchaus ernste Stimmen gegen eine Magensonde bei demenzerkrankten Menschen im Spätstadium gab. Andererseits hatte mein Mann auch einen Katheter, ohne den er schon lange verstorben wäre. Machte ich mich mitschuldig an Edis Tod, wenn ich eine PEG nicht legen lassen würde? Aber würde mein Mann das wollen, konnte nur ich ihn nicht gehen lassen? Und doch: Würde eine Magensonde Edi nicht ermöglichen, noch wichtige biografische Themen abzuschließen?

Wir versuchten, mit Edi selbst darüber zu sprechen. Wenn er sich äußerte, so äußerte er sich fast immer ablehnend, doch nicht immer. „Ein Schlauch zum Leben?", einmal nickte mein Mann zu dieser Frage von Heike. Was an Edis Reaktion war seine eigene Ansicht, was spiegelte nur unseren eigenen Gefühlszustand? Unsicher, ob es richtig sei, war ich nahe davor, meinem Mann eine PEG legen zu lassen. Eine leise warnende Stimme in mir sprach zwar dagegen, doch ich wagte nicht, ihr zu trauen. Ich rief Edis erwachsene Kinder an und sagte ihnen, dass ich wahrscheinlich eine Magensonde legen lassen würde. Und doch stand ich nicht wirklich zu dieser Entscheidung. Das erste Mal in den Pflegejahren wusste ich nicht, was ich tun sollte. Ich fühlte mich mit der Situation überfordert.

In der Nacht danach hatte Edi keine Urinausscheidung. Der Katheter ließ sich spülen, aber der Beutel war leer. Ich empfand: Das war seine Antwort. Er würde dann gehen, er wollte keine PEG. Als ich versuchte, meinen Mann das zu fragen, schaute er mich nur undurchdringlich und abweisend an. Wir hatten unser inneres Band verloren. Im Krankenwagen, auf dem Weg ins Krankenhaus, um die fehlende Urinausscheidung abklären zu lassen, kam ich endlich zur Ruhe. Endlich konnte ich zu dem stehen, was ich als leise Stimme innerlich gehört hatte: Was auch kommen würde, ich würde Edi keine Magensonde legen lassen. Noch während alle Anspannung von mir abfiel, sah ich, wie ein Urinstrahl in den Katheterbeutel schoss. Das war doch nicht möglich. Sollte mein Mann meinen inneren Prozess wahrgenommen haben, und war dies seine Antwort auf meine getroffene Entscheidung? Kaum konnte ich das glauben, doch wie es auch war: Sehr erleichtert war ich. Ich nahm die Hand meines Mannes und schaute ihn an. Er lächelte zurück. Unser inneres Band war wieder da.

In der Klinik wurde eine beginnende Lungenentzündung festgestellt, die Nieren waren in Ordnung. Nachdem die diensthabende Ärztin Edis Krankheitsbild aufgenommen hatte, sagte sie, wenn ich wolle, könne mein Mann in der Klinik auch gleich eine PEG gelegt bekommen. Ich sagte, nein, ich hätte mich dagegen entschieden. Sie wiederholte ihr Angebot, es sei kein großer Eingriff. Während sie etwas in den Computer eingab, trat ich an die Liege, auf der mein Mann lag. Edi schaute mich an, aus ganz klaren Augen, sehr wach und sehr ernst. Dann sagte er etwas, nicht einzelne Worte oder halbe Sätze, wie es sonst zu dieser Zeit war. Er sprach einen vollständigen Satz, auf Englisch. Kurze Sätze in englischer Sprache hatte Edi in gesunden Tagen verwendet, wenn ihm etwas sehr wichtig gewesen war und er seinem Anliegen hatte Nachdruck verleihen wollen. Jetzt sagte er: „Please don't do it." Ganz wach schaute er mich an, mit einer solchen ernsten Klarheit, wie ich sie in seinem Blick schon lange nicht mehr erlebt hatte. Ich drückte seine Hand und nickte. Nein, wir möchten keine PEG, wiederholte ich der Ärztin gegenüber.

Ingrid war inzwischen gekommen. Die Ärztin sah, wir waren ein gutes, eingespieltes Team in der Pflege. Zudem hatte Ingrid als examinierte Kinderkrankenschwester das medizinische Fachwissen. Auf meinen Wunsch hin – und aus rechtlichen Gründen auf eigene Gefahr – wurde mein Mann mit liegender intravenöser Antibiose nach Hause entlassen.

Ich wusste, in der Klinik würde zwar mehr Diagnostik, aber weniger Pflege möglich sein. Zu Hause begleitete uns sehr einfühlsam eine Ärztin, zu der wir kurz zuvor neu Kontakt aufgenommen hatten. Auch sie ist der anthroposophischen Medizin verbunden und sollte Edi zusätzlich zu seinen beiden anthroposophischen Hausärzten bis zu seinem Tod begleiten, voller Achtung für seine letzte Lebensphase. Nach einigen Tagen intensiver Pflege und vielen medizinischen Wickeln zusätzlich zur Antibiotikagabe wurde er wieder gesund. Es war eine sehr anstrengende Zeit und doch zugleich eine Zeit tiefer Nähe. Anna Laura hatte Pfingstferien, sie konnte bei ihrer Oma sein.

Konnte Edi die Tragweite der Entscheidung gegen eine Magensonde verstehen? Auf der anderen Seite: Verstehen umgekehrt wir, was wir getan hätten, hätten wir in den Prozess, mit dem er sich bereits von seinem Leib zu lösen begann, mit einer PEG eingegriffen? Hochachtung für meine Entscheidung wurde mir von Heike entgegengebracht. Ingrid trug meine Entscheidung mit, hätte sie sich aber anders gewünscht. Mit der Entscheidung gegen die Magensonde stellte sich in mir ein innerer Friede ein und blieb unerschütterlich. Unser Weg, so zweifelte ich nicht mehr, war ein anderer. Jede Bemühung meines Mannes um Nahrung würde ich mit all meinen Kräften unterstützen. Doch ich würde nicht seinen Leib am Leben erhalten, ohne dass sich Edis Persönlichkeit mit dem gesamten Prozess der Nahrungsaufnahme verband.

Mit mir geht es zu Ende

Als Edi wieder gesund war, war er noch schwächer als zuvor. Dieses Mal hatte er sehr nahe am Tod gestanden. Bei jedem nächsten Infekt konnte es wirklich so weit sein, und ich wollte dann nicht unvorbereitet sein. So ging ich viele Male über den Friedhof und schaute nach freien Gräbern. Ich bat eine von Edis erwachsenen Töchtern um ihren Rat, und wir empfanden beide dasselbe Grab als passend. Ich kaufte es. Auch entschied ich mich für ein Bestattungsunternehmen und besprach erste Details, eine Aufbahrung zu Hause würde möglich sein. Es waren schwere Wege. Die Endgültigkeit des Todes rückte näher. Mein Mann war immer sehr ernst, wenn ich von solchen Terminen zurückkam. Er nickte nur, wenn ich ihm sagte, was ich getan hatte. Ich wusste, er hatte es auch ohne meine Worte gespürt. „Hast du Angst vor dem Tod?“, fragte ich ihn einmal. „Ja“, antwortete er.

Ich prüfte noch einmal den Text der Todesanzeige, den ich bereits vor vielen Monaten konzipiert hatte.

„Wer von dem Wasser trinkt, das ich ihm geben werde,
wird niemals mehr dürsten." (Joh. 4)

Der berufliche Einsatz meines Mannes hatte dem Wasser gegolten. Seine spirituelle Suche speiste sich – bei aller Offenheit für andere Religionen und spirituelle Wege – aus einer tiefen Verbundenheit mit Jesus Christus. In diesem Vers aus dem Johannesevangelium waren berufliche und persönliche Suche verwoben.

„Zu den Quellen des Lebens bist Du zurückgekehrt."

So wollte ich ergänzen. Ich ahnte zu diesem Zeitpunkt nicht, wie bald es so weit sein würde. Etwa Ende Juni träumte ich von meinem Mann. Er sagte mir im Traum: „Mit mir geht es zu Ende."

Trauer. Trauer ob des näher rückenden Abschiedes. Jeder Tag war kostbar. Gleichzeitig musste ich während der Körperpflege und während der Essensgabe jeden Gedanken an den Tod beiseiteschieben. Mein Mann spürte meine Trauer sofort und schwang in sie ein, anstatt zu essen oder zu trinken. Es war in dieser Zeit, dass ich Leonardos „Il Redentore" aufhängte, neben Monets lichtdurchflutete Landschaftsbilder und Raffaels Madonnen. Täglich begleitete uns während der Pflege jetzt auch dieses Gemälde von Leonardo da Vinci, auf das Edi schauen konnte, wenn er im Bett auf der einen Seite lag, und auf das auch ich oft während der Pflege schaute. Das Bild sehe zu leidend aus, meinte Ingrid und stellte die Frage, ob nicht heiterere Kunst meinem Mann und uns allen besser täte. Ja, das Bild spricht von leidvoller Erfahrung. Mir gab es die Kraft, nicht aufzugeben. Vor uns lag die Begleitung eines Sterbenden, lag Leben angesichts der Endlichkeit des Lebens.

Im Verlöschen des Schluckreflexes griff die Erstarrung des Todes nach dem Leib, und es gab keine Lösung. Ich konnte die Situation nur annehmen und begleiten. Dabei gingen wir Pflegenden alle immer wieder durch Gefühle der Ohnmacht. Sich von ihnen nicht erdrücken zu lassen, sondern zu versuchen, meinem Mann mit feinsten Bewegungsimpulsen Schlucken und Ernährung zu ermöglichen, wurde die Aufgabe, die während Edis allerletzten Lebensmonaten bestimmend wurde.

Ab Juni 2012 aß mein Mann separat von der Familie, zu leicht verschluckte er sich in großer Runde. Statt einer fröhlichen Mahlzeit erlebten wir dann einen hustenden und nach Luft ringenden, röchelnden Menschen. Jeder Schluckakt erforderte jetzt höchste Konzentration. Ingrid, Heike, Katharina und ich – jede von uns entwickelte eigene Strategien. Es gab nichts mehr, das mein Mann gut schlucken konnte. Die Logopädin hatte gewarnt, niemals zwei Konsistenzen gleichzeitig zu geben. Ja, natürlich hatte sie recht, Edi verschluckte sich dann sehr leicht. Probeweise versuchten wir, ihm nur eine Konsistenz zu geben und stellten selbst hochkalorische Flüssignahrung her – und innerhalb weniger Tage drohte dadurch der Schluckreflex fast ganz zu erlöschen. Feste und flüssige Nahrung unterstützten sich gegenseitig und bedeuteten doch in ihrer Kombination eine Gratwanderung. Große Pausen entstanden. Pausen, nach denen wir immer wieder neu versuchten, die Aufmerksamkeit meines Mannes auf Nahrung oder Flüssigkeit in seinem Mund zu richten. Eine deutende Geste auf den Teller mit den Brotstücken. Edi schaute, nickte nach einiger Zeit, bewegte die Lippen, spürte das Essen in seinem Mund wieder, kaute weiter. Oder wir führten den nächsten Happen bis an Edis Lippen, so langsam und in so großer Ruhe, dass wir ihn jederzeit zurückziehen konnten. Edi versuchte, das Essen in den Mund zu saugen, nahm die Nahrungsreste in seinem Mund wieder wahr, kaute weiter, schluckte. Die Essensgabe vollzog sich zunehmend wortlos, bis auf Ausnahmen, in denen Edis Aufmerksamkeit gesteigert und einige fast selbstverständliche Bissen möglich waren.

Nur wenige Schlucke waren noch aus dem Glas möglich, den Rest der Getränke erhielt Edi, wie beschrieben, mit Hilfe einer Einmalspritze, ebenso hochkalorische Flüssignahrung. In feinsten Bewegungen gab ich alles in seinen Mund, versuchend, die Unbeweglichkeit des Leibes mit einem zarten Hauch von Bewegung zu umgeben, eine Bewegung, die fähig war, in Steifigkeit und Erstarrung lösend hineinzudringen, sie in Lebendigkeit verwandelnd, bis der physische Schluckakt möglich wurde. Doch trotz aller Bemühungen verschluckte Edi sich immer wieder. Jetzt hustete er nicht mehr alle falsch geschluckte Nahrung wieder heraus. Edi entwickelte viel Schleim im Mund, und wir brauchten ab Ende Juni ein Absauggerät. Im Rückblick erscheint es mir kaum möglich, wie wir Pflegenden meinem Mann dennoch weitere zweieinhalb Monate lang helfen konnten, sich zu ernähren und genügend zu trinken – auch wenn die Flüssigkeitsmenge manchmal durch eine nächtliche subcutane Infusion ergänzt wurde.

Es war ein schmerzvoller Weg, und doch erlebte ich ihn als einen sehr guten, als wichtigen und menschlich reichen Weg. Liebevolle Selbstverständlichkeit in allen Gesten meinerseits, ganz gerichtet auf Edis Ernährung, machte an manchen Tagen Essens- und Trinkmengen möglich, die kaum noch möglich schienen. Gelang es, so schien es leicht, Edi verschluckte sich nicht und war nach der Mahlzeit in froher Ruhe. Mit dem Bewusstsein nicht abzuweichen und ganz in der Unbedingtheit des Augenblickes zu stehen – es waren besondere Tage, wenn mir dies die gesamte Mahlzeit hindurch gelang.

Auch in der Grob- und Feinmotorik griff die Erstarrung nach dem Leib. Edi vermochte so gut wie nicht mehr zu gehen, und selbst die Momente im Stehen wurden kürzer und kürzer. Bereits seit Anfang des Jahres war Körperpflege im Stehen nicht mehr möglich, und im Schlafzimmer gab ein Heizstrahler über dem Bett die nötige Wärme für die Liegendpflege. In seinen letzten Lebenswochen krallten sich Edis Hände zusammen, und Arme und Beine begannen sich anzuwinkeln. Wir versuchten, mit feinsten Bewegungen die Kontrakturen zu lösen und den Prozess der Erstarrung zu verlangsamen und umzukehren, ihn immer wieder in Bewegung und Lebendigkeit zu wandeln. Mit feinsten Bewegungen behutsam die Kontrakturen der Finger lösen. Langsam und feinfühlig Edis Arme und Beine ausstrecken. Weitend die Erstarrung lösen und noch ein wenig mehr ausstrecken. Bald war es nur noch bei den Beinen ganz möglich. Die Kontrakturen in den Armen waren stärker als alle lösende Bewegung. Lagern wurde zu einer hohen Kunst – und es wurde zur Therapie. Ließen wir in der Sorgfalt nach, war nicht nur die Muskulatur der Arme und Beine sofort in einer höheren Grundspannung. Auch Essen und Trinken waren dann noch weniger möglich.

Die Kommunikation wurde fast wortlos. Edis strahlendes Lächeln, mit dem er mich empfing, wenn ich behutsam an sein Bett trat, ersetzte die gesprochene Sprache so gut wie vollständig. Wollte er sprechen – was er weiterhin versuchte –, brach er fast sofort ab, nicht die Worte findend, um sich auszudrücken. „Ja“ und „Nein“ waren die häufigsten Worte, die noch erklangen. Mein Mann kommunizierte fast nur noch durch Gestik, Mimik oder leichte Kopfbewegungen. Einmal empfing er mich wieder mit diesem strahlenden Lächeln und versuchte, auf meine Begrüßung zu antworten: „Meine …“, so setzte er an. Mehr brachte er nicht über die Lippen. Wie er hätte fortfahren wollen, ahnte ich und ergriff bewegt seine Hand.

Edi wollte und konnte immer noch in der Körperpflege mithelfen, wenn wir die Umgebung und den Rahmen dazu schufen. Geduld und hohes Einfühlungsvermögen, noch mehr als bisher, waren nötig, damit er mittun konnte. Das Strahlen in seinen Augen, sein freudevolles, dankbares Lächeln, mit dem er kleinste eigene Bewegungen begleitete, gaben Kraft und Freude. Welch eine Kraft lebte in Edi, gemeinsam mit uns helfenden Menschen, seinem alt und gebrechlich werdenden Leib Aufrechte abzuringen. Jeden Tag neu war die Pflege Hilfe dazu. Welche Freude, wenn es gelang. Es gelang mir immer mehr nur noch dann, wenn ich in allen Bewegungen der Liegendpflege, und auch in allen vorbereitenden Bewegungen aus der liegenden in die sitzende Position, in behutsam schwingende Bewegungen eingetaucht war, Edi innerlich erreicht hatte und er im Rahmen seiner Möglichkeiten mitgetan hatte.

Werdende Aufrechte

In der Luft beginnt jede Geste, schwingt und atmet
feinfühlig bewegt sie, Hülle bildend
taucht in die Berührung hinein, verdichtend.
In der Berührung entsteht Rhythmus
schwingende Bewegung des Körpers.
Nachklingende Ruhe, friedevoll.
Meine Hand gibt dem Nachklingen Raum
löst sich behutsam und taucht wieder
ein in die Luft, achtsam, voller Ruhe.

Jede kleinste Bewegung, die ich mit meinem Mann vollführte, vollzog sich in diesem Rhythmus von Vorbereitung – Bewegung – Nachklang. Wurde dieselbe Bewegung im Laufe der Pflege mehrmals gebraucht, zum Beispiel beim Hin- und Herdrehen im Liegen, ging es jedes Mal weicher. Der hohe Grundtonus der Muskulatur löste sich während der Pflege. Die erste Bewegung am Morgen war nur in großer Zeitlupe möglich, sonst konnte Edi nicht einschwingen und versteifte. Am Ende der Pflege ging es mühelos und fließend. Es war wie ein Wunder, was möglich war, doch war es ein zerbrechliches Wunder. Jede Hast, jede Unruhe – selbst in Gedanken – spürte mein Mann. Sofort reagierte er wie ein feinster Seismograph und versteifte unwillkürlich, und der mühsam errungene niedrigere Muskeltonus war verloren. Gelang es, in atmend-schwingender Bewegung zu bleiben, konnte Edi mithelfen, sich ins Sitzen aufzurichten. Dann konnte er fast frei an der Bettkante sitzen.

Nur mit einer minimalen Stütze am Rücken, einer sachten Berührung meiner Hand in Höhe der Schulterblätter, saß er da, froh. „Wollen wir aufstehen?“ Welch eine Frage von mir. Hatte ich bisher den Strom schwingender Gesten gefunden, so wollte Edi in ihm weiter in die Aufrechte gehen, er nickte, lächelte, sagte vielleicht sogar „Ja.“ Welch ein Glück ist es, auf den eigenen Beinen stehen zu können. Nach einer Drehung um 90 Grad – vorsichtig half ich ihm dabei – vielleicht noch ein, zwei, drei Schritte vorwärts, dann half ich Edi, sich in den bereitgestellten Rollstuhl zu setzen. Saß er, so legte ich seine Arme in langsamer Bewegung auf die Lehnen des Rollstuhls und stellte seine Beine gerade. In behutsamer Geste bekräftigte ich die Symmetrie im Sitzen und regte die Aufrechte im Sitzen an. Dankbar und in großer Freude saß Edi im Rollstuhl, jetzt nie mehr länger als ein oder zwei Stunden. Meistens aß er während dieser Zeit, dann war seine Kraft erschöpft und es folgte eine Ruhepause.

Kind sein im Haus eines Sterbenden

Noch zu Jahresbeginn 2012 war Edi in den Alltag unserer Tochter eingebunden. Sie musste oft auf uns warten, und doch lebte sie geborgen in der Liebe ihrer Eltern zueinander und zu ihr. „Man merkt ihr die häusliche Situation nicht an“, wurde mir wiederholt gesagt. Wir hatten unsere vielen kleinen freudigen Alltagsrituale und viele Menschen, die uns halfen, und über aller Pflege strahlte Edis Dankbarkeit und Liebe auch zu Anna Laura. In dem Maße, in dem vor allem während der Essensgabe, und ansatzweise auch während der Körperpflege, für uns Pflegende fast jede Ablenkung zu viel wurde, konnte ich unsere Tochter nicht mehr in Edis und meinen gemeinsamen Prozess einbeziehen. Mein Mann und ich blieben in tiefer Beziehung zueinander, doch wenn Anna Laura dabei war, musste sie immer mehr nur ruhig zusehen, oder sie saß lesend bei uns. Es war nicht mehr möglich, heiter miteinander zu scherzen wie bisher.

Ab Anfang Juni 2012 bestanden Edis Tage so gut wie nur noch aus den allernotwendigsten Verrichtungen. Essen, trinken, Körperpflege, an- und ausziehen, schlafen. Immer wieder sagte ich Termine ab. Ich konnte immer erst kurz zuvor sehen, ob Edis Kraft reichen würde. Im Juli waren wir noch einige wenige Male unterwegs, fast immer, um an der Menschenweihehandlung in der Christengemeinschaft teilzunehmen.

So nutzten wir mehr und mehr die Möglichkeiten der Wohnung, und Anna Laura verbrachte viel Zeit still für sich. Im Schlafzimmer, in dem mein Mann jetzt die meiste Zeit seines Tages zubrachte, stellte ich große Blumensträuße auf. Während der Liegendpflege schaute er sie andächtig an, und zum Teil auch, wenn er zum Essen im Rollstuhl saß. Wenn es das Wetter erlaubte, aßen wir am geöffneten Fenster mit Blick auf die Spielplätze, oder wir aßen auf dem Balkon. In diesem Jahr war der Balkon so farbenprächtig wie nie zuvor und nie seitdem. Edi betrachtete mit frohem Blick die vielen Blumen. Und er schaute dankbar auf das Leben vor unserem Haus. Immer wieder kamen bekannte Menschen auf dem öffentlichen Gehweg vorbei, die grüßend zu uns heraufschauten. Ab Juli häuften sich Infekte der Atemwege. Kaum war ein Infekt überwunden, kam nach einer kurzen Pause weniger Tage der nächste. Es war deutlich, dass Edi sich immer wieder verschluckte und kleine Mengen an Nahrung in die Lunge gelangten. Gleichzeitig wurden die Essensmengen, die er überhaupt noch schlucken konnte, weniger. Trotzdem dauerten die Mahlzeiten genauso lange wie zuvor, und noch längere Mahlzeiten waren nicht möglich: Edis Kraft reichte dafür nicht, er schlief ein oder er verschluckte sich noch leichter. Ich schob eine zusätzliche Mahlzeit am späten Abend und eine weitere in der Nacht ein. Es waren sehr schöne Zeiten zu zweit, voller Ruhe und großer Innigkeit, und doch wusste ich, lange würde ich das nicht durchhalten können. Und trotz der zusätzlichen Mahlzeiten wurden die Mengen, die Edi zu sich nehmen konnte, kleiner und kleiner.

In diesen letzten Lebensmonaten meines Mannes brauchte ich alle meine Kräfte für ihn, und im Rückblick weiß ich, dass Anna Laura sehr zurückstecken musste. Ihr Alltag ging weiter mit Musikunterricht und anderen Unternehmungen, und oft war sie bei Freundinnen und wurde von deren Eltern liebevoll mitbegleitet. Wir selbst hatten keinen Kinderbesuch mehr. Ich fühlte mich nicht in der Lage, einen Nachmittag so zu planen, dass ich in jedem Fall den Kindern und Edi hätte gerecht werden können. Anna Laura wollte mich ohnehin gar nicht mehr mit anderen Kindern teilen, denn selbst für sie hatte ich zu wenig Zeit. Ich hatte keine Überschusskräfte mehr. Im Rückblick weiß ich, dass mein Bewusstsein in diesen letzten Lebensmonaten meines Mannes nicht frei war, auch Anna Lauras Bedürfnisse immer zu sehen. Sie war aufgefangen von den Menschen um uns herum, war weiterhin bei unserer Nachbarin Renate, scherzte mit Ingrid, Katharina, Heike und den Menschen, die uns besuchten. In den Sommerferien, in denen wir dieses Jahr nicht mehr als Familie verreisten, war Anna Laura auf mehreren Tagesfreizeiten, auf einer Übernachtungsfreizeit, bei meiner Mutter und in der Familie meines Bruders. Trotz allem Bemühen, auch Anna Laura gerecht zu werden, waren diese letzten Monate der Pflege ihres Vaters für sie sehr schwer. Immer wieder gab es Tränen. Unsere inzwischen bald zehnjährige Tochter freute sich auf die Zeiten, in denen ich bisher ganz für sie da gewesen war, und jetzt hatte ich oft die Kraft dazu nicht mehr. Anna Laura war traurig, wenn sie aus der Schule kam und sie wieder einmal nicht mir erzählen konnte, was sie erlebt hatte. Natürlich, es war jemand da und hörte ihr zu, aber Anna Laura wollte doch eigentlich mir erzählen, was sie erlebt hatte. Doch ich holte den versäumten Schlaf der Nacht nach oder saß in höchster Konzentration mit Essen und Trinken bei Edi. Auch manchen Nachmittag, der eigentlich für Anna Laura vorgesehen war, blieb ich bei ihm, denn wenn er einen schlechten Tag hatte, erreichte ich meinen Mann beim Essen und Trinken noch am ehesten von allen Pflegenden. Das war nie vorhersehbar und brachte manchen Plan für unsere Tochter durcheinander.

Anna Laura spürte, wie die Kräfte ihres Vaters abnahmen. Immer noch strahlten Edi und sie einander an, wenn sie in sein Zimmer trat. Wie wir alle trat auch sie sehr behutsam an sein Bett oder neben seinen Rollstuhl. Eine sehr große Nähe lebte zwischen beiden. Doch es war so gut wie nicht mehr möglich, Anna Laura mit ihren Bedürfnissen in Edis Alltag einzubetten und Edi in ihren Alltag. Die wenigen Ausnahmen, die es gab, sind mir in sehr lebendiger Erinnerung, und im Rückblick bin ich sehr froh um sie. „Du kannst ihn doch nicht mitnehmen. Er hat doch keine Kraft dazu.“ Meine Mutter sagte dies fast entsetzt, als ich entschied, den Rollstuhltransport nicht abzubestellen und meinen Mann Anfang August zu einer Zirkusaufführung unserer Tochter mitzunehmen. Irgendwie gelang es, vor der Abfahrt in kürzester Zeit zu essen und zu trinken. Ich muss solche Vorfreude auf die Aufführung ausgestrahlt haben, dass mein Mann viel schneller aß und trank als gewöhnlich. Kurz danach waren wir mit Edi an einem Badesee außerhalb von Karlsruhe. Wieder schauten mich alle fragend an, als ich entschied, den Rollstuhltransport nicht abzubestellen und meinen Mann nicht mit Heike zusammen in der Wohnung zurückzulassen. Stattdessen fuhren wir alle gemeinsam zum See: Anna Laura, meine Mutter, ich, Edi, Heike, und auch ihr Sohn Moritz. Edi erkannte den See wieder. Froh schaute er auf das Wasser. Mit Spritze und hochkalorischer Flüssignahrung saß ich mit ihm am See, und Edi aß und trank mit Blick auf das Wasser.

Auch Heike saß so mit ihm da oder hütete seinen Schlaf. Meine Mutter übte mit Anna Laura Kopfsprung und erzählte Edi, dass unsere Tochter es schließlich hinbekommen habe. „Toll“, antwortete er. Zwischendurch schlief mein Mann, im Multifunktionsrollstuhl. Es sollte sein letztes Erlebnis außerhalb der Wohnung sein.

Im August 2012, begann Edi, manchmal über mich zu schauen oder wie durch mich hindurch hinter mich zu schauen. Seine Augen blickten in solchen Momenten hin und her, als ob er versuchte, zu verstehen, was er sah. – Was er sah? – Da war ja nichts, zumindest nichts, das für meine Augen sichtbar gewesen wäre. Ich blieb in solchen Momenten still stehen, ließ Edi Zeit und versuchte dann, ihn anzuschauen und anzulächeln, vielleicht behutsam zu berühren und dadurch wieder in die Welt der alltäglichen Gegenwart zu holen. Ende August kam ich von einer Beerdigung. Ich hatte Edi nicht mitgenommen, obwohl es eine unserer Trauzeuginnen war, die gestorben war. Edi war zu schwach, der letzte leichte Infekt war kaum überwunden. Als ich in sein Zimmer trat, schaute Edi mit großen Augen hinter mich. Er hob die Hand wie zum Gruß. Als ich erzählte, wo ich gewesen sei, nickte er nur. Unverwandt sah er hinter mich, ja seine Lippen bewegten sich unhörbar. Der Ausdruck seiner Augen und seiner Mimik wechselte, als ob er im Austausch mit einem anderen Menschen wäre. Lange blieb mein Mann so, und es war sehr schwer, sein Bewusstsein wieder auf den Alltag zu lenken. Nahm er unsere verstorbene Trauzeugin wahr? Ich kann es aus Berichten über Sterbende nur ahnen.

Bilder der Vergangenheit

Oft saß ich in den letzten Wochen seines Lebens still neben Edi, nachdem ich ihn im Bett gelagert und dabei seine Kontrakturen gelöst hatte, soweit, wie dies noch möglich war. Wir redeten nicht. Bilder seines Lebens traten in mein Bewusstsein.

War Edi es, der an seiner Biografie arbeitete? War ich es, die innerlich Stationen seines Lebens nachging? Waren es die feinen, die Muskeln immer wieder lösenden Bewegungen während der Körperpflege und während des Lagerns, die diese Bilder seiner Biografie ins Bewusstsein hoben? Denn was wir erlebt haben, ist in unserem Leib abgelagert, Schönes wie Schlimmes. All dies mag stimmen.

Immer wieder erlebte ich Bilder von Edi und seinem Bruder Dolfi und weitere Bilder aus der Zeit des Zweiten Weltkrieges: Bilder aus dem Internat der Hitlerjugend in Kißlegg und Bilder von Edis Vater. Das meiste hatte mein Mann in gesunden Tagen bereits zu verarbeiten versucht. Jetzt stand eine noch tiefere Verarbeitung an. Manche der Bilder und Empfindungen, die in diesen stillen Momenten stummer Zwiesprache in mein Bewusstsein traten, waren für mich neu, Edi hatte sie mir nicht erzählt.

Ich dachte – vielleicht sollte ich besser sagen, ich empfand: „Es war schwer. Es war eine schwere Zeit." Ein tiefes Aufseufzen war Edis Antwort. Unsere Kommunikation in diesen stillen Momenten, in denen ich an seinem Bett saß, vollzog sich ohne hörbare Worte. Ich versuchte es einmal, doch die gesprochenen Worte waren viel zu grob. Mein Mann nahm meine Gedanken und Empfindungen ohnehin wahr. In gesunden Tagen hatte er sich oft die Frage gestellt, ob er seinen Bruder Dolfi vor dem Schicksal der NS-„Euthanasie" hätte bewahren können. Hätte er ihn mitnehmen können bei seinem letzten Besuch? „Nimm mich mit. Die sind hier so böse zu mir!", hatte sein Bruder ihn gebeten. Gleichzeitig hatte mein Mann gewusst: Was hätte er als 14-Jähriger schon tun können. „Du warst jung", dachte ich. Fast unmerklich nickte mein Mann. „Du hättest nichts tun können." Edi reagierte nicht. Es stimmte nicht, was ich gedacht hatte, zumindest nicht für ihn. Er hatte das Empfinden, er hätte doch etwas tun können, zumindest versuchen müssen, etwas zu tun. Plötzlich war es in mir wie eine innere Gewissheit: „Dein Bruder hat dir verziehen." Wie konnte ich das wissen? Und doch blieb die Empfindung. Im selben Moment atmete mein Mann aus, wie gänzlich erleichtert und innerlich befreit. „Ja", dachte ich noch einmal, „dein Bruder hat dir verziehen." Edi sprach, äußerlich hörbar. „Ja", sagte er. Eine zentnerschwere Last schien von seinem Herzen zu fallen.

An einem der nächsten Tage kamen Bilder seines Vaters. „Dein Vater hat der nationalsozialistischen Ideologie geglaubt", fühlte ich. Ein leidvolles Nicken mit schmerzverzerrtem Gesicht war Edis Antwort. „Die Granitoid AG war Teil der Kriegsindustrie", empfand ich – mehr fragend, denn Edi hatte darüber nie reden wollen. Mein Mann seufzte sehr tief auf. „Ja, die Firma, die deiner Familie gehörte, sie war in die Kriegsindustrie verstrickt." Schmerz lag auf Edis Gesicht, bitteres Leid ob der Tatsache, dass die geliebten Menschen der nächsten Umgebung in den Ereignissen der Kriegszeit schuldig geworden waren, bitterer Schmerz auch darüber, dass die Ideologie des Nationalsozialismus im eigenen Elternhaus gelebt hatte. „Lass uns das jetzt zusammen anschauen." Dankbar nickte Edi. „Dein Vater hat nicht erkannt, was für eine Ideologie der Nationalsozialismus war. Er war verblendet, wie so viele Menschen seiner Generation", versuchte ich, an Edis Vater ohne einen Vorwurf zu denken, und schaute meinen Mann an. Ein leidvolles Seufzen war Edis Antwort. „Wir können nur versuchen, für ihn zu beten." Kaum merklich nickte mein Mann und entspannte sich.

Je näher der Tod rückte, desto öfter saß ich still am Bett meines Mannes. Manche Bilder kamen viele Male, bis wir gemeinsam einen Weg gefunden hatten, sich mit dem, was auf der Seele lastete, auszusöhnen. Vieles war geschehen in diesen Kriegsjahren. Gnade war es, wie viel Edi jetzt noch loslassen und verzeihen konnte.

„Wenn sich die Stille nun tief um uns breitet"

„Wenn sich die Stille nun tief um uns breitet
So lass uns hören jenen vollen Klang
Der Welt, die unsichtbar sich um uns weitet
All deiner Kinder hohen Lobgesang."

Dietrich Bonhoeffer

In seinen letzten Lebenswochen schaute Edi nicht nur immer öfter über mich und durch mich hindurch. Er begann auch zu tönen.

„mmmmmmm ...."

„mmm ....."

„mmmmm ......"

Die Tonhöhe wechselte. Ich antwortete meinem Mann.

„mmmm ...."

In der Improvisation erwuchs tiefe Kommunikation. Während der Ruhe der nächtlichen Pflege und wenn ich tagsüber allein mit Edi in der Wohnung war, begann ich selbst zu singen. Edi konnte keinen Text mehr singen, zumindest tat er es nicht mehr. Er hörte zu, hingegeben, oder er begleitete mich tönend. Meinen Mann neu lagernd, sang ich aus Dietrich Bonhoeffers „Von guten Mächten wunderbar geborgen." Mit den Tönen des Liedes schwingend vollführte ich alle Bewegungen der Körperpflege. Langsam und getragen sang ich, sehr langsam, viel langsamer, als ich das Lied je gesungen gehört habe. Nur so war es stimmig für diese besondere Situation. Ich sang weitere Lieder und immer wieder in freier Improvisation. Zwischendurch waren Edi und ich still. Doch auch dann waren wir in diesen ruhigen Stunden der Pflege wie von unhörbaren Klängen umgeben, so wie es Dietrich Bonhoeffer in seinem Gedicht in wunderbaren Worten beschrieben hat.

„Ihr Mann ist bereits wie in einem Boot auf einem See, umgeben von Wellen und dem Rauschen des Wassers. Noch ist das Boot fest am Land vertäut. Doch es braucht nur ein starker Sturm zu kommen – und das Boot reißt sich los." Einer unserer Hausärzte kleidete den Zustand meines Mannes, der sich schon weit auf die Reise gemacht hatte, in dieses Bild. Es war bei einem der regelmäßigen Hausbesuche, zwei Wochen vor dem Tod meines Mannes.

Bald sollte sich das Boot lösen.

Perlensuche: Passion

„Es gibt einen erschütternden Bericht von Eltern über ihre Erfahrung mit einem Kind, dessen Dasein sie nur als ‚eine nackte, harte, grausame Tatsache' empfinden konnten. Nach dem Tod des Kindes, so schreiben diese Eltern, nachdem alle Schwierigkeiten hinter ihnen lagen, da wussten sie, dass die Annahme dieser harten Aufgabe als ihnen zugedacht, ihnen das Wertvollste beschert hatte, das sie je erlebt haben. Sie hatten Erfahrungen gemacht, die sie um keinen Preis missen mochten. Die Jahre der Pflege waren ihre härtesten und bittersten, so schreiben sie, aber auch die reichsten und kostbarsten."

Edi 1998 [1]

Bevor ich den Abschied von meinem Mann schildere, möchte ich noch einmal innehalten. Was war das Entscheidende des vergangenen Jahres? Edi und ich erlebten Stunden tiefer Nähe und reiche menschliche Begegnungen mit all den Menschen, die uns halfen, und immer noch manchen Moment voller Humor. In den inneren Bildern von Edis

Biografie und im gemeinsamen Tönen traten wir in neue Ebenen der Kommunikation ein, bei manchen Erinnerungen schmerzhaft, oft beglückend und in tiefer Nähe. Und doch verdichtete sich dieses Jahr in seinen letzten Monaten immer mehr in eine Empfindung, für die ich im Rückblick nur ein Wort finde: Passion.

Im Ringen um alle lebensnotwendigen Fähigkeiten traten wir in eine Auseinandersetzung mit den Erstarrungsprozessen des Körpers, die auf den Tod zuführten. Uns viele, viele Stunden am Tag den Bemühungen der Nahrungsaufnahme zu stellen und dabei immer mehr Sorgfalt auf jede kleinste Bewegung zu verwenden, ebenso während der Körperpflege und beim Lagern und Lösen der Kontrakturen in immer höherer Aufmerksamkeit zu sein – es war sehr schwer. Nur im „Ja" zu diesem Weg erwuchs die Kraft, ihn zu gehen und Ohnmacht und Schmerz auszuhalten, die mit ihm verbunden waren. Im Gehen eröffnete sich inmitten aller schweren Erfahrungen – welche Gnade – eine Ahnung tiefen Friedens.

Das Band der Liebe zwischen meinem Mann und mir wurde zu einer großen Kraftquelle, die mich seine Pflege durchtragen ließ. Je intensiver ich für meinen Mann da war, desto größer war die Kraft, die ich erhielt.

„Die wahre Liebe verausgabt sich nicht. Je mehr du gibst, umso mehr verbleibt dir. Und wenn du dich anschickst, aus dem wahren Brunnen zu schöpfen, spendet er umso mehr, je mehr du schöpfst."

Antoine de Saint-Exupéry

Mein Mann und ich durften diesen Brunnen finden. Dennoch war es nicht leicht. Erstaunlicherweise überlegte ich niemals aufzugeben. Jeder Tag war kostbar. Es eröffneten sich in der Pflege Erfahrungen so fern jeglicher Alltagserfahrung, dass Sprache sie kaum auszudrücken vermag. Der Strom tragender Gesten, der in den vorigen Krankheitsphasen Harmonie und Freude in sich getragen hatte, tauchte ein in den Schmerz der Ohnmacht, all die Erstarrungsprozesse und das Verlöschen der Reflexe immer weniger aufhalten zu können. Die Vorboten des Todes waren in unser Haus getreten. In der Auseinandersetzung mit ihnen lebten wir täglich zugleich in Überforderung und in staunender Freude darüber, was wir erfahren durften. Schwingende und immer achtsamere, zum Teil feinste Bewegungsimpulse entwickelten sich in höchster innerer Aufmerksamkeit. Wie sehr diese es vermochten, in die Erstarrungsprozesse des Körpers hineinzudringen, ja sie aufzulösen, erstaunte auch die fachlich ausgebildeten Pflegerinnen. Eigentlich hatte Edi so gut wie keinen Schluckreflex mehr, eigentlich waren Arme und Beine auf dem Weg in die Dauerkontraktur – und täglich erlebten wir, wie sich dies partiell umkehren ließ. Die Vorboten des Todes wandelten sich täglich in Bewegung, in Leben.

Gibt es tatsächlich Kräfte, die den Tod überwinden können? Die zentrale Botschaft des christlichen Glaubens wurde ahnende Erfahrung unseres Alltags. Eine stille Freude entstand in dem Maße, in dem es gelang, dem gebrechlich werdenden Leib Ernährung, Bewegung, Aufrechte abzuringen. So etwas war möglich? In tiefer Dankbarkeit, ja Ehrfurcht nahm ich das wahr, Frucht eines Handelns, das ich auch und doch nicht nur als mein eigenes erlebte. Ich möchte es aussprechen: Unsichtbare Helfer waren mit uns. Getragen von ihnen erfuhren wir inmitten des Leides an den Erstarrungsprozessen des Körpers Verwandlung und neues Leben. Menschliche Reifung in der Bejahung und Annahme des Weges der Passion erwuchs, und mehr. Ein Strom warmen Trostes begleitete all unser Bemühen, und im leidvollen Ringen um die Verwandlung von Ohnmacht und Erstarrung in weitere Tage voller Leben erfuhr nicht nur mein Mann ungeahnte Kräfte, sondern auch ich. Nie war ich mit so wenig Schlaf ausgekommen und wirkte nicht müde. „Du siehst gut aus – geht es dir gut?“ „Eigentlich bin ich sehr müde. Ich habe nur vier Stunden geschlafen.“ Viele solche Situationen erlebte ich in diesen letzten Monaten. Wir durften ahnend erfahren, wie Passion der Durchgang ist zu einer Neugeburt.

War es die Gnade dieser Erlebnisse, die es Edi ermöglichte, sich mit seiner Persönlichkeit in einem Leib, der dazu immer weniger in der Lage war, weiterhin auszudrücken? Wie dem auch sei, nicht nur ich, auch alle Menschen, die uns begleiteten, erlebten: Edis Persönlichkeit war und blieb in der Pflege und im Alltag bis zu seinem letzten Lebenstag anwesend und er begleitete alle unsere Hilfe mit Aufmerksamkeit, ja mit eigener tätiger Mithilfe.

Abschied

Vater unser

Dein Wille geschehe

Tod und Totenwache

Hannerose kehrte im September nach Karlsruhe zurück und half in kleinem Umfang, insbesondere bei der Zubereitung von Edis Flüssigmahlzeiten und anderen hauswirtschaftlichen Tätigkeiten, und sie hatte Zeit für Anna Laura.

Ab dem 12. September ging einer der vielen Atemwegsinfekte meines Mannes, die uns den Sommer über begleitet hatten, in eine Lungenentzündung über. In allem Bemühen um Edis Pflege hoffte ich, mein Mann würde auch diese Erkrankung überwinden und uns würden noch einige letzte Monate geschenkt werden. Und doch war deutlich, dies war nicht sicher. Ich rief Edis erwachsene Kinder und Edis erste Frau Brigitte an und gab ihnen Bescheid. Eine Tochter war gerade erst da gewesen, alle anderen kamen. Zum Teil kamen sie gemeinsam, am Sonntag, den 16. September, um möglicherweise Abschied zu nehmen, und während sie da waren, feierte Anna Laura ihren zehnten Geburtstag nach. Es war eine fast unwirkliche Situation. Anna Laura glaubte fest, ihr Vater würde bald wieder gesund werden und auch dieser Infekt sei nur einer von vielen. Ich legte die Durchführung des Geburtstagsfestes in andere Hände, ich konnte nicht unbekümmerte Fröhlichkeit mit den Kindern leben. Das Wetter war sehr schön, die Kinder brauchten nicht in die Wohnung zu kommen. Drinnen saßen wir um Edis Bett. Mit dankbarer Freude über den Besuch schaute Edi Brigitte und seine erwachsenen Kinder an. Nach individuellen Aussprachen saßen wir wieder gemeinsam bei ihm, bis es Zeit war, Edi für eine Schlafenspause allein zu lassen. Anna Laura und ihre Geburtstagsgäste kamen zurück, glücklich und erfüllt von ihrer Schatzsuche, und die anderen Kinder verabschiedeten sich. Anna Laura tauchte wieder in die so ganz andere Welt ihres sterbenden Vaters ein. Nicht lange dauerte es, und es kam der Pfarrer, der mittags schon einmal zu Besuch gewesen war. Edi erhielt die heilige Ölung.

Am folgenden Tag ging es meinem Mann besser, und wir hofften schon, er würde wieder gesund werden. Dennoch gab ich weiteren Menschen über seinen Zustand Bescheid. Nach all der zusätzlichen Pflege, insbesondere nachts, die ein Infekt bedeutete, war ich am Rande meiner Kräfte. Meine Mutter kam aus Hamburg, um uns zu helfen. Katharina übernahm eine Nachtwache und blieb in der Nacht vom 18. auf den 19. September bei Edi. Am nächsten Morgen kam sie voller Freude aus dem Pflegezimmer: „Edi hat mir auf meine Begrüßung geantwortet, er hat ‚Guten Morgen' gesagt!" Wir freuten uns alle sehr mit Katharina, so selten waren Edis Worte geworden.

Im Laufe des Vormittags kam die Ärztin. Mein Mann wirkte etwas stabiler als noch am Vortag. Eine zaghafte Hoffnung wuchs, er würde diesen Infekt überleben. Doch im Laufe des Tages verschlechterte sich sein Zustand wieder. Edi wurde sehr unruhig. Am frühen Abend kam Besuch, um sich von Edi zu verabschieden. Auch gab es noch ungeklärte Begebenheiten. Im Nachhinein hatte ich das Empfinden, mein Mann hatte auf diese Aussprache gewartet. Edi konnte selbst so gut wie nicht sprechen, doch in Gestik und Mimik zeigte er, dass er alles wahrnahm. Als der Besuch verabschiedet war und ich ins Zimmer meines Mannes trat, war Edis Atmung sehr verändert. Das war auch in den Tagen zuvor einige Male so gewesen, und jedes Mal hatte eine behutsame Waschung, verbunden mit einer Einreibung mit Öl, Edis Zustand wieder stabilisiert. Ich holte alles dafür Notwendige und schickte meine Mutter aus dem Zimmer. Ich wollte allein mit meinem Mann sein.

Ich begann, Edi zu waschen. Doch, anders als die Tage zuvor, zeigte es keine beruhigende Wirkung, im Gegenteil, die Atmung veränderte sich weiter. Nach einigen weiteren Versuchen begriff ich im Bruchteil eines Momentes: Dies war anders als die letzten Tage. Die Atmung kam in Wellen und war wie ein großes Sich-Herausarbeiten aus dem Leib. Ich verstand, was die Marmorierung von Edis Beinen bedeutete. Nicht eine Einreibung war es, die er brauchte, um sich wieder mit seinem Leib zu verbinden. Ich stellte Waschlappen und Öl beiseite. Es gab nichts mehr zu tun, nur noch anzunehmen.

Vater unser

Ich begann, die Worte des Gebetes zu singen. Mit Tränen in den Augen sang ich, während Edis Atmung langsamer und langsamer wurde und wir uns unverwandt anschauten.

Dein Wille geschehe

„Danke. Danke für alles." Ich sprach ein weiteres Vaterunser, tränenüberströmt. „Die lieben Menschen, die dir verbunden und bereits gestorben sind, erwarten dich … Segen für deinen Weg." Mit Tränen in den Augen und mit stockender Stimme sprach ich letzte Worte des Dankes und des Abschieds. Ein letzter Blick, mit dem Edi mich ansah, wissend, verstehend, ohne Angst. Dann atmete er ein letztes Mal aus und schloss die Augen.

Er war gegangen.

Jetzt erst begriff ich es wirklich. Ich blieb eine Weile still neben dem Bett sitzen und sammelte mich. Dann rief ich meine Mutter. „Edi ist gestorben." Es war keine halbe Stunde her, seitdem sie aus dem Zimmer gegangen war. Sie kam und half mir in dieser ersten Nacht. Danke.

Innerhalb weniger Stunden verwandelte sich die Atmosphäre des Raumes. Das Antlitz meines Mannes verwandelte sich. Staunen und Freude legten sich auf sein Gesicht, ein heiteres, freudiges und zugleich hoheitsvolles Staunen ob eines so nie Erwarteten und Frohen. Meine Mutter und ich räumten in dieser Zeit alle Medizin und alle Pflegeutensilien fort, auch manches andere, was jetzt überflüssig war, und reinigten das Zimmer. Für die kommenden Tage der Totenwache würde anderes benötigt werden. Das Totenbett wurde umrahmt von den beiden bisherigen Krankentischen, auf denen jetzt je eine hohe Bienenwachskerze stand. Auf einer Anrichte gestaltete ich eine kleine Ecke der Andacht mit einem Bild des Auferstandenen, zog meinem Mann den Ehering ab und legte ihn davor, dazu eine geöffnete Bibel, stellte eine weitere Bienenwachskerze auf. Kerzenschein erhellte den schlicht gewordenen Raum. Er wandelte sich von einem Krankenzimmer in einen Raum andächtiger Ruhe, schien weit zu werden und voller Frieden. Es war weit nach Mitternacht, als alles fertig war und auch die Ärztin gegangen war, die den Totenschein ausgestellt hatte.

In der ersten Nacht hielten meine Mutter und ich abwechselnd Totenwache. Ich war dankbar, dass die ganze erste Nacht Zeit war, in der neuen Situation anzukommen. Ich las aus dem Johannesevangelium und saß still da und gedachte all der vielen Erlebnisse mit meinem Mann. Er war sehr schön anzusehen. Die Atmosphäre der Ruhe in staunender, friedvoller Gegenwart nahm mich auf.

Der Tod lässt einen anderen Blick auf das Gewesene werfen. Alles ordnet sich neu. Im Anschauen des Staunens und der gelösten Freude auf Edis Gesicht wurde auch ich in diese Sphäre gehoben und freute mich mit für ihn. Und ich fühlte Dankbarkeit darüber, dass wir unseren Weg gemeinsam bis zu diesem Moment hatten gehen können, dass meine Kraft gereicht hatte. Wie oft hatte ich mich in den letzten Wochen gefragt, wie lange ich diese intensive Pflege noch würde durchhalten können. Und ich fühlte Dankbarkeit für die mehr als zwei Jahrzehnte unserer Begegnung. Dankbarkeit auch für die tiefen Erfahrungen, die wir im Durchgehen durch schmerzhafte Prozesse auf Edis Tod zu hatten machen dürfen. Mit der Dankbarkeit kam gleichzeitig eine Woge von Erleichterung. Die Pflege, die mich und meine Kräfte weit über alles Vorstellbare hinaus gefordert hatte, war vorbei. All die Nachtwachen, die in den letzten Wochen mehr und mehr geworden waren, und alle zeitlose Präsenz während der Pflege waren nicht mehr von mir gefordert. Erleichterung? Durfte ich so etwas fühlen? Ich fühlte es. Es war vorbei und es war gut so. Mein Mann durfte gehen und wir beide durften loslassen. Jetzt, da der Tod eingetreten war, fühlte ich so. Ein großes Ausatmen setzte ein, als ich Totenwache hielt.

Am nächsten Morgen setzte ich mich still zu Anna Laura an ihr Bett. „Papa ist in der Nacht gestorben", sagte ich leise. Anna Laura wurde sehr still. Sie wurde ganz ernst. Tränen rannen ihr über das Gesicht. Tränen rannen auch bei mir. Einige Minuten saßen wir so. Schließlich fragte ich: „Papa ist drüben aufgebahrt. Magst du mit mir zu ihm gehen?" Langsam, sehr langsam stand Anna Laura auf. Hand in Hand gingen wir. Kerzenschein leuchtete uns friedlich entgegen. Die Rollläden waren geschlossen, die Vorhänge zugezogen, Sonnenschein und Wärme sollten draußen bleiben.

Schweigend blieben wir einige Zeit am Totenbett stehen. „Es geht ihm gut. Papa sieht so froh aus." Sie nickte zu meinen Worten. Wir sprachen ein Vaterunser, ich sagte Edi in unser beider Namen Dank für die Zeit mit ihm. Dann unterbrach ich die immer noch tiefe Stille, in der wir beide im Sterbezimmer standen. „Du kannst Papa im Hof Blumen pflücken gehen, magst du?" Anna Laura war dankbar, dass sie etwas tun konnte. Bald kam sie mit einem Strauß Blumen zurück, ernst, und doch leichter als zuvor. „Wohin?" „Auf seine Hände. Neben ihn." Sorgsam legte sie die Blumen. Ihr Vater schien dazu zu lächeln. Als die Blumen fertig gelegt waren, lächelte Anna Laura. „Darf ich Papa noch etwas schenken und dazustellen?", fragte sie und deutete auf meine gestaltete Ecke. „Ja, natürlich." Sie ging und holte ein Holzpferd, das ihr Vater ihr vor vielen Jahren geschenkt hatte.

Jetzt waren wir als Familie in der neuen Situation angekommen, und es war Morgen. Es war Zeit, den Menschen um uns herum Bescheid zu geben: Anna Laura in der Schule entschuldigen, Verwandten und Freunden Nachricht geben, Bestattungsunternehmen und Pfarrer verständigen, die Beerdigungsfeier vorbereiten. Meine Mutter war die helfende Mitorganisatorin in all den vielen Aufgaben, wofür ich ihr von Herzen dankbar bin. Eine Freundin gestaltete die Traueranzeige, weitere liebe Menschen halfen bei der Vorbereitung der Beerdigungsfeier und beim Versenden der Traueranzeige. Anna Laura wuchs in die neue Situation hinein. „Darf ich neue Kerzen auf die Ständer stellen?", fragte sie, als sie sah, dass die alten fast heruntergebrannt waren. Immer wieder war sie es, die die Kerzen erneuerte. Sie holte frische Blumen, wenn die alten zu welken begannen, ja sie führte Menschen in das Sterbezimmer und ging voran. Die Tätigkeit war Hilfe, die Tatsache des Todes zu begreifen und als neue Realität anzunehmen. Am zweiten Tag der Totenwache – es war ein Freitag – ging Anna Laura zur Schule, sie wollte es so. Einen Dank an die Klassenlehrerin, die im Klassenzimmer eine Kerze für Anna Lauras Vater aufstellte.

In den drei Tagen der Aufbahrung kamen fast vierzig Menschen aus dem Freundes- und Verwandtenkreis in unsere Wohnung, um Abschied von Edi zu nehmen. Ein Enkel meines Mannes hatte sich zusammen mit seiner Großmutter Brigitte, Edis erster Frau, für einen kurzen Besuch am Morgen angemeldet. Nun waren sie die ersten, die kamen, um ins Sterbezimmer zu treten. „Du hast jetzt einen ganz großen zweiten Schutzengel im Himmel", fand später am Morgen die Pfarrerin tröstende Worte für Anna Laura. Ein zaghaftes Lächeln inmitten der Trauer huschte in Anna Lauras Gesicht. So viele reiche Begegnungen vollzogen sich in diesen drei Tagen der Aufbahrung. Manche Menschen blieben nur kurz, andere blieben länger, um Totenwache zu halten, und saßen mehrere Stunden still im Sterbezimmer oder lasen aus dem Johannesevangelium. Einige boten sich an, auch in den Nächten Totenwache zu halten. Sehr tröstend war es, diese Nähe und Anteilnahme all der Menschen um uns herum zu erleben. Danke. Danke auch für die Gesten an Anna Laura und Danke den Eltern aus unserem und aus Anna Lauras Freundeskreis, die den Mut hatten, gemeinsam mit ihren Kindern zu kommen. Wir fühlten uns in diesen Tagen der Totenwache von vielen Menschen getragen. Auch Heike, Ingrid, Katharina und Hannerose waren in diesen Tagen sehr viele Stunden bei uns und nahmen mit uns Abschied von Edi.

Es waren kostbare drei Tage. Tage der Ruhe und der Rückschau sind es für den Verstorbenen, so der Pfarrer. Tage des Abschiednehmens und Gedenkens waren es für uns. Wenige Tage später feierten wir die Beerdigung meines Mannes mit vielen Menschen aus dem Verwandten- und Freundeskreis und aus dem Berufsleben meines Mannes.

Flügelzarter Hauch deiner Nähe

Reinigende Tränen der Trauer begleiteten die ersten Wochen nach dem Tod meines Mannes. Zugleich empfand ich, am intensivsten in der ersten Zeit nach Edis Tod, dass er um mich war, ja dass ich Trost von ihm selbst erfuhr. Es waren Augenblicke wie eine leise Berührung, zart wie ein Lufthauch in sich sanft bewegenden Zweigen. Im eigenen Herzen Worte unhörbarer Sprache. Auf meine grübelnde Trauer, ob ich wohl alles getan hatte, was ich hätte tun können, immer wieder – strömender Dank. Auf meine innere Frage ob meiner eigenen so klar erlebten Grenzen immer wieder – Ermutigung. Müsste ich das, was ich auf diese Weise erlebte, in Worte übersetzen, würde ich es in etwa so formulieren: „Lass die Zweifel, du hast getan, was möglich war, und mehr dazu. Lass mich dir danken für alles. Es war sehr wertvoll für mich. Die Jahre der Pflege, die du mir ermöglicht hast, diese Zeit hat mich mehr, als ich je für möglich gehalten habe, vorbereitet für das, was jetzt ist. Danke."

Bald forderte der Alltag mich stärker, und die Empfindung der Nähe meines Mannes rückte in den Hintergrund. Doch als ich begann, aufzuschreiben, was wir erlebt hatten, und mir Zeit für dieses Buch nahm, kam Edi wieder näher. Morgens, wenn Anna Laura zur Schule gegangen war und ich Ruhe zum Schreiben hatte, war es, als ob er mich bereits erwartete. Ich konzipierte und schrieb und fühlte mich dabei umgeben von Edis aufmerksamer und helfender Nähe, mit der er die Entstehung dieses Buches begleitete, sie bejahte und helfend unterstützte.

Flügelzarter Hauch

Momente kostbarer Anwesenheit
flügelzarter Hauch deiner Nähe
so liebevoll
Umarmung der Herzen
im Dank verwoben.

Im dankenden Staunen
des Gewesenen
schwingen die gemeinsamen Jahre
die hindurchgelittenen
ihre Flügel lebendig
die erliebten.

In der verwandelnden Kraft des Todes
ersteht Leben
Leben einer
höheren Welt.

November 2012, etwa eineinhalb Monate nach Edis Tod

Verarbeitung in der Kunsttherapie

Einige Zeit nach dem Tod meines Mannes fuhr ich mit meiner Tochter zur Kur. Wir hatten eine wunderbare Kunsttherapeutin, die uns Figuren töpfern und Bilder malen ließ. Anna Laura und ich arbeiteten immer gemeinsam. Unsere Figuren und Bilder verwoben sich zu einer gemeinsamen Geschichte. Sie entstand im Laufe der Kunsttherapie, behutsam fragend ins Leben gebracht durch unsere Kunsttherapeutin. Am Ende der Kunsttherapie schrieben Anna Laura und ich beide eine je eigene Textfassung der entstandenen Geschichte. In ihr konnten wir auf wunderbare Art unsere Erlebnisse verarbeiten.

In der Kunsttherapie töpferten wir sechs Figuren, denen wir jeweils einen indianisch klingenden Namen geben sollten, und für jede Figur sollten wir etwas Kleines töpfern, das zu dieser Figur gehört. Ich töpferte zwei Figuren: ‚Der von der Sonne kommt', und dazu eine Sonne, und ‚Peter, der die Sonne sucht', mit einem Wanderstab. Anna Laura töpferte eine Figur, die sitzt und beide Arme um sich breitet: ‚Martin, der gut hört' nannte sie sie, und Martin bekam einen Papagei namens Lui auf seine Schulter. Sie töpferte noch drei weitere Figuren: ‚Laui, die gerne beobachtet' mit ihrem Fernrohr, ‚Jaane, die gerne wandert' mit ihrem Hund und einen weiteren ‚Martin, der gut hört'. Dieser zweite Martin steht und hat wieder seinen Papagei Lui, außerdem töpferte Anna Laura einen weiteren Hund für Martin.

In sieben Bildern malten wir Szenen der entstehenden Geschichte. Anna Laura wollte die Bilder nicht veröffentlicht wissen, und so bilden nur ihre Namen die Abschnitte der Geschichte. Die Bilder und die Tonfiguren entstanden nicht chronologisch, und damit auch die Geschichte nicht. Als erste Figuren entstanden ‚Der von der Sonne kommt' und ‚Martin, der gut hört'. Anna Laura malte als Erstes das Bild 3 (Ausruhen lohnt sich), es folgten die Bilder 5 (Toben in der Nacht), 6 (Die Begegnung und der traurige Abschied von Peter) und 7 (Sonnenstrahlen von Peter). Ich malte die Bilder 1 (Die Wanderung im Brunnen), 2 (Die große Wanderschaft) und 4 (Im Haus), in dieser Reihenfolge.

Gegen Ende der Kunsttherapie malte Anna Laura alle Figuren an. Sie wählte die Farben dafür, ganz frei und selbstständig, ohne Zögern. Einzig als sie die Figur ‚Der von der Sonne kommt' gestaltete, fragte sie mich vorher. „Welche Farbe soll ich nehmen? Eine helle Farbe, oder?"

Ich antwortete, ja, Weiß und Gelb dürfe sie nehmen. Bei dieser Figur ‚Der von der Sonne kommt' waren mir die Farben wichtig und ich war dankbar für Anna Lauras Frage. Sie fragte weiter: „Darf ich auch Gold nehmen?" „Ja."

In den ersten Monaten nach Edis Tod stellten wir zu Hause die Figuren immer wieder in neuen Beziehungen zueinander auf (Seite 255f). Ich möchte unsere selbst erzählte Geschichte nicht kommentieren und hoffe, sie spricht für sich selbst.

Die befreundeten Geschwister, zwei Erwachsene und drei Tiere helfen Peter zur Sonne
(Textfassung Anna Laura, 10-jährig)

Die Wanderung im Brunnen

Der Junge namens Martin stand im Garten seines Opas Peter und schaute in den Brunnen. Da fragte Peter, der Opa: „Was schaust du da in den Brunnen?" Martin sagte: „Ich will wissen, was da unten ist."

Als der Opa sich auf einen Stuhl gesetzt hatte, sah Martin, was da unten war. Eine Leiter führte runter. Er sah es genau. Es ging ja auch ein Sonnenstrahl hinein. Martin stieg die Leiter ganz runter. Der Opa hatte Angst um ihn.

Es war finster. Stockfinster, aber als sich seine Augen daran gewöhnt hatten, sah er eine Kröte. Sie konnte sprechen, und sie führte ihn durch die vielen Gänge ans Ende des Tunnels. Da fragte Martin die Kröte: „Willst du mitkommen?" Sie sagte „nein", und er machte sich auf seine Wanderschaft.

Die große Wanderschaft

Er war unter einem Berg durchgegangen. Und gerade eben ist ihm genau von dem Berg ein Papagei zugeflogen, er hatte eine Wunde am Fuß. Martin pflegte ihn, und der Papagei wurde ganz zutraulich. Sie ernährten sich von wildwachsenden Früchten, Blumen und Wurzeln. Und in der Nacht schliefen sie in Höhlen. Sonnenstrahlen von dem, der sich nennt ‚Der von der Sonne kommt', begleiteten sie immer.

Zu Hause hütete Peter seine Schafe und Ziegen Tag für Tag mit seinem treuen Hund Tom. Er war hellbraun mit vielen Flecken. Ein kleines Mädchen namens Jaane, gerade zwei Jahre alt, spielte mit seiner Mutter Laui. Sie hatten alle Sonnenstrahlen um sich, so wie auch Martin mit seinem treuen Freund Lui, dem Papagei.

Wir sind wieder bei Martin. Er wanderte immer noch, da sah er da einen Hund liegen. Als Martin auf ihn zukam, hatte der Hund Angst. Martin merkte es und blieb etwas weiter von ihm weg stehen. Als er eine Weile stehen geblieben war, hatte sich der Hund an ihn gewöhnt, und Martin setzte sich vor ihn hin und ließ ihn an sich schnuppern. Da merkte Martin, dass der Hund eine Wunde am Rücken hatte. Martin holte Heilkräuter, zerhackte sie und tat sie auf die Wunde.

Als Martin und Lui zwei Tage und zwei Nächte geblieben waren und der Hund einen Namen hatte, Tim, und Tims Wunde fast verheilt war, gingen sie weiter. Tim war, Martin stellte es sich zumindest so vor, der bravste Hund auf der ganzen Welt.

Ausruhen lohnt sich

Martin wanderte bis zum Meer, lehnte sich an einen Baum und ruhte sich aus. ‚Der von der Sonne kommt‘ stand auf einer Wolke und sang. Martin hörte ihm zu. Da kamen plötzlich Leute, wir kennen sie ja schon. Es waren Jaane, Peter, Laui und der Hund Tom, er gehörte jetzt Jaane. Tim kam von hinten angerannt. Die beiden Hunde hatten bereits gemerkt, dass die Familie zusammengehörte: Jaane, Peter und auch Laui, sie guckte über Opas Schulter. ‚Der von der Sonne kommt‘ war auch da. Es war fünf Jahre her.

Im Haus

Als sie zu Hause waren, spielten die Kinder in ihrem gemeinsamen Zimmer. Martin hatte ja kein eigenes. Er hatte sich eine Matratze aus Gras, Moos, Schilf und anderen Sachen gebastelt. Jaane hatte er auch eine Matratze gebastelt. Sie schliefen nebeneinander. Die beiden bauten gerne mit Bauklötzen. Laui kochte das Essen. Lui schimpfte, er wollte naschen. Laui aber schimpfte zurück: „Du bist der dümmste Papagei der Welt.“ Lui schimpfte zurück: „Ich habe Hunger“, und so ging es eine ganze Weile weiter.

Peter saß am Tisch und ruhte sich aus. Die Hunde lagen zu seinen Füßen. Hinter ihm stand ‚Der von der Sonne kommt', er war durchs Dachfenster hereingekommen auf der Himmelsleiter Aber Peter merkte es nicht.

Toben in der Nacht

Einmal gingen sie die Treppe zum Erdgeschoss hinunter und wanderten zu einer schönen Wiese, dahinter war die Hügelheide. Die Kinder tobten, die Hunde rauften, und die Mutter und Opa sprachen. ‚Der von der Sonne kommt' war schon fast unten und sah es sich alles an, was da geschah. Ich habe noch nicht von Lui erzählt. Er war mal wieder auf einem seiner Ausflüge und saß auf seiner Lieblingswolke.

Die Begegnung und der traurige Abschied von Peter

Sie gingen in Richtung Haus. Als sie aber auf ihrem Weg dem ‚Der von der Sonne kommt' begegneten, kam Peter mit ihm ins Gespräch. Da stellte sich heraus, dass es ‚Der von der Sonne kommt' war, und er erzählte von allem, was da oben geschah. Peter freute sich, dass er erzählte, dass er runtergekommen war und dass er, Peter, hoch durfte. Aber in der Zwischenzeit war die Himmelsleiter weitergewandert. Sie wanderten hinter der Leiter her. Als sie sie eingeholt hatten, mussten sie von Peter Abschied nehmen. Lui flog mit Peter mit.

Sonnenstrahlen von Peter

Peter war auf der Sonne angekommen und schickte seiner Familie Sonnenstrahlen. Es regnete ganz fürchterlich, aber es machte allen nichts aus. Der Wind pustete den Regen immer irgendwohin. Die Hunde hatten jeder einen Sonnenstrahl und rannten, rauften und spielten die ganze Zeit, während der Regen ihnen in Bächen auf den Rücken runterfloss. Die Erwachsenen waren in ein Gespräch vertieft: Der von der Sonne kommt' war jetzt unten und hatte normale Kleidung an. Und Martin und Jaane machten Zirkusübungen, während Lui zwischen Martin und Peter hin und her flog und Botschaften überbrachte.

Peters Weg zur Sonne
(Textfassung Imke Naudascher)

Die Wanderung im Brunnen

Es war einmal ein Hirte mit Namen Peter. Er hütete seine Schafherde Tag für Tag. Wie er so zusammen mit seinen Schafen war und für sie sorgte, sann er so manches Mal über die Sonne nach. „In ihrem Licht erst kann alles gedeihen. Wie schön wäre es, ihrer lebenspendenden Kraft einmal ganz nahe zu sein", so dachte er. Im Dorfe wurde er bald genannt: ‚Peter, der die Sonne sucht'. Peters Tochter Laui war als junge Frau in die Welt gezogen. Viel hatte sie gesehen, und mit wachem Blick nahm sie alles wahr. ‚Laui, die gerne beobachtet', hatte Peter sie liebevoll vor ihrer Reise genannt und ihr seinen Reisesegen gegeben.

Eines Tages kehrte Laui zurück und brachte einen Sohn mit. Martin, so hieß der Junge, war ein aufmerksames Kind. Er hörte mit Ernst und Freude auf alle Klänge um ihn herum. Tieren, dem Wind, Blättern, die sich im Wind bewegten – allem lauschte er hingegeben. ‚Martin, der gut hört' wurde er daher genannt. Martin kannte wenig Furcht. Eines Tages, als er etwa sieben Jahre alt war, spielte er draußen allein. Da sah er eine Kröte, die tief unten in dem Brunnen in der Nähe des Hauses saß. Er beugte sich über den Brunnen, um zu sehen, wohin das Tier kriechen würde, und sah die Kröte in einer Höhle in der Brunnenwand verschwinden. Martin stand am Brunnen und verspürte den Wunsch, dem Tier zu folgen. In dem Moment trat Peter aus der Tür des Hauses. Martin rief: „Ich schau nur geschwind nach der Kröte im Brunnen" und kletterte flink in den Brunnen hinab. Staunend sah Peter, wie furchtlos sein Enkel sich in den dunklen Brunnen begab. Ein Sonnenstrahl leuchtete um Martin und blieb auf dem Brunnen. Peter sah nachdenklich, wie der Sonnenstrahl den Brunnen umspielte.

Die große Wanderschaft

Die Höhle, in der die Kröte verschwunden war, mündete in einen dunklen Gang. Martin erlebte vieles unter der Erde und kam schließlich wieder ans Tageslicht. Wie staunte er über das fremde Land, in dem er sich befand! Blühende Wiesen säumten seinen Weg, und die Luft war erfüllt von Vogelgezwitscher. Als er zurückschaute in die Richtung, aus der er gekommen war, erblickte er ein großes Gebirge. Frohen Mutes brach er auf, das fremde Land vor ihm zu erkunden. Da kam aus dem Gebirge ein farbenprächtiger Papagei geflogen, setzte sich zutraulich auf seine Schulter und fing an zu sprechen: „Ich bin Lui, ich möchte dein Freund sein und dir den Weg zeigen, willst du?“ Martin stimmte gerne zu und wanderte dem munter voranfliegenden Papagei nach.

In der Zwischenzeit wuchs zu Hause seine Schwester Jaane auf. Sie war ein fröhliches Kind. Manchmal durfte sie Peter auf seinen Wanderungen mit den Schafen begleiten. Sie liebte diese Tage. „Wandern!“, rief sie in Vorfreude, wenn Peter sie liebevoll anschaute und fragte: „Jaane, magst du wieder mit?“ So wurde sie ‚Jaane, die gerne wandert‘ genannt.

Ausruhen lohnt sich

Laui und Peter dachten oft an Martin und vermissten ihn. Eines Tages kam ein bunter Papagei geflogen. Er setzte sich auf den Brunnen vor dem Haus und fing an zu sprechen: „Ich bringe euch Botschaft von Martin. Er ist weit gewandert und hat viel gelernt. Ich bin Lui, sein treuer Weggefährte, ich möchte euch zu ihm führen.“ Laui und Peter sahen sich voll Freude an. Jaane staunte: „Wer ist Martin?“

Peter nahm seinen Wanderstab in die Hand, Laui griff nach ihrem Fernrohr, und Jaane rief ihren Hund. Gemeinsam folgten sie dem Papagei, der zwitschernd voranflog und sie auf verschlungenen Wegen, die oft schwer zu begehen waren, durch ein hohes Gebirge führte. Manches Mal wirkte es so, als ob der Weg endete. Doch unbeirrt flog Lui voran, und richtig: Bald öffnete sich das letzte Tal und gab den Blick frei auf ein wunderschönes, fremdes Land. Blumenduft erfüllte die Luft, und Vogelgezwitscher war zu hören. Staunend und freudig sahen sich die Wanderer an und setzten ihre Reise gestärkt fort. Nachdem sie einige Zeit gewandert waren, erblickten sie in der Ferne einen großen See. Am Ufer stand ein großer Baum, und an den Baum gelehnt saß ein Junge von etwa zwölf Jahren. Er schien zu lauschen und sah sie nicht an. Peters Herz begann zu klopfen. Doch noch ehe er etwas sagen konnte, war Jaanes Hund Tom dem Jungen schon auf den Schoß gesprungen und kläffte freudig. Jaane lief ihrem Hund hinterher und schaute den schön gewachsenen Jungen mit großen Augen an. Laui sprang hinter Peter in die Höhe, um zu sehen, was geschah. Nun fand Peter seine Sprache wieder: „Martin!“, rief er. Bald lagen sich alle in den Armen und begrüßten sich voller Freude.

Alle hatten sich sehr viel zu erzählen. Jaane und Martin freuten sich, sich als Bruder und Schwester zu finden. Peter horchte auf, als Martin von seinem Papagei Lui erzählte. „Oft ist er unterwegs und berichtet mir, was er sieht", sagte Martin. „Er fliegt auch oft in den Himmel hinauf, hoch zu den Wolken. Dort, so sagt Lui, ist es sehr schön. Manchmal trifft er dort jemanden, der sich nennt ‚Der von der Sonne kommt' und ein leuchtendes Gewand hat. Besonders schön ist es, wenn Lui mir etwas vorsingt von dem, was er hoch oben gehört hat", sagte er. Peter fragte: „Hast auch du schon einmal den ‚Der von der Sonne kommt' gesehen?" „Nein", sagte Martin. „Lui sagt, er schickt uns manchmal einen Gruß mit den Sonnenstrahlen." „Gerade jetzt schaut er zu euch", sagte Lui fröhlich, der in diesem Moment zu ihnen geflogen kam. „Kommt, folgt mir, ich führe euch nach Hause."

Im Haus

Alle waren froh, wieder beisammen zu sein. Zu Hause angekommen, waren sie sehr glücklich zusammen. Die Kinder spielten miteinander. Laui sorgte für alle, und die Familie fühlte sich sehr wohl. Peter setzte sich nach der Arbeit gerne geruhsam an den Tisch und ruhte sich aus. Die Hunde der Kinder liebten es, sich dann gemeinsam zu seinen Füßen hinzulegen. Durchs Fenster der Dachluke schien immer wieder ein Sonnenstrahl zur Familie ins Haus hinein. ‚Der von der Sonne kommt' stieg dann die Himmelsleiter herunter bis ins Zimmer und legte die Hände auf Peters Schultern. Peter sah ihn nicht, aber es wurde ihm so wundersam warm ums Herz. Auch den Kindern und Laui wurde es warm. Der Papagei Lui, der gerne in der Wohnung zwitscherte, steckte dann zufrieden den Schnabel unter das Gefieder. „Jetzt muss ich nicht so hoch hinauffliegen, ‚Der von der Sonne kommt' ist jetzt hier", dachte er und schlief ein.

Toben in der Nacht

Die Kinder liebten es, abends draußen zu sein. Ausgelassen tobten sie gemeinsam und kugelten umeinander auf der Erde. Die Hunde tobten mit. Laui liebte es, dann in den Sternenhimmel und über die weite Flur zu blicken. Peter war es, der alle wieder nach Hause rief: „Kommt, es ist spät." Der Papagei Lui sah, dass unbemerkt von allen sich ihnen jemand näherte: ‚Der von der Sonne kommt' hatte die Himmelsleiter ganz herabgelassen und stieg langsam Stufe für Stufe zur Erde hinab.

Die Begegnung und der traurige Abschied von Peter

Eines Tages spielten die Kinder draußen. Da sahen sie die Himmelsleiter, die jetzt ganz auf dem Erdboden stand. Aufgeregt sprangen beide ins Haus: „Peter, draußen ist eine Leiter, die in den Himmel führt!" Peter stand auf. Sein Herz war freudig bewegt. Er folgte den Kindern zur Leiter und sah hinauf. Auch Laui kam mit. „Die Leiter führt bis zur Sonne. Du darfst hinaufsteigen", hörte Peter da jemanden sagen. Als Peter sich umdrehte, sah er einen Menschen dort stehen, den er noch nie gesehen hatte. Und doch schien er ihm vertraut. Es war ‚Der von der Sonne kommt'. Er war bis zur Erde gestiegen und sagte: „Ich bin ‚Der von der Sonne kommt' und ich war schon oft bei dir." Peter, Laui und die Kinder fühlten sich so warm ums Herz, wie es ihnen oft zu Hause gewesen war. „Du hast uns die Wärme und das Licht der Sonne in unser Haus gebracht", sagte Peter staunend. „Ja", sagte ‚Der von der Sonne kommt'. „Und jetzt darfst du zur Sonne gehen und anderen Menschen Sonnenstrahlen senden. Willst du gehen?" Peter zögerte. Er sah seine Familie an und wurde traurig. Alle wurden traurig und still. Martin sprach schließlich für sie alle: „Du hast die Sonne so lange gesucht, Peter. Geh ruhig." Da stieg Peter die Leiter hinauf. Alle winkten ihm nach. Sie waren froh für Peter, und sie waren traurig, Abschied zu nehmen. Lui rief: „Ich fliege mit dir zur Sonne" und folgte Peter. Peter winkte und stieg weiter. Alle winkten, bis sie Peter und Lui nicht mehr sehen konnten.

Sonnenstrahlen von Peter

Auf dem Weg zur Sonne bekam Peter ein neues Gewand aus Licht. Peter, mit Lui auf der Schulter, schaute den Strahlen der Sonne zu, die zur Erde gingen. Manchen neuen Sonnenstrahl schickte Peter zur Erde. Mit dem Regen und dem Wind zusammen entstand ein lichter, farbigbewegter Regenbogen. In diesen Sonnenstrahlen spielten Martin und Jaane zusammen. Manchmal stand Jaane auf Martins Schultern und streckte ihre Arme hoch zur Sonne hinauf. Die Hunde der Kinder sprangen übermütig, und Laui und ‚Der von der Sonne kommt' sprachen miteinander. Lui flog immer zwischen Peter auf der Sonne und den anderen auf der Erde hin und her und überbrachte alle Botschaften, die Peter und seine Familie füreinander hatten. Allen war bald sein fröhliches Zwitschern sehr vertraut. Lui liebte es, die Sonnenstrahlen entlangzufliegen und war sehr glücklich über seine neue Aufgabe.

Ausklang

*„... Inzwischen gibt es für mich keinen Zweifel mehr,
dass, worauf es letztlich im Leben ankommt,
mit Sicherheit nicht ein vorzeigbares Lebenswerk ist,
sondern unsere Öffnung für das Wirken jenes göttlichen
Geheimnisses, das in jedem Menschen wohnt.*

Edi 1998 [1]

Goldglanz jenseits der Sprache

An dieser Stelle möchte ich dem Titel dieses Buches „Goldglanz jenseits der Sprache“ nachgehen. Der Titel kam mir in einem stillen Moment. Zunächst fragte ich mich, ob er unsere Geschichte gut charakterisiere, konnte Edi doch bis zum letzten Tag seines Lebens einzelne Worte sprechen. Sprache im Sinne eines inhaltlichen Austausches aber, eine menschliche Begegnung mit Hilfe der Sprache, ein Gespräch im eigentlichen Sinn, war bereits etwa zweieinhalb Jahre vor dem Tod meines Mannes nicht mehr möglich gewesen.

„Jenseits der Sprache“ ist etwas anderes als „ohne Sprache“ oder „ohne Kommunikation“. „Jenseits der Sprache“ lässt anklingen: Es hat einmal die Ebene der Sprache gegeben, und sie ist durchschritten. Edi und ich waren uns viele Jahre lang im Gespräch begegnet und ein inhaltlicher Austausch war für uns sehr wichtig gewesen. Als Edis Demenzerkrankung langsam und stetig alle sprachlichen Möglichkeiten der Begegnung verringerte, erwuchsen unserer Liebe neue Ausdrucksmöglichkeiten. Vertraut werdende Gesten, wortloses Lächeln und innere Aufmerksamkeit öffneten den Weg in neue Ebenen der Begegnung. Essentielle Themen des Menschseins, die wir zuvor sprachlich miteinander bewegt hatten, schwangen weiterhin mit und hatten doch die Sprache hinter sich gelassen.

Die Welt jenseits der Sprache ist nicht die Alltagswelt. An die jenseitige, andere Seite gelangen. Hindurchgehen. Das lateinische Wort „transcendere“ hat beide Bedeutungen.

„Dass ich das erleben darf.“ Nie hätte ich im Voraus geahnt, wie kostbar die Erfahrungen in einer Situation der Schwerstpflege sein können. Als Edi sein Empfinden in diese Worte fasste, waren vollständige Sätze von ihm bereits sehr selten geworden. Unsere Kommunikation war bereits viel unmittelbarer als je zuvor. Kaum noch des gesprochenen Wortes fähig, war mein Mann dennoch präsent, geistesgegenwärtig und tätig. Ich erlebte von ihm Hilfe, Unterstützung, Dankbarkeit – und tiefe Liebe. Ja, es war, als ob er mir helfen würde, die richtigen Wege in seiner Pflege zu finden. Oft empfand ich, dass in dieser Welt unmittelbarer Begegnung ich es war, die von ihm lernen durfte. Indem wir beide im Laufe seiner Erkrankung gemeinsam lernten, die alltäglichen Verrichtungen der Pflege immer mehr aus dieser Sphäre jenseits der Worte

heraus zu ergreifen, verwandelten sich der Alltag und wir uns selbst. Goldglanz aus einer höheren Welt strahlte auf. „Dass ich das erleben darf" – in diesen Worten hätte auch ich meine Empfindung während weiter Strecken der Demenzbegleitung ausdrücken können. Oft fühlte ich tiefe Dankbarkeit, während ich meinen Mann begleitete und pflegte.

Für viele Menschen der Moderne stehen die kognitiven Fähigkeiten von uns Menschen im Vordergrund. Ohne diese Fähigkeiten schmälern zu wollen, sie allein boten keine Möglichkeit gelingender Kommunikation mit meinem Mann in den mittleren und späten Stadien seiner Demenz. Ich zog sie zu Hilfe, solange sie Hilfe boten. Als sie dieses nicht mehr taten, mussten wir sie hinter uns lassen. Vielleicht ist es den Herzen der Liebenden vorbehalten, andere Wege zur Seele des geliebten Menschen zu finden, wenn die Tore der Sprache sich schließen.

Die Liebe zwischen meinem Mann und mir war dank unserer Suche nach der spirituellen Dimension der Wirklichkeit und ihrer Bedeutung für den Alltag, ja den Beruf, begründet worden, eine Suche, die uns beiden ein Herzensanliegen war und mir weiterhin ist. Während Edis Demenz durften wir erleben, wie eine höhere, spirituelle Ebene des Seins aufleuchtete und sich allmählich mit der Pflege und dem Alltag verwob. Ja, je weiter der Krankheitsverlauf voranschritt, desto stärker trat diese Ebene in den Vordergrund, unser Leben verwandelnd. Diese Erfahrung ließ uns die Zeit von Edis Demenzerkrankung als von tiefem Sinn erfüllt erleben. Gleichzeitig erneuerten sich alle körperlichen Fähigkeiten meines Mannes wie Gehen, Stehen, Trinken und Essen immer wieder. Aus einer höheren Sphäre des Daseins erfuhren wir heilende Hilfe und Trost, die größer waren als unser menschliches Vermögen. Lange ahnten und fühlten wir es, dankbar, und noch länger dauerte es, bis ich es in Worte zu kleiden vermochte: Die verwandelnde Kraft des Wesens, das in den Nahtoderfahrungen von Menschen aus allen Kulturen und Religionen als ein Wesen aus Licht, Liebe und tröstender Wärme geschildert wird, war während der Pflege und Demenz meines Mannes alltäglich um uns, Kraft, Trost und Hilfe schenkend.

So möchte ich Ihm, den unsere christliche Tradition Christus, den Herrn, nennt, danken für alles, was wir erfahren durften. Auch allen anderen unsichtbaren Helfern, von denen wir uns behütet fühlten, möchte ich danken und diesen Ausklang schließen mit einem Gedicht, das ich wenige Monate nach dem Tod meines Mannes geschrieben habe.

Lobpreis und Dank

Dank Euch allen
die Ihr um uns wart
flügelbegabte Wesen.
Eure Hilfe und die Hilfe der Menschen
ließen den schweren Weg zur Freude werden.
Auch der Herr selbst war Gast in unserem Haus
jeden Tag neu
Stunden seiner Nähe
des Menschensohnes
begnadende Heilung
tröstende Kraft auf unserem Weg
und seiner Mutter holde Gnade.
Dass wir so leben durften war Geschenk
reich und kostbar.
Mysterium des Leides
Mysterium des Todes
schenkt neues, verwandeltes Leben.

Herr, wer Dir begegnete
bleibt nicht
wie zuvor
Deine verwandelnde Kraft
ist stärker
selbst als der Tod.

Neu zurück in den Alltag

Noch viele Monate nach dem Tod meines Mannes lebte ich intensiv in der Zeitqualität der Gegenwart, auch als ich allmählich in all die Alltagsaufgaben zurückkehrte, die ich während der Pflege meines Mannes in andere Hände gelegt hatte. Ein Dreivierteljahr nach Edis Tod noch wählte ich unbewusst die Zeitform der Gegenwart, als ich für dieses Buch den folgenden Text formulierte:

„Wir Zurückbleibenden gehen weiter. Wehmut und Trauer kommen und gehen. Viele Gegenstände des Alltags sind mit Erinnerungen verbunden. Ein gelebtes Leben in seinem Reichtum, in seinen Höhen und Tiefen spricht aus ihnen. Manches wird nicht mehr gebraucht, nicht mehr von meinem verstorbenen Mann. Schon kurz nach seinem Tod wird die Wohnung ein erstes Mal leerer. Rollstühle, Treppensteigegerät und alle anderen Hilfsmittel der Pflege werden abgeholt. Andere Menschen werden sie nutzen.

Der Alltag geht weiter. Die Wohnung ist ungewohnt leer. Nicht nur mein Mann fehlt. Die tägliche Begegnung mit den Pflegerinnen und den helfenden Händen im Haushalt war selbstverständlicher Teil des Alltags geworden. Auch sie fehlt. Es war in den Jahren der Pflege immer Leben in unserer Wohnung. Plötzlich sind Anna Laura und ich nur noch zu zweit. Es braucht Zeit, bis sich neue Gewohnheiten gebildet haben. Es gibt kein Zimmer in unserer Wohnung mehr, in das wir beide intuitiv nur auf Zehenspitzen eintreten. Es gibt keinen Raum mehr, in dem wir unser Alltagstempo und unsere Alltagslautstärke ablegen, ablegen müssen. Das Sterbezimmer lasse ich noch mehrere Monate unverändert. Ein Raum der Stille und des Gedenkens ist es, und weiterhin Schlafzimmer, jetzt nur noch meines. Dann hole ich die im Keller verstauten Bücherregale herauf und bringe sie wieder an. Eine Seite des Zimmers erinnert jetzt an Edis Arbeitszimmer, so wie es war, als ich zu ihm in seine Wohnung zog. Die andere Seite des Zimmers erinnert – immer noch – an Edis letzte Lebenszeit. Raffaels Madonnen, da Vincis „Il Redentore“ und Monets Landschaftsbilder hängen noch.

Anna Lauras Alltag hat sich in dem, was sie tut, am wenigsten geändert. Sie geht wie zuvor zur Schule, zum Musikunterricht und trifft sich mit Freundinnen. Doch die Rahmenbedingungen ihres Alltags sind ganz neue. Sie war miteingetaucht in den Weg ihres sterbenden Vaters, und sie ist daran sehr gereift. Soweit es möglich war, hatte sie gleichzeitig ihre eigenen Themen. Jetzt darf sie noch einmal ganz anders Kind sein. „Ihr habt eine schwere Zeit durchlebt", wird uns manchmal gesagt. Die Trauer darüber, dass ich so oft in den letzten Lebensmonaten meines Mannes bei ihm war und ihn pflegte oder selbst den Schlaf der Erschöpften schlief, und Anna Laura nicht mir alles erzählen konnte, wenn sie nach Hause kam, wird erst jetzt verarbeitet. Schön ist es, dass ich jetzt mit meinem Bewusstsein in die Welt unserer Tochter gehen kann. Herumtoben, Unsinn machen … Nähe zu mir nachholen, die ich ihr so zwar als ganz kleines Kind, aber während der Pflege meines Mannes nicht ungeteilt geben konnte. Allmählich erwächst daraus gesunde, vorpubertäre Abgrenzung.

In Wehmut und Dankbarkeit gehe ich an die Orte, an denen ich mit Edi in der Zeit seiner Krankheit war. Es ist Vergangenheit. Ich höre wieder mit allen Sinnen das, was um mich herum geschieht. Mein Bewusstsein, das mit meinem Mann innig verwoben war, ist wieder der Welt zugewandt.

Ich lebte mit ihm mitten im Alltag gleichzeitig außerhalb von Raum und Zeit. Ich bin zurückgekehrt und kehre noch immer weiter zurück. Ich tauche wieder ein in das Leben, das vorwärts geht. Noch ist es ungewohnt. Es ist vertraut und ganz neu zugleich. Ich bin nicht mehr dieselbe. Manchmal weht ein Hauch aus der Sphäre jenseits der Sprache herüber. Es ist ein verwandelnder Hauch, der leise und sanft umgestaltet, in die Zukunft hinein."

Inzwischen sind seit Edis Tod viele Jahre vergangen. Die große körperliche Erschöpfung der ersten Monate ist lange vorbei. Erst im Nachhinein sah ich wirklich, wie viel Kraft nicht nur mein Mann, sondern auch ich selbst durch die Pflege erhielt, indem wir gemeinsam in die heilend wirkende Sphäre eintraten, wie ich es beschrieben habe. Nach Edis Tod hörte dieser Zustrom auf, und ich hatte viele Monate lang sehr, sehr viel weniger Kraft als in seinen letzten Lebensmonaten und ein sehr hohes Schlafbedürfnis.

Als ich mich allmählich wieder anderen Aufgaben zuwandte, schien die Zeit der Pflege manchmal schon sehr weit zurückzuliegen. In der Arbeit an diesem Buch kam sie wieder näher. „Hast du schon beschrieben, wie Papa …?" Ich war dankbar erstaunt, wie auch Anna Laura durch meinen Prozess des Schreibens die Krankheit und den Tod ihres Vaters weiter verarbeiten konnte. Mir selbst wurde in der Arbeit an diesem Buch bewusst, wie sehr ich mich verändert habe. Die Sphäre des Lebens, die ich versucht habe, als die Sphäre reiner Gegenwart zu beschreiben, ist schon lange in den Hintergrund getreten. Manchmal vermisse ich sie, dann wieder bin ich dankbar, anderen Dingen Raum in meinem Leben geben zu können. Ich bin zurückgekehrt in mitmenschliche Begegnung im Gespräch, oft voller Herzlichkeit und Humor. Und doch ist alles anders als zuvor. Die Erfahrung einer anderen Realität ist Teil von mir geworden und lässt mich alles mit neuen Augen sehen.

Mehr als ein Jahr nach dem Tod meines Mannes saßen wir mit einigen Helferinnen zusammen und tauschten Erinnerungen aus. Über so manche besondere Situation lachten wir herzlich, anderen Erlebnissen gingen wir stiller nach. Im Rückblick empfanden wir alle, wie sehr wir in den Jahren der Pflege zusammengewachsen waren, ja mehr noch, wie ein gemeinsames Band zwischen uns bestanden hatte und wir alle Teil eines Größeren gewesen waren. Alle unsere individuellen inneren oder religiösen Wege hatten darin Raum gehabt, obwohl sie sehr verschieden sind: Christentum in Gestalt der Christengemeinschaft, Christentum evangelischer und katholischer Konfession und in Gestalt einer Freikirche, indianische Spiritualität, Islam, Anthroposophie oder ganz individuell suchend. Die Demenzerkrankung meines Mannes hatte uns, die wir ihn begleiteten, das Erlebnis einer ganz besonderen Gemeinschaft geschenkt. In dieser Gemeinschaft, die in und um unsere Familie gelebt hatte, waren während der Pflegezeit mein Mann, ich und unsere Tochter geborgen gewesen.

Danke, Edi, für den Weg mit dir. Danke, Edi, für alles, was wir gemeinsam leben und lernen durften.

Perlensuche: Demenzbegleitung als Weg zu Mitmenschlichkeit

„Bis in die jüngste Zeit in meinem ganz auf Anerkennung und Erfolg ausgerichteten Leben war, wenn ich es heute überdenke, dieser kleine Bruder in mir Saatkorn für ein radikales Umdenken. Inzwischen gibt es für mich keinen Zweifel mehr, dass, worauf es letztlich im Leben ankommt, mit Sicherheit nicht ein vorzeigbares Lebenswerk ist, sondern unsere Öffnung für das Wirken jenes göttlichen Geheimnisses, das in jedem Menschen wohnt. Dieses Geheimnis aber kann uns gerade im Zusammenleben mit den Menschen, die aufgrund ihrer Behinderung außerhalb unserer gelddominierten Wirklichkeit stehen, besonders deutlich aufleuchten."

Edi 1998 [1]

In den Perlensuchen im Laufe dieses Buches habe ich bereits die Essenz der Erfahrungen betrachtet, die mein Mann und ich während des Fortschreitens seiner Demenz machen durften. An dieser Stelle möchte ich unsere Erfahrungen zusammenfassen und in einen größeren Zusammenhang stellen. Viele Menschen haben heute Angst davor, dement zu werden. Und sicher ebenso viele Menschen haben Angst davor, dass Angehörige dement werden könnten. Auch ich selbst wurde und werde immer wieder mit dieser Angst in unserer Gesellschaft konfrontiert: Wenn ich jetzt fremden Menschen erzähle, dass ich vier Jahre lang meinen dementen Mann gepflegt und begleitet habe, ist fast immer Mitgefühl und Erschrecken im Gesicht des Gegenübers zu lesen. „Es war eine sehr gute Zeit", sage ich, und ungläubiges Staunen kommt mir fragend entgegen: „Wie konnte das sein?" Ich hoffe, ich habe mit meiner Schilderung eine Ahnung dafür wecken können, warum ich diese Zeit als sehr kostbar empfinde.

In der Frühphase der Demenz erwiesen sich Werte wie Mitmenschlichkeit und Aufmerksamkeit für den anderen als tragfähig. Unsicherheit, Angst, Verzweiflung, Ohnmacht und Ungeduld wandelten sich, indem wir die Bedingungen unseres neuen Alltags annahmen. Zugleich war es möglich, manche eingefahrenen Muster der Vergangenheit aufzulösen. Künstlerische Anregungen schenkten Freude und erhielten zugleich Fähigkeiten, Sprüche und Lieder halfen bei Verrichtungen des Alltags und durchzogen ihn mit Heiterkeit. In dem Maße, in dem Edi seine kognitiven Fähigkeiten verlor und immer weniger nur verbal erreichbar war, entwickelten sich neue, gute Ebenen der Begegnung. Immer deutlicher wurde die Zeit seiner Demenz ein gemeinsamer spiritueller Weg. Die notwendige Pflege – so oft als Belastung angesehen – wurde das Tor zu einer tiefen Seite des menschlichen Daseins, die sich uns im Verlaufe seiner Erkrankung immer mehr öffnete und die heilend und stärkend in den Alltag hineinwirkte. Wir erfuhren auf diese Weise nicht nur innere Kraft und Ruhe. Edis mentale Präsenz und seine physischen Fähigkeiten stärkten sich aus dieser spirituellen Ebene heraus jeden Tag neu. Diese Erfahrungen, die gleichzeitig mit dem Verlust der Alltagswelt auftraten, zähle ich zu den wertvollsten meines Lebens.

„Stirb und Werde" schreibt Johann Wolfgang von Goethe. Viele Bücher über Demenzerkrankung legen den Schwerpunkt auf das „Stirb", auf den Verlust von Fähigkeiten und darauf, wie dieser Verlust verzögert werden kann, welche Inseln verbleibender Fähigkeiten es gibt und wie diese für den Alltag genutzt werden können. Das ist nicht unwichtig, ja es ist von entscheidender Bedeutung für die Gestaltung des Alltags. Lernen, sich mit dem zu bescheiden, was noch möglich ist, und die verbliebenen Fähigkeiten zu fördern und zu würdigen, schenkt Freude. Jeder Mensch, und oft der demente Mensch in besonderem Maße, braucht die Anerkennung seiner Umgebung. Doch dass es darüber hinaus in der Demenz auch ein „Werde" geben kann, das den Verlust alles Bisherigen mehr als aufwiegen und menschliche Reifung und Entwicklung bringen würde, hätte ich im Voraus nicht zu hoffen gewagt.

Ich möchte vorsichtig sein und nicht das, was Edi und ich erleben durften, verallgemeinern. Doch seitdem ich angefangen habe, über unsere Erlebnisse zu sprechen, habe ich von vielen Menschen geschildert bekommen, wie auch sie in der Begleitung eines demenzerkrankten Menschen erlebten: Die Demenz war ein wichtiger Teil der Biografie, sowohl für die Erkrankten selbst als auch für ihre Angehörigen.

Ganz vorsichtig möchte ich daher die Frage stellen: Können in der Demenz und Demenzbegleitung vielleicht Fähigkeiten gebildet werden, deren unsere schnelllebige und an Leistung orientierte Kultur dringend bedarf? Können wir als Gesellschaft lernen, die Krankheit Demenz, vor der so viele Menschen Angst haben, als Möglichkeit menschlicher Reifung zu sehen und die Rahmenbedingungen zu schaffen, die solch einer möglichen Reifung zu ihrer Verwirklichung verhelfen? Und können wir lernen, den Menschen, die unsere demenzerkrankten Mitmenschen begleiten, genügend Unterstützung und Anerkennung zu geben?

In Würde sterben. In Frieden sterben. Die Begleitung eines demenzerkrankten Menschen mag wie ein langsamer und allmählicher Abschied aus dem Leben erscheinen, der in allen partiellen Abschiedsprozessen vorbereitet auf den einen, den großen Abschied, der kommen wird. Zugleich ist die Erkrankung Demenz immer auch eine Frage nach unserem Menschenbild. Wenn wir wach werden für die Begegnungsebenen, in denen Demenzerkrankte in ihrer Persönlichkeit erreichbar bleiben, kann die Auseinandersetzung mit Demenz, so hoffe ich, dazu beitragen, das materialistische Menschenbild und das Primat von Technik und Ökonomie, die in unserer Kultur wirksam sind, zu überwinden. Unsere demenzerkrankten Mitmenschen werden, so hoffe ich, uns als Gesellschaft helfen, eine neue Kultur des Herzens und des menschlichen Miteinanders zu entwickeln.

Anhang

Eduard Naudascher: Worte eines betroffenen Angehörigen

Diese Ansprache „Worte eines betroffenen Angehörigen" hielt Edi am 8. Mai 1998. Die Ansprache ist einschließlich der Anmerkungen erstmals abgedruckt in: Mundt, Christoph; Hohendorf, Gerrit; Rotzoll, Maike (Hg.), Psychiatrische Forschung und NS-„Euthanasie" – Beiträge zu einer Gedenkveranstaltung an der Psychiatrischen Universitätsklinik Heidelberg, Verlag das Wunderhorn, Heidelberg 2001. Dieses Buch umfasst die Beiträge, die anlässlich der Enthüllung des Mahnmals entstanden sind, das heute vor dem Haupteingang der Psychiatrischen Universitätsklinik Heidelberg auf die Rolle dieser Klinik während der NS-Zeit verweist. In das Mahnmal sind die Vornamen und das Alter von einundzwanzig Kindern eingraviert. Außerdem ist folgende Gedenkinschrift eingraviert, die im obigen Buch auf Seite 115 zu finden ist:

„Den Opfern zum Gedenken - Uns zur Mahnung

Wir beklagen diese 21 Kinder, Patienten der Psychiatrischen Universitätsklinik Heidelberg, die 1944 im Namen einer verbrecherischen medizinischen Forschung getötet wurden."

Eines der Opfer, derer wir hier gedenken, ist mein Bruder Dolfi. Nie werde ich meine letzte Begegnung mit ihm vergessen. Man hatte ihn, wie ich heute weiß, von der hiesigen Klinik in die sogenannte „Heilanstalt" Eichberg bringen lassen mit der Maßgabe, sein Gehirn sei, zusammen mit denen der anderen zwanzig Probanden, nach der Tötung an die Klinik zurück zu überweisen. Meine Eltern in Bulgarien und ich, der ich damals im Allgäu in einem Internat war, erhielten im September 1944 die Mitteilung, Dolfi sei am 8. September durch eine Lungenentzündung – wie es hieß – „von seinem schweren Leiden erlöst worden".

Einen Monat vor seinem Tod hatte ich ihn noch einmal besucht. Diesen Besuch werde ich in meinem Leben nie vergessen. Dolfi war damals 13 Jahre alt, ich 14. Er strahlte vor Freude, und wir wetteiferten, uns auszumalen, wie glücklich wir sein würden, wenn erst einmal der Krieg vorbei sei und wir wieder mit den Eltern vereint wären. Erst als ich ihm abends sagen musste, dass ich nun wieder ins Internat zurückmüsse, brach es aus ihm heraus: „Nimm mich mit! Nimm mich mit! Die sind hier so böse zu mir!“ Aber was blieb mir 14-jährigem Internatsschüler anderes übrig, als ihn in Eichberg zu lassen, zumal ich ja nicht den Schatten einer Ahnung haben konnte, was sich hinter „H e i l anstalt Eichberg“ verbarg …

Ich bin sehr dankbar, dass man mir erlaubt hat, das Archiv der Psychiatrischen Klinik hier einzusehen. So erfuhr ich in vollem Umfang, wie weit entfernt von – wie es in einem Brief an meine Eltern hieß – „Untersuchungen zur Bestimmung neuer Therapievorschläge“ die Experimente waren, denen mein Bruder hier ausgeliefert war. Sie werden sich vorstellen können, was in mir vorging, als ich in seiner Archivakte protokolliert fand, was er vor seiner Tötung durchmachen musste bei solchen Experimentierphasen wie „Geschicklichkeit im Schimpansengarten“ oder „Reaktion im warmen und im kalten [!] Bad“.

Und dennoch, – je mehr ich seit dieser Akteneinsicht die Berichte darüber verfolge, wie weit sich die Einstellung gegenüber den geistig Behinderten wieder in der gleichen verhängnisvollen Richtung verändert hat, für umso unheilvoller hielte ich es – unheilvoll und fatal für die jetzt unter uns lebenden Euthanasie-Bedrohten –, wenn wir uns bei einer Veranstaltung wie der heutigen ausschließlich mit Verurteilung der NS-Zeit aufhielten. Beginnt sich bei Ärzten und Pflegern – ja eigentlich ganz allgemein – nicht erneut die Ansicht zu verbreiten, es sei zum Besten der Schwerstbehinderten und deren Angehörigen, wenn man – wie es immer noch heißt – diese Menschen „von ihrem Leiden erlöst“ oder wenn man durch pränatale Diagnostik solche Menschen gar nicht erst zur Welt kommen lässt?

Auch hier liegt es mir fern, zu urteilen oder gar zu verurteilen. Nur meine ich, dass ein Blick auf die Einzelschicksale wie das meines kleinen Bruders uns gemahnt, diese sich verbreitende Ansicht gründlich in Frage zu stellen. Was wissen wir denn schon vom Seelenleben schwerstbehinderter Menschen [1] und von der Bedeutung ihres Daseins für die Gesellschaft der sogenannten Normalen? [2] Und wie können wir so sicher sein, was zum Besten der Angehörigen solcher Menschen gereicht? – Bis in die jüngste Zeit in meinem ganz auf Anerkennung und Erfolg ausgerichteten Leben war, wenn ich es heute überdenke, dieser kleine Bruder in mir Saatkorn für ein radikales Umdenken. Inzwischen gibt es für mich keinen Zweifel mehr, dass, worauf es letztlich im Leben ankommt, mit Sicherheit n i c h t ein vorzeigbares Lebenswerk ist, sondern unsere Öffnung für das Wirken jenes göttlichen Geheimnisses, das in jedem Menschen wohnt. Dieses Geheimnis aber kann uns gerade im Zusammenleben mit den Menschen, die aufgrund ihrer Behinderung außerhalb unserer gelddominierten Wirklichkeit stehen, besonders deutlich aufleuchten.

Es gibt einen erschütternden Bericht von Eltern über ihre Erfahrung mit einem Kind, dessen Dasein sie nur als „eine nackte, harte, grausame Tatsache" empfinden konnten. Nach dem Tod des Kindes, so schreiben diese Eltern, nachdem alle Schwierigkeiten hinter ihnen lagen, da wussten sie, dass die Annahme dieser harten Aufgabe als ihnen zugedacht ihnen das Wertvollste beschert hatte, das sie je erlebt haben. Sie hatten Erfahrungen gemacht, die sie um keinen Preis missen mochten. Die Jahre der Pflege waren ihre härtesten und bittersten, so schreiben sie, aber auch die reichsten und kostbarsten.[3]

Unsere schwerbehinderten Brüder und Schwestern haben, so kommt es mir vor, eine wichtige Botschaft für uns Gesunde, die wir uns mehr und mehr nur noch über unsere Leistung definieren und dem Verzweifeln nahe sind, wenn wir wegen Krankheit, Alter oder Arbeitslosigkeit keine Leistung mehr erbringen können. Die Schwächsten, zu denen jeder von uns eines Tages gehören kann, stellen einen lebenden Appell an die in uns schlummernden, schönsten menschlichen Eigenschaften dar, der mir in heutiger Zeit geradezu unverzichtbar zu sein scheint, wenn in unserer Welt der miteinander konkurrierenden Starken ein achtsam-liebevolles Miteinander nicht verloren gehen soll. Viel wichtiger, als hier und heute voll Abscheu und Trauer auf ein Kapitel der deutschen Geschichte zu schauen, ist es deshalb, uns einzugestehen, dass die Menschen, derer wir hier gedenken, weniger Opfer der NS-Ideologie als solcher waren, als vielmehr Opfer eines materialistischen Menschenbildes, von dem auch wir heute massiv bedroht sind.

Unser Gedenken der NS-„Euthanasie"-Opfer fällt bemerkenswerterweise in eine Zeit heftiger Auseinandersetzungen um die Bioethik-Konvention des Europarats, durch die – diesmal um der Wettbewerbsvorteile in der Biotechnologie und Biomedizin, einschließlich der Pharmakologie willen – auch in Deutschland erneut menschenrechtsverletztende Praktiken legitimiert werden würden, wie z. B.:

- Fremdnützige Forschung an nicht-einwilligungsfähigen Menschen (d. h. an Kindern, geistig Behinderten, Altersdementen, Komapatienten ...),
- Entnahme von regenerierbarem Gewebe von nicht-einwilligungsfähigen Menschen,
- Eugenische Selektion bei geschlechtsgebundenen Erbkrankheiten,
- Eingriffe in die menschliche Keimbahn auch zu präventiven Zwecken usw.[4]

Wer wird hier nicht erinnert an den Turmbau zu Babel, über den in Genesis 11,6 zu lesen steht: „... Und das ist erst der Anfang ihres Tuns. Jetzt wird ihnen nichts mehr unerreichbar sein, was sie sich auch vornehmen.“ Die Auswirkungen eines Vertragswerks gemäß dieser Bioethik-Konvention – inzwischen irreführenderweise „Menschenrechtsübereinkommen zur Biomedizin“ benannt – sind schon jetzt ablesbar. In den Niederlanden, die diese Konvention unterzeichnet haben, sind nach einer dpa-Meldung 40 Prozent der im letzten Jahr verstorbenen geistig Behinderten euthanasiert worden!

Aufgrund der Erfahrungen aus der NS-Zeit käme Deutschland eigentlich eine Vorreiterrolle zu in der Verteidigung der ethischen Grundnormen unserer christlichen und humanistischen Tradition. „Wir haben in unserer Geschichte Erfahrungen gespeichert“, so formulierte es Frau Margot von Renesse in der Bundestagsdebatte um die Bioethik-Konvention am 29.05.1995, „die uns das Misstrauen gegen alle nahelegt, die Macht über Menschen innehaben. Wir haben gesehen, dass der Mensch zu allem fähig ist, was den Menschen zum Objekt macht, peinigt und erniedrigt. ... Die bittere Lehre, dass man rechtliche Grenzen setzen muss, wo sich Macht von Menschen über Menschen konzentriert, sollten [gerade] wir anderen vermitteln können“. Unsere vornehmste Aufgabe bestünde hiernach darin, uns im Europarat, in dem die Bioethik-Konvention demnächst zum völkerrechtlichen Vertrag erhoben werden soll, energisch für die Errichtung eines international verbindlichen, rechtlichen Schutzwalls um Menschenrecht und Menschenwürde einzusetzen. Stattdessen ist leider zu befürchten, dass diese Konvention zum Jahresende 1998 auch in Deutschland ratifiziert wird, da sich wegen jahrelanger Geheimhaltung der Vorbereitungen hierzu eine Opposition erst in jüngster Zeit formieren konnte.[5]

Umso wichtiger ist es – und wird es in Zukunft sein –, dass sich Forscher und Ärzte selbst verpflichten, den wissenschaftlichen und kommerziellen Interessen an der biomedizinischen Forschung und Praxis Grenzen entgegenzusetzen, und dass sie dabei von einer breiten Öffentlichkeit unterstützt werden. Ich bin sicher, dass ich auch im Sinne der übrigen Angehörigen der Heidelberger Euthanasie-Opfer spreche, wenn ich an dieser Stelle den Initiatoren der Aufarbeitung dieses Stücks schwarzer NS-Geschichte danke. In meinen Augen ist es ein überaus bedeutungsvolles und Hoffnung gebendes Zeichen, dass das heute zu enthüllende Mahnmal als beständige Warnung vor Wiederholungen der Geschichte an so zentraler Stelle vor dem Hauptportal der Psychiatrischen Universitätsklinik errichtet wurde.

Ich wünsche mir, dass dieses Mahnmal und die heutige Veranstaltung die Erinnerung in uns wachhält, dass

- Unantastbarkeit der menschlichen Würde und
- Ehrfurcht vor dem Leben

auch weiterhin in Gefahr sind, einem Nützlichkeitsdenken aufgeopfert zu werden.

Ich wünsche mir, dass wir auf der Hut sind, wenn heute wieder mit scheinbar ehrenwerten Motiven für die Akzeptanz menschenrechtsverletzender Übergriffe geworben wird, so z. B. mit Formulierungen wie

- Medikamenten-Erforschung für unheilbar Kranke von morgen oder
- Erlösen leidender Menschen von ihrem Leid.

Eine Welt, die kein Leid mehr leiden oder mitleiden will, so sagt uns Heinrich Spaemann, erblindet für die Wirklichkeit.[6]

Und schließlich wünsche ich mir, dass diese Feier und das Mahnmal Menschen die Augen öffnet für Erfahrungen, wie ich sie durch meinen Bruder Dolfi und sein Schicksal machen durfte: Erfahrungen, die die üblichen Werte- und Prioritätenvorstellungen auf den Kopf stellen und deutlich machen, was in unserem Leben allein zählen wird, wenn wir eines Tages einen letzten Blick darauf zurückwerfen.

Anmerkungen [zur Ansprache „Worte eines betroffenen Angehörigen“]

1 Vgl. Heitler, W.: Der Fall Käthe oder die Macht des Geistes über den Körper, in: Naudascher, Eduard (Hg.) (1989): Lesebuch zu bedrängenden Fragen unserer Zeit, Heft 1 – 3 (Eigenverlag), 1989, S. 107. [Anmerkung Imke Naudascher: Im Buch „Psychiatrische Forschung und NS-‚Euthanasie‘ – Beiträge zu einer Gedenkveranstaltung an der Psychiatrischen Universitätsklinik Heidelberg“, von Mundt, Christoph; Hohendorf, Gerrit; Rotzoll, Maike (Hg.), Verlag das Wunderhorn, Heidelberg 2001 folgt über mehr als eine Seite die vollständige Geschichte von Käthe als Teil der Anmerkungen.]

2 Vgl. Sheldrake, Rupert: Hypothese der morphogenetischen Felder und ihre Konsequenzen, in: Naudascher, Eduard (Hg.) (1989): Lesebuch zu bedrängenden Fragen unserer Zeit, Heft 1 – 3 (Eigenverlag), 1989, S. 62 – 69.

3 Grahl, Ursula (1974): Die Seerose – Peter mit dem großen Kopf, Wuppertal: Edition Bingenheim.

4 Vgl. Fuchs, Ursel: Kritik-Koordination zur geplanten Bioethik-Konvention, hg. von „Bürger gegen Bioethik“, Düsseldorf 2/1998.

5 Vgl. Fuchs, Ursel; Kobusch, Wilma (1996): Tabubrüche hinter verschlossenen Türen, Universitas – Zeitschrift für interdisziplinäre Wissenschaft 51, Heft 9/1996, S. 861. Die Bioethik-Konvention ist von Deutschland bisher nicht unterzeichnet oder ratifiziert worden. [Anmerkung Imke Naudascher: Dies gilt, Stand 2020, weiterhin.]

6 Spaemann, Heinrich (1992): Er ist dein Licht, Freiburg/Br.: Herder [Verlag], S. 84.

Literatur und Anmerkungen

1 Naudascher, Eduard (1998): Worte eines betroffenen Angehörigen, in: Mundt, Christoph; Hohendorf, Gerrit; Rotzoll, Maike (Hg.) (2001): Psychiatrische Forschung und NS-„Euthanasie“ – Beiträge zu einer Gedenkveranstaltung an der Psychiatrischen Universitätsklinik Heidelberg, Verlag Wunderhorn. (Die Ansprache ist auf Seite 214ff abgedruckt.)

2 Brater, Michael (2001): Die Sprache der Verwirrten – I. Teil: Zum Verständnis gerontopsychiatrisch veränderter alter Menschen, Die Drei – Zeitschrift für Anthroposophie in Wissenschaft, Kunst und sozialem Leben, Heft August – September 2001.

3 Baumann, Kathy; Conners, Erin (ohne Jahr): Meine Oma Gisela – Ein Kinderbuch über den Umgang mit Alzheimer-Kranken, Alzheimer Forschung Initiative e.V.

4 Maurer, Konrad und Ulrike (2001): Alzheimer und Kunst – „Wie aus Wolken Spiegeleier werden“, Ausstellung Carolus Horn, Nürnberg, Novartis Verlag.

5 Deutsches Ärzteblatt: www.aerzteblatt.de/nachrichten/61879/Jeder-dritte-nieder-laendische-Arzt-befuerwortet-Euthanasie-bei-Dementen-psychisch-Kranken-und-Lebensmueden, Artikel vom 20.02.2015, Abruf am 24.08.2021.

6 Berufsverband Heileurythmie: www.berufsverband-heileurytmie.de/CMS/, Abruf am 24.08.2021.

7 Die Einstufung in eine Pflegestufe beschrieb bis 2016 den zeitlichen Hilfebedarf in den Bereichen Körperpflege, Ernährung und Mobilität:

Pflegestufe I: mindestens 45 Minuten täglich
Pflegestufe II: mindestens 120 Minuten täglich
Pflegestufe III: mindestens 240 Minuten täglich, auch nachts

Ein weiteres Kriterium war der zeitliche Hilfebedarf für die zusätzlich erforderliche hauswirtschaftliche Versorgung. Demenzerkrankte hatten außerdem einen geringen Anspruch auf Betreuungsleistungen.

8 Naudascher, Eduard (Hg.) (1984): Lesebuch zu bedrängenden Fragen unserer Zeit, Heft 1, Vorwort, Eigenverlag.

9 Pikler, Emmi (2002): Miteinander vertraut werden – Erfahrungen und Gedanken zur Pflege von Säuglingen und Kleinkindern (Hg. Anna Tardos, Lienhard & Laura Valentin), Arbor Verlag, 3. Auflage.

10 Pikler, Emmi (2001): Lasst mir Zeit – Die selbständige Bewegungsentwicklung des Kindes bis zum freien Gehen (mit Anna Tardos), Pflaum Verlag, München, 3. Auflage.

11 Naudascher, Eduard (Hg.) (2006): Konsul Eduard Naudascher: Vom Dammbaulehrling zum Pionier der Industrialisierung Bulgariens, ENM-Verlag.

12 Naudascher, Eduard (2006): Nachwort des Herausgebers – Die Ereignisse nach Flucht und Regierungswechsel 1944/45, in: Naudascher, Eduard (Hg.) (2006): Konsul Eduard Naudascher: Vom Dammbaulehrling zum Pionier der Industrialisierung Bulgariens, ENM-Verlag.

13 Naudascher, Eduard (1983): Zum Wohle des Menschen? – Reflexion zur Tätigkeit des Ingenieurs, in: Naudascher, Eduard (Hg.) (1989): Lesebuch zu bedrängenden Fragen unserer Zeit, Heft 1–3, Eigenverlag.

14 Naudascher, Eduard (1986): On a Missing Dimension in our Work, Int. Assoc. of Hydraulic Research (IAHR), Bulletin, Vol. 3, No. 2.

15 Naudascher, Eduard (1984): Krise des Fortschritts – Brauchen wir eine andere Wissenschaft? Podiumsdiskussion am 15.05.1984 an der Universität Karlsruhe (TH), Statement Eduard Naudascher, Privatmanuskript, eventuell unveröffentlicht.

16 Naudascher, Eduard (Hg.) (1985): Lesebuch zu bedrängenden Fragen unserer Zeit, Heft 2, Vorwort, Eigenverlag.

17 Naudascher, Eduard (Hg.) (1988 und 1989): Lesebuch zu bedrängenden Fragen unserer Zeit, Hefte 3 und 1–3, jeweils Vorwort, Eigenverlag.

18 Ermshaus, Rolf (1994): Professor Naudascher 65, Uni-Information Karlsruhe, Februar 1995.

19 Richter, Andreas (1989): Eduard Naudascher 60 Jahre, Wasserwirtschaft 79, 1989, 7/8.

Zeittafel Eduard Naudascher

1928	Die Eltern Eduard (1904 – 1981) und Emma Naudascher (1909-1981) wandern nach Bulgarien aus. Der Vater arbeitet in leitender Stelle in der Granitoid AG, der Firma des Großonkels Konsul Eduard Naudascher.
1929	Geburt am 03. August in Sofia, Bulgarien, als ältestes von vier Kindern. Aus Eduard wird in der Kindheit der Rufname Edi. Besuch der Deutschen Oberschule in Sofia von 1939 – 1944.
1944 – 1945	Internat für Auslandsdeutsche in Kißlegg, Allgäu
1944	Der Bruder „Dolfi" (Adolf) Naudascher, geb. 1931 und durch eine Hirnhautentzündung in seiner Entwicklung eingeschränkt, wird Opfer der NS-„Euthanasie".
1948	Abitur in Mannheim
1948 – 1954	Studium des Bauingenieurwesens und Diplom an der Technischen Hochschule Karlsruhe, heute KIT
1954 – 1959	Wissenschaftlicher Assistent und Promotion am Institut für Hydromechanik, Stauanlagen und Wasserversorgung der Technischen Hochschule Karlsruhe, heute KIT
1955	Heirat mit Brigitte, vier gemeinsame Kinder
1959 – 1968	Lehr- und Forschungstätigkeit in den USA (University of Minneapolis und überwiegend University of Iowa)
1966 – 1967	Gastwissenschaftler am Max-Planck-Institut für Strömungsforschung in Göttingen
1968 – 1994	Ordentlicher Professor und Direktor des Instituts für Hydromechanik an der Universität Karlsruhe (TH), heute KIT. Internationale Lehr- und Gutachtertätigkeit, Mitarbeit in Fachverbänden, zahlreiche Fachveröffentlichungen und Autor bzw. Co-Autor mehrerer Fachbücher.

1979	Trennung von Brigitte und anschließende Scheidung, Lebenskrise
1981	Heirat mit Gunhild
ab 1982	Neuausrichtung des Lebens zusammen mit Gunhild. Ab 1982 Beschäftigung mit „bedrängenden Fragen unserer Zeit“ (z. B. Hunger-Überfluss-Problematik, Naturzerstörung, psychisch-geistige Verarmung) und Herausgabe von Lesebüchern zum Thema, Mitbegründung eines Kolloquiums „Wissenschaft in gesellschaftlicher Verantwortung“, Vereinfachung der persönlichen Lebensweise, Unterstützung einer indischen Dorferneuerungsbewegung. Zahlreiche Beiträge zu zeit- und wissenschaftskritischen Fragen sowie zu fachübergreifenden Themen.
1999	Tod Gunhilds
2000	Heirat mit Imke
2002	Geburt der Tochter Anna Laura
2007	Etwa im Herbst beginnen schleichend die ersten Demenzsymptome. Zunächst sind diese noch unerkannt (Kapitel „Erste Anzeichen der Krankheit“).
2008	Drastischer Einbruch der Alltagsfähigkeiten durch eine geplante Operation im Oktober. Diagnose Demenz im November (Kapitel „Bewusst in die Demenz“).
2009	Im Januar Verschlechterungsschub durch eine Lungenentzündung (Kapitel „Entschwinden der vertrauten Welt“). Im September zweite Lungenentzündung und weiterer Verschlechterungsschub (Kapitel „Der Weg in die Sprache der Gefühle und Gesten“).
2010–2011	Ab ca. Herbst 2010 entsteht immer stärker ein Lebensempfinden reiner Gegenwart (Kapitel „Zu neuen Ufern“)
2011–2012	Leben auf den Tod zu (Kapitel „Das letzte Jahr“)

Danksagung

Dieses Buch ist im lebendigen Austausch mit vielen Menschen entstanden. Fast alle, die uns während der Erkrankung meines Mannes im Alltag in der Pflege und Demenzbegleitung halfen oder die uns regelmäßig besuchten, haben die Entstehung dieses Textes aufmerksam verfolgt und mindestens eine der ersten Textfassungen gelesen. Hannerose, Sarah, Vera, Heike, Ingrid, Katharina, Gabriel und seine Frau Frances, meine Mutter Inge, unsere Nachbarin Renate, Christel, Edis erste Frau Brigitte und ihr Mann Hans sowie Edis Sohn haben mir alle sehr wertvolle Hinweise und Anregungen gegeben. Meine Tochter Anna Laura hat durch ihre vielen Nachfragen meinen Rückblick auf unsere eigene Geschichte ebenfalls sehr bereichert. Von Herzen dankbar bin ich weiteren Menschen aus dem Freundeskreis, die während der Entstehung dieses Buches mit Interesse teilweise mehrmals nachgefragt, mir zu dem gesamten Text einen ersten Eindruck gegeben haben oder ihn sehr sorgfältig im Hinblick auf mögliche Verbesserungen hinsichtlich Formulierungen und Struktur gelesen haben. Ich danke insbesondere Eberhard, Erich, Christian, Ruth und Gernot, Gesa, Sonja, Cristobal, Roswitha. Ich verdanke ebenfalls sehr wertvolle Hinweise Menschen aus seelsorgerischen, ärztlichen und therapeutischen Berufen, die unsere Familie während der Zeit von Edis Erkrankung oder Anna Laura und mich in der Verarbeitung unserer Erlebnisse begleitet haben. Allen, die mich ermutigt haben, diesen Text in die Öffentlichkeit zu geben, bin ich sehr dankbar. Ich möchte von ihnen nennen: Annette, Stefanie, Nele, Alpha. Edis Sohn danke ich, dass ich Formulierungen aus einem Brief an mich für den Buchrücken verwenden darf.

Marion und Tiki Küstenmacher danke ich für die Erlaubnis, von Edi gestaltete Mandalas aus ihrem Buch „Mandalas und das Geheimnis der Farben“, Südwest Verlag 2008, abdrucken, und dem Schirner Verlag dafür, ein von Edi ausgemaltes Mandala aus dem Buch „Christliche Mandalas“ von Klaus Holitzka, 1998, verwenden zu dürfen.

Ein herzlicher Dank an Karin Hirsch für das Layout und für die fruchtbare Zusammenarbeit während seiner Entstehung sowie an Uta Reinicke und an meine Mutter Inge Fittschen für die sorgfältige Korrektur der Endfassung.

Die Erkrankung in Bildern

Fotos aus der Zeit der Erkrankung

Beginnend mit Fotos aus gesunden Jahren, geben die Bilder einen Einblick in den Verlauf von Edis Demenz. Alle Fotos sind zeitlich den Kapiteln dieses Buches zugeordnet.

Vor der Diagnose

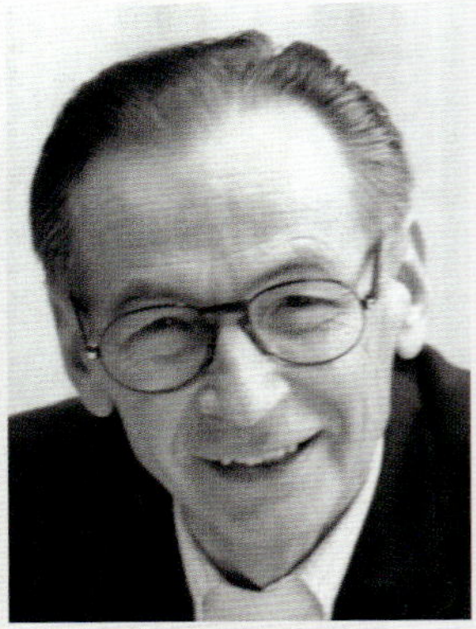

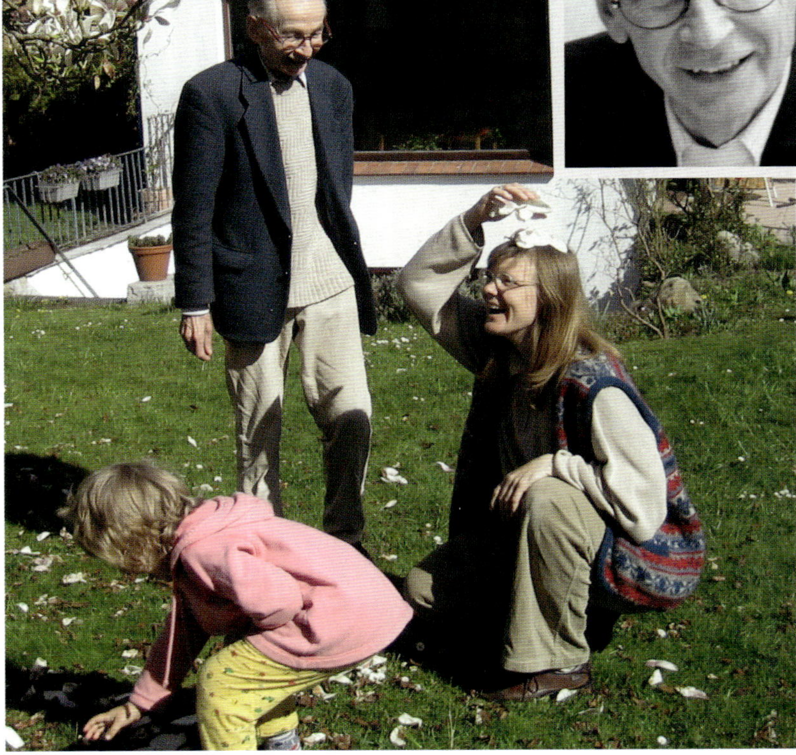

Am Ende seiner beruflichen Zeit: Edi im Jahr 1994 (oben).
Anna Laura, Edi und ich im Garten meiner Mutter im Frühjahr 2007.
Zu dieser Zeit hat Edi noch keine Anzeichen von Demenz (unten).

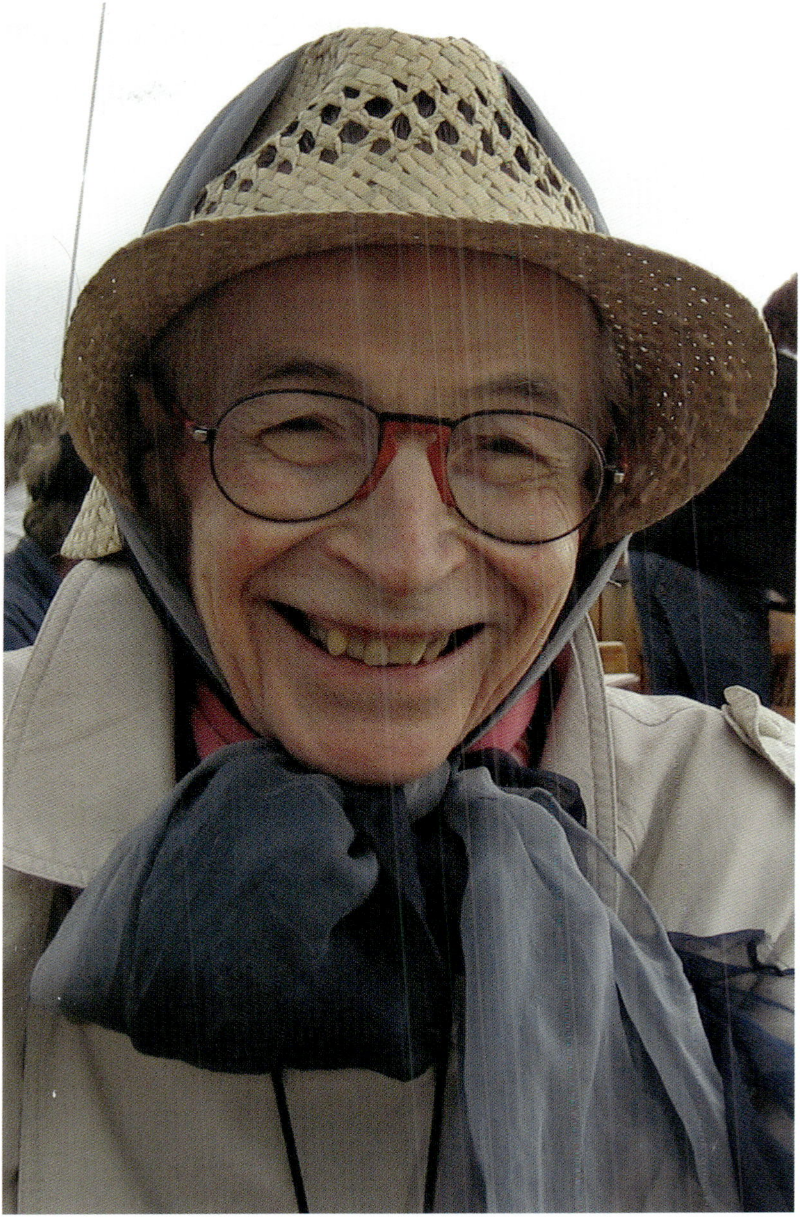

Im Sommerurlaub 2008 auf einem Ausflugssegelschiff am Bodensee. Der Schal schützt Edis Hut vor dem Davonwehen. Im Rückblick steht Edi bereits am Beginn seiner Demenz, doch wir haben dies noch nicht erkannt.

Bewusst in die Demenz

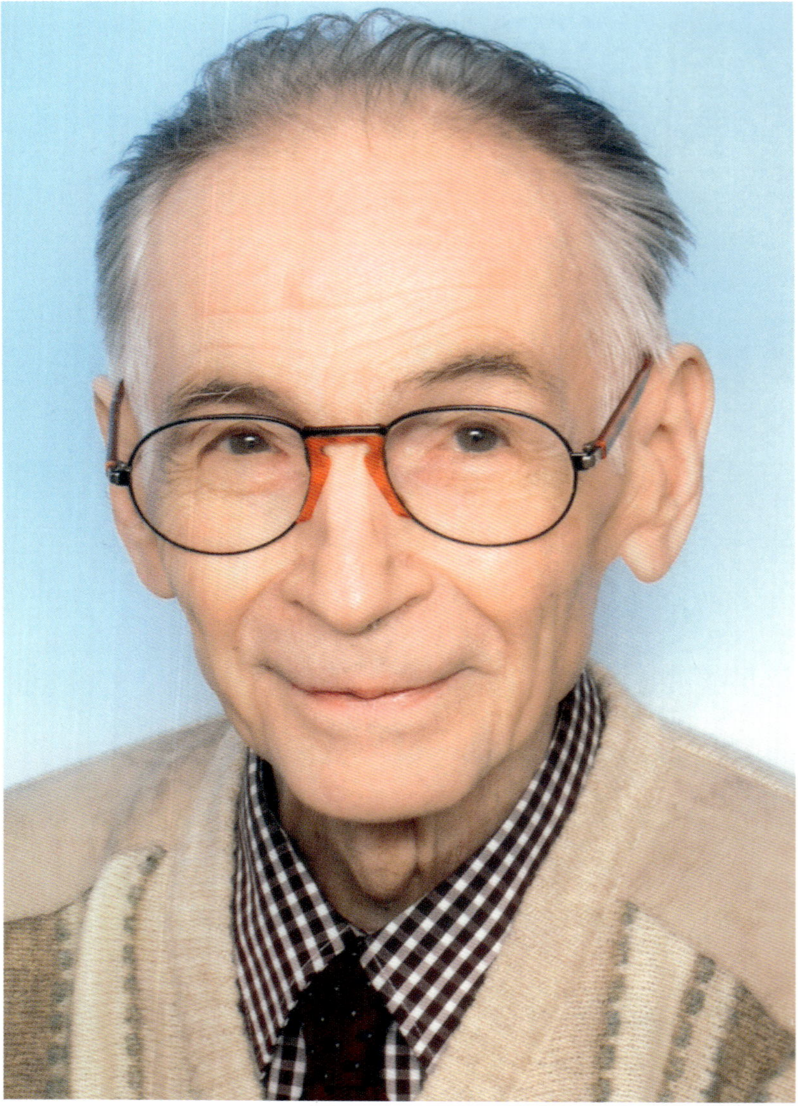

Edi im Dezember 2008. Wenige Wochen zuvor hat er die Diagnose Demenz erhalten. Im Vergleich zu den Wochen nach der Operation, die seine Pflegebedürftigkeit im Oktober 2008 auslöste, geht es ihm bedeutend besser.

Entschwinden der vertrauten Welt

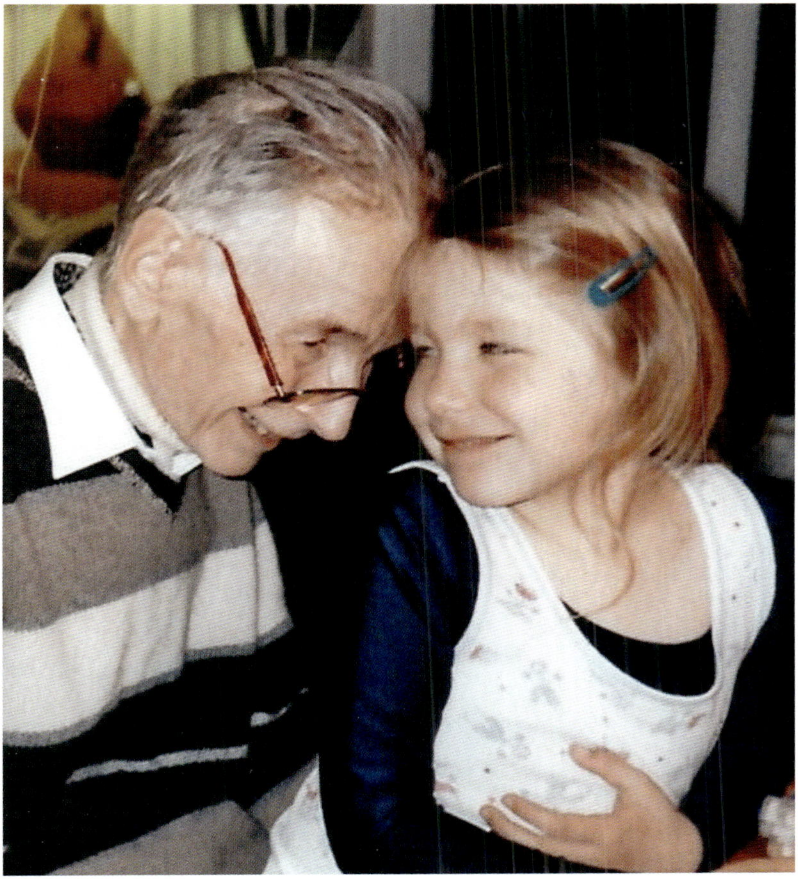

Im Frühjahr 2009 benötigt Edi bereits viel Hilfe im Alltag. Doch unverändert haben er und Anna Laura eine innige Beziehung.

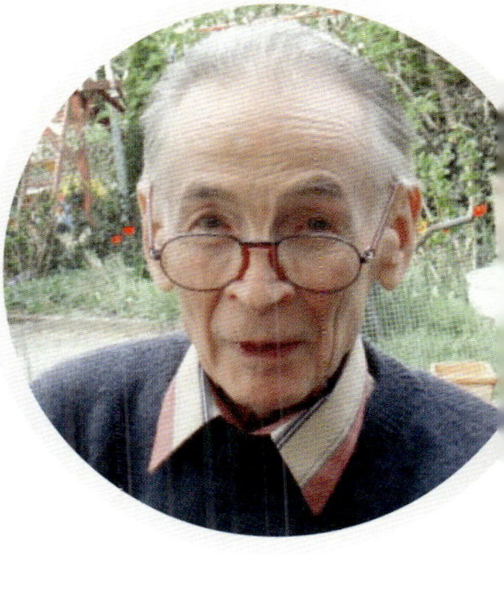

Bei einem Besuch im Freundeskreis: Edi freut sich am dortigen Garten (ebenfalls Frühjahr 2009).

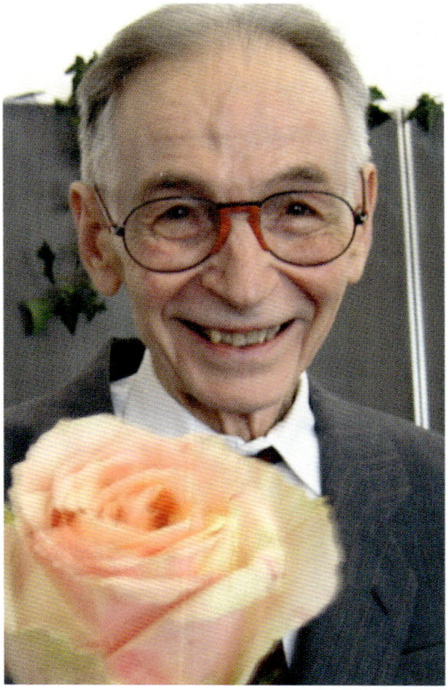

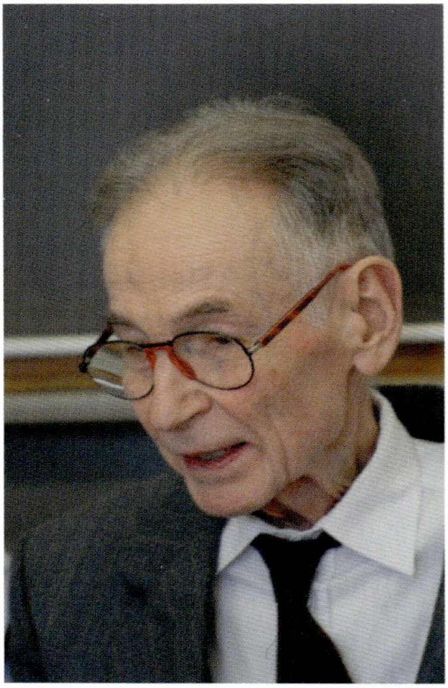

Anfang August 2009: Feier von Edis 80. Geburtstag am Institut für Hydromechanik der Universität Karlsruhe (TH), heute KIT.

Edi ist froh, die Menschen seines Berufslebens zu sehen, die ihn mit großer Wertschätzung begrüßen. Ein nachdenklicher Moment.

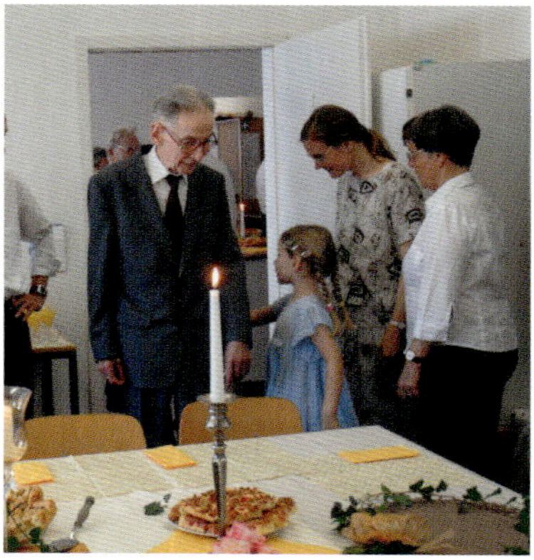

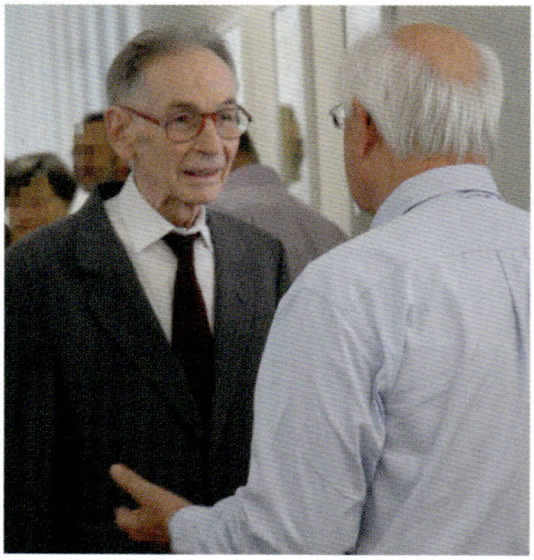

Auch unsere Familie ist zum Fest eingeladen. Hier steht Edi zusammen mit Anna Laura, mit mir und mit meiner Mutter.

Die Feier bietet Gelegenheit zu vielen Gesprächen mit ehemaligen Weggefährten des beruflichen Lebens. Einige sind extra angereist.

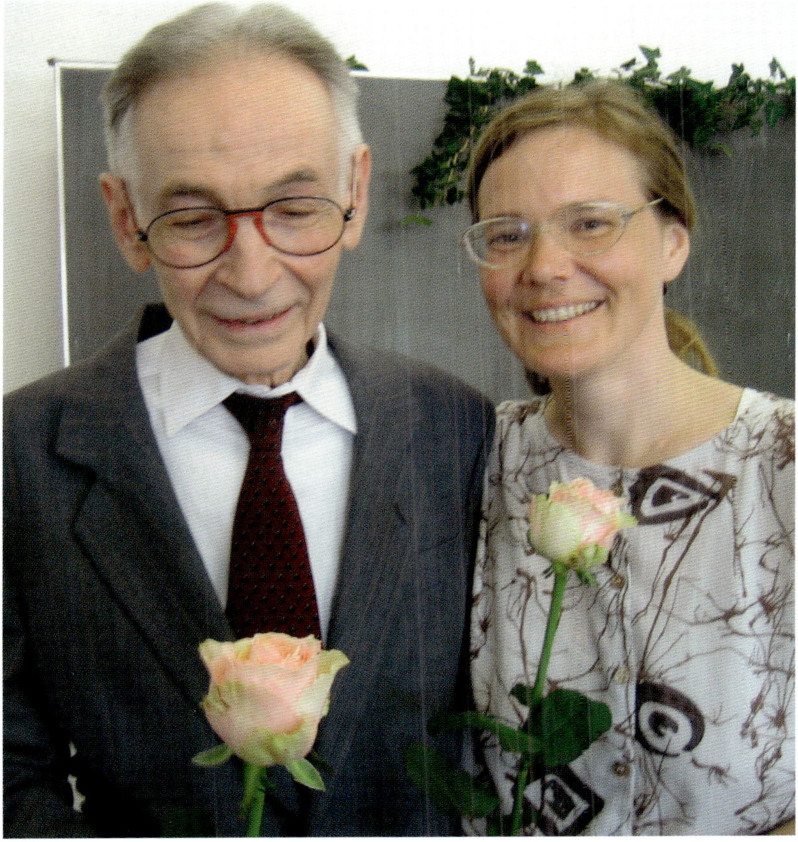

Edi gemeinsam mit mir auf der Feier anlässlich seines 80. Geburtstags an seinem ehemaligen Institut. Er ist dankbar, wie aufmerksam alle mit seiner Demenzerkrankung umgehen, und er fühlt sich sehr wohl.

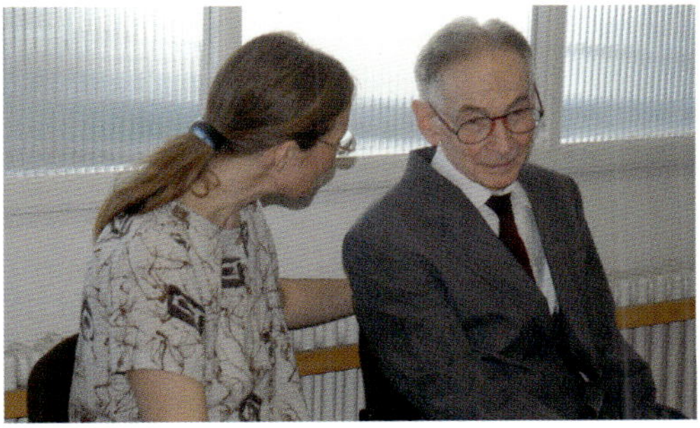

Ich erkundige mich, wie Edis Kräfte sind. Das Fest macht ihn froh und fordert ihn zugleich.

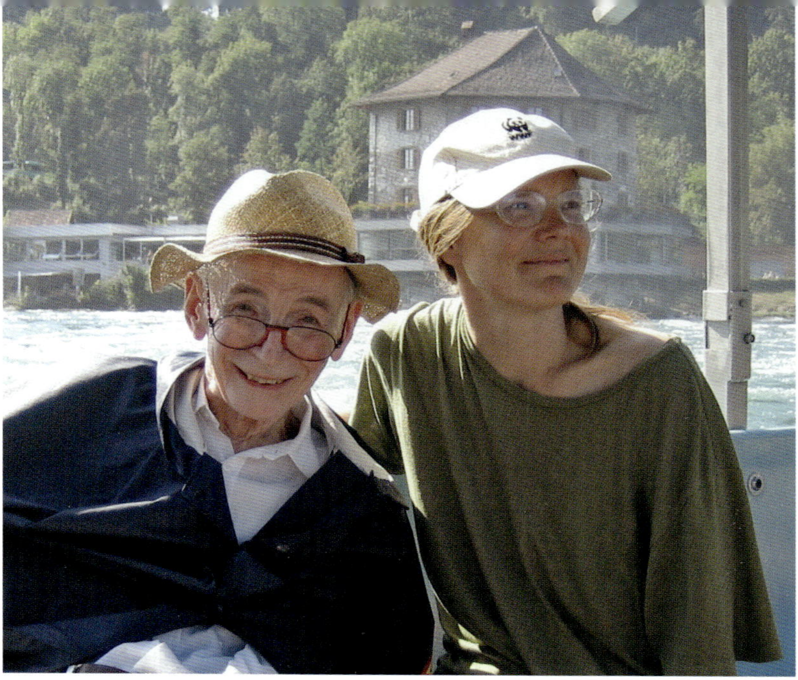

Im Sommer 2009 sind wir wieder am Bodensee und machen viele Ausflüge: Edi und ich auf einem Boot am Rheinfall in Schaffhausen.

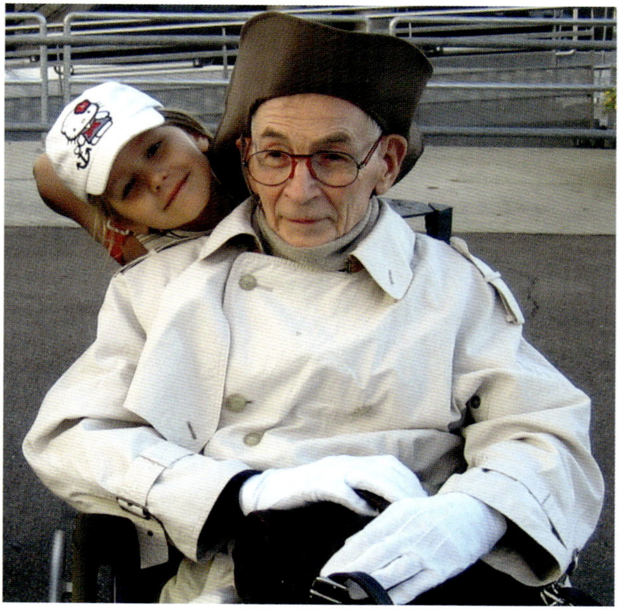

Ebenfalls am Bodensee: Anna Laura mit Edi.

Der Weg in die Sprache der Gefühle und Gesten

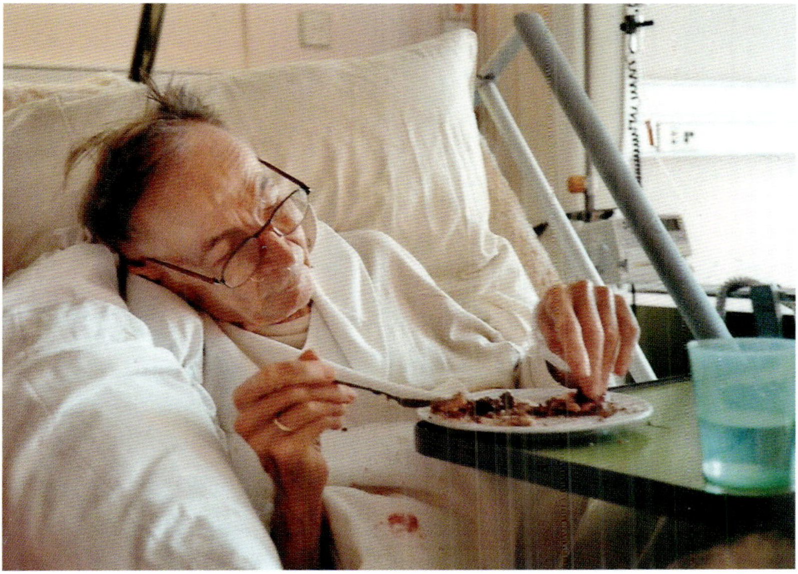

Edi verliert, ausgelöst durch eine weitere Lungenentzündung, viele Fähigkeiten. Er kann nicht mehr selbstständig gehen und er beginnt, mit dem Essen auf seinem Teller zu gestalten (in der Klinik im Herbst 2009).

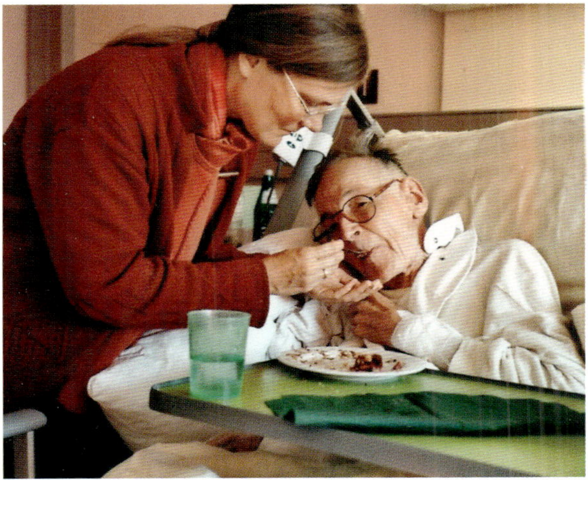

Ich helfe Edi in der Klinik. So kann er essen, statt zu gestalten.

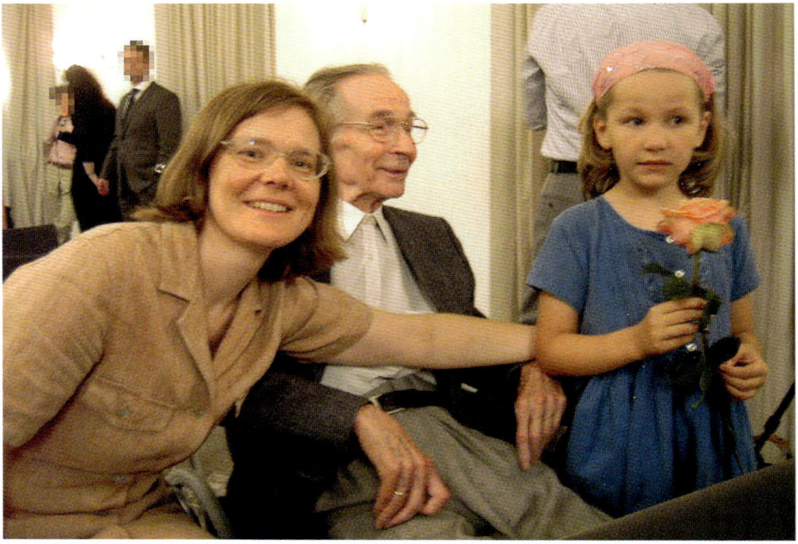

Wir besuchen als Familie ein Konzert von Anna Lauras Musikschule. Auch unsere Tochter spielt auf ihrem Cello vor, und Edi strahlt vor Freude über die Musik und das Erlebnis (Sommer 2009).

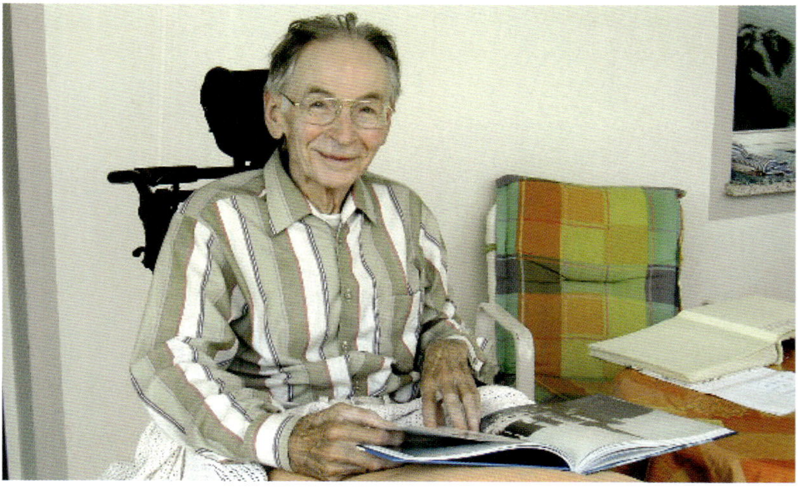

Im Sommerurlaub 2010 am Bodensee, auf der Terrasse unserer Ferienwohnung. Edi sitzt im Multifunktionsrollstuhl, mit Blick auf den Garten und den Bodensee, und beschäftigt sich mit Büchern.

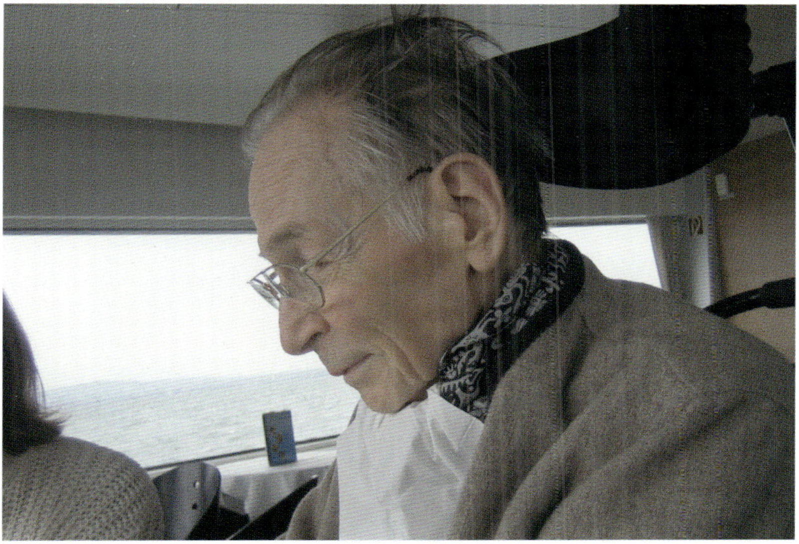

Wir machen im Urlaub viele Schiffsfahrten auf dem Bodensee und nutzen die Zeit auf dem Wasser oft für ein Mittagessen. So können wir Edis Pflege gut mit einem Tagesausflug verbinden.

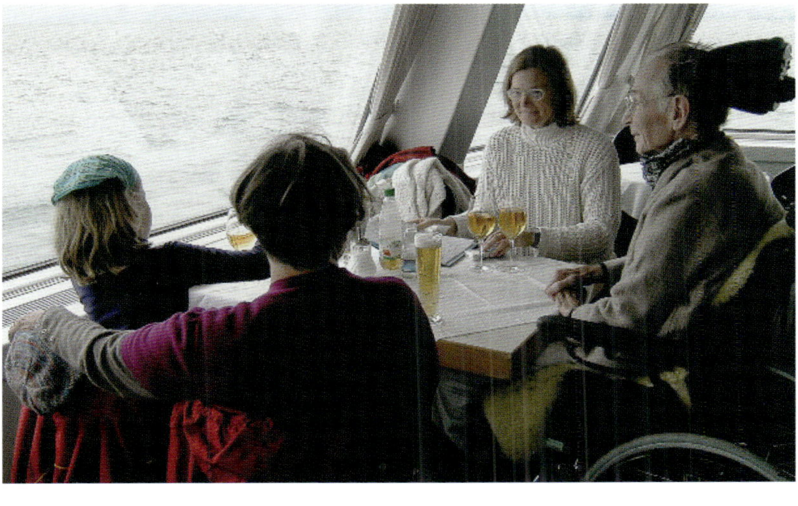

Edi schaut während des Essens gerne auf den Bodensee. Für Schlafenspausen unterwegs haben wir den Multifunktionsrollstuhl dabei. Meine Mutter und Hannerose (nicht im Bild) begleiten unsere Familie im Urlaub.

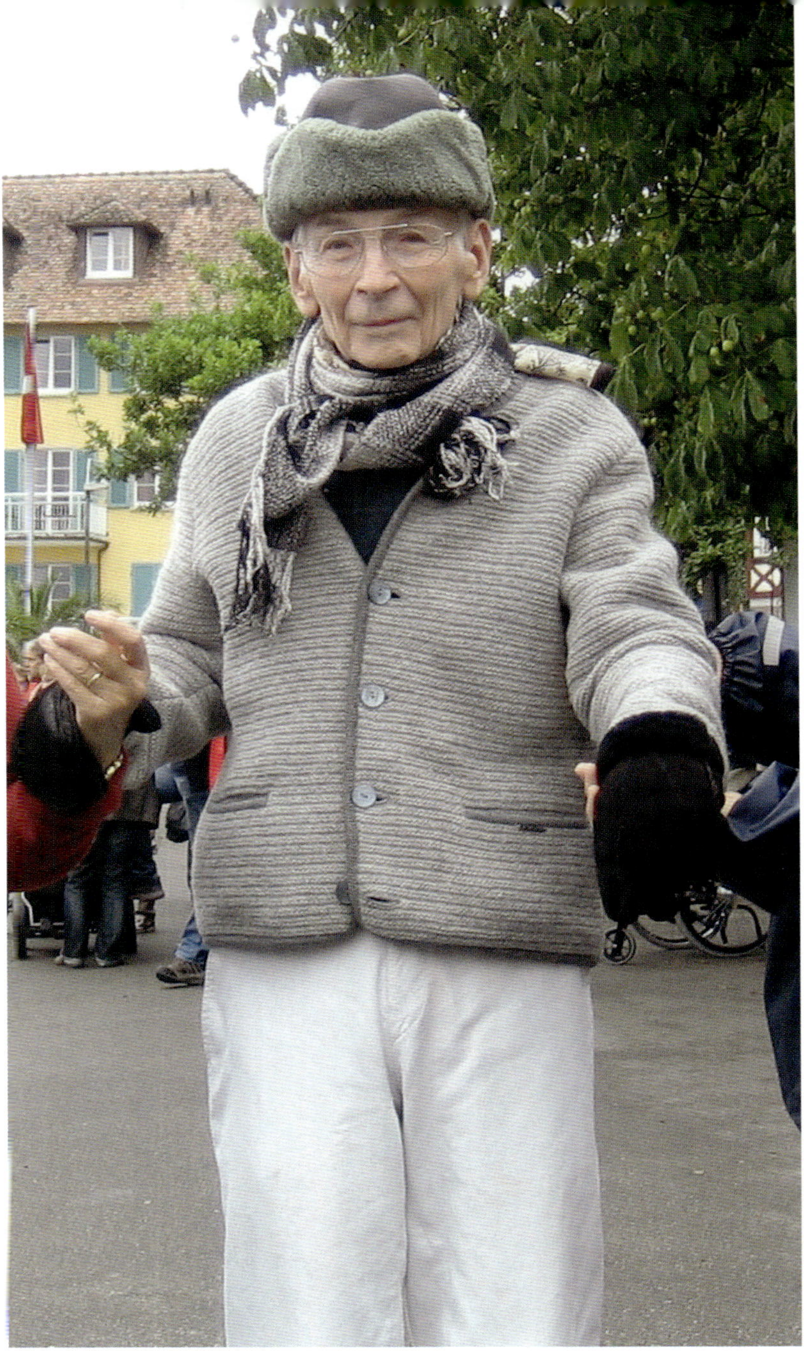

An den Häfen am Bodensee nutzen wir Wartezeit oft für einige Schritte. Edi benötigt Hilfe beim Stehen und Gehen – aber er steht sehr aufrecht!

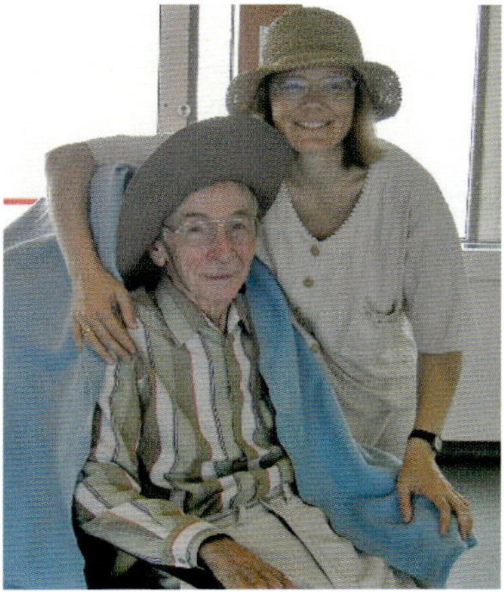

Glücklich: Edi und ich während einer Schiffsfahrt auf dem See.

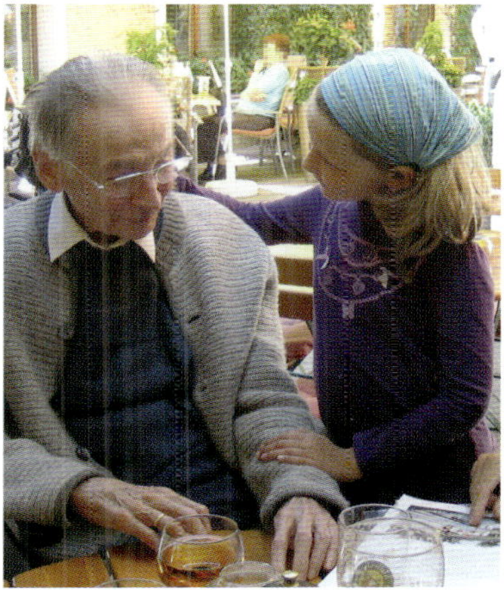

In einem Restaurant in Überlingen: Anna Laura mit ihrem Vater.

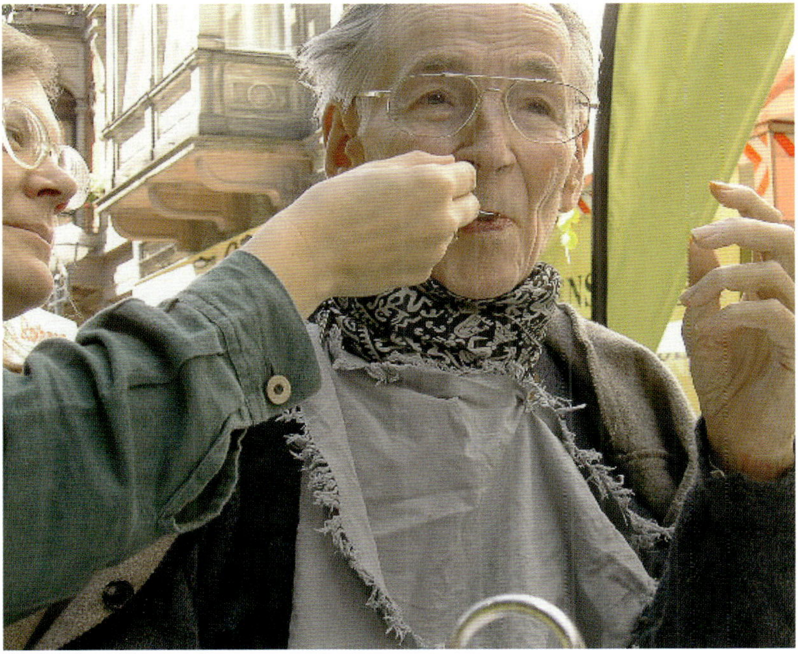

Nach dem Urlaub zurück in Karlsruhe: In einem Lokal in der Nähe unserer Wohnung helfe ich Edi beim Essen (September 2010).

Zu neuen Ufern

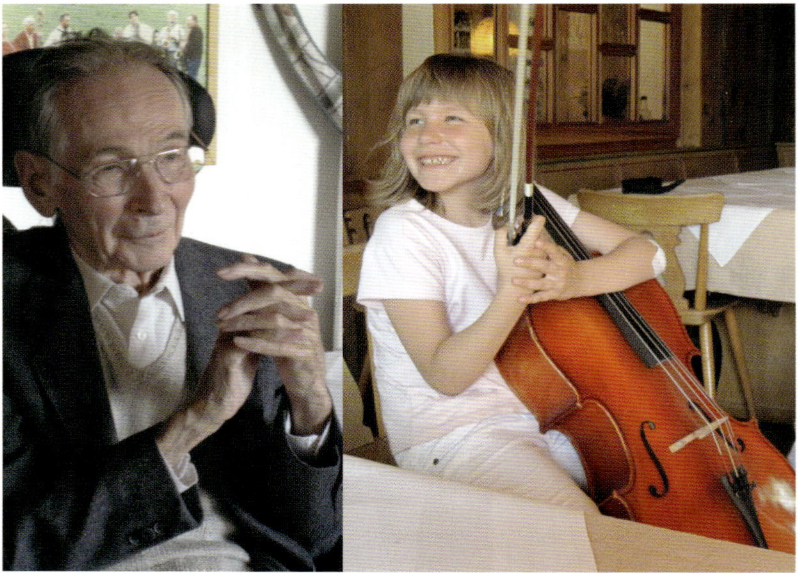

Ein stolzer Vater freut sich am Musizieren seiner Tochter. Anna Laura hat gerade auf einer Geburtstagsfeier im familiären Rahmen gespielt (Mai 2011).

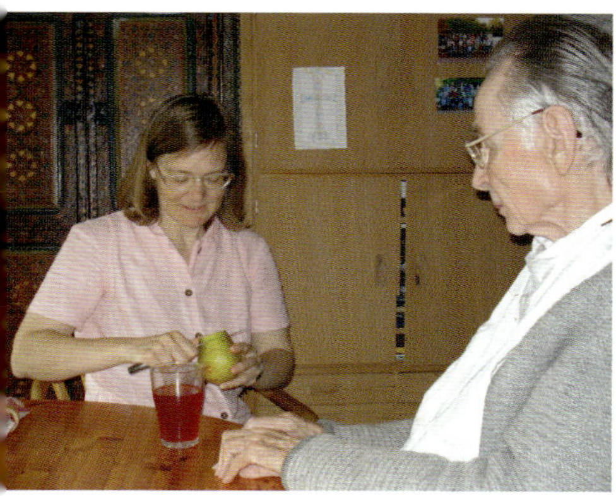

Edi im Rollstuhl am Tisch in unserem Wohnzimmer: Aufmerksam schaut er, was ich tue (Juni 2011).

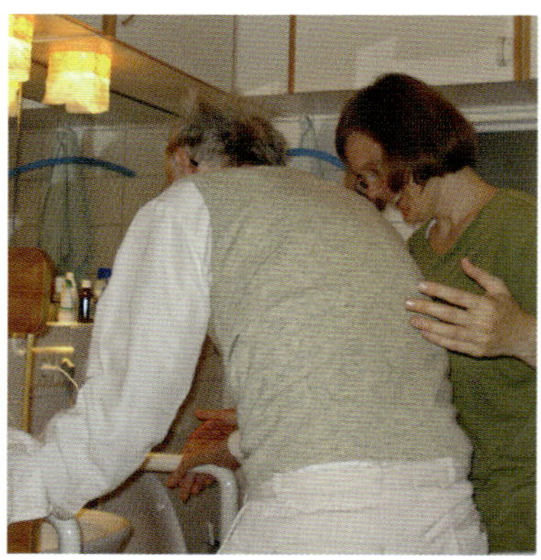

An den Haltegriffen im Badezimmer: Dort kann ich Edi gleich zu mehr Aufrechte helfen (Juni 2011).

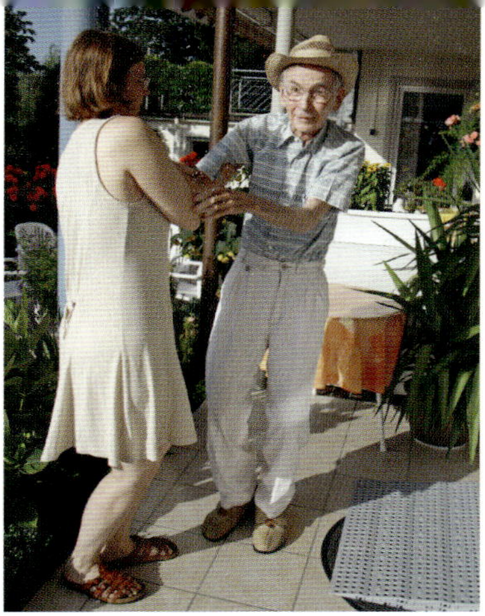

Im Sommer 2011 sind wir wieder am Bodensee. Edi mit mir auf der Terrasse unserer Ferienwohnung.

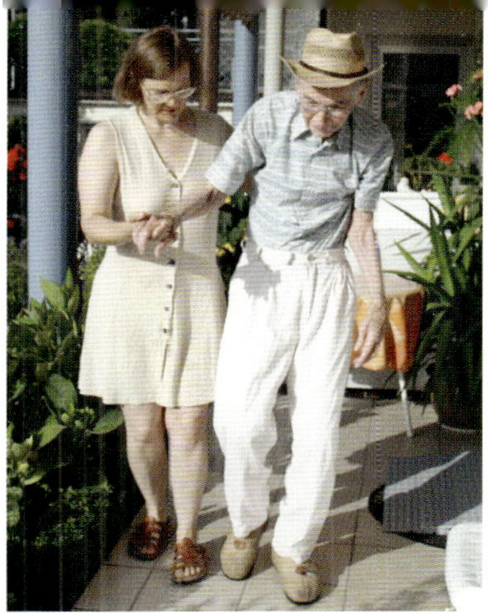

Es ist ein für diese Erkrankungsphase guter Tag: Edi kann mit wenig Hilfe beinahe aufrecht gehen.

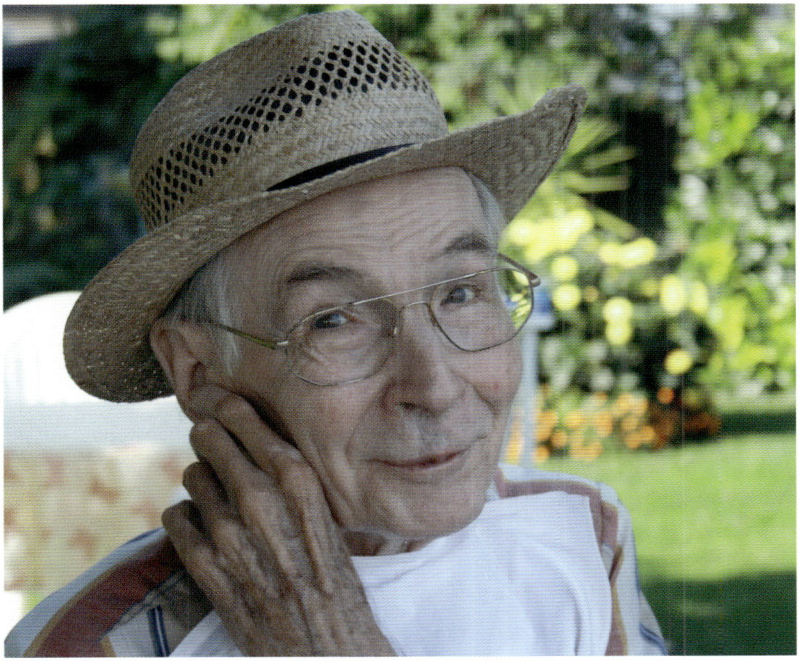

Das sonnige Wetter macht den Garten unserer Ferienwohnung, wie die vergangenen Jahre auch, zu einem kleinen Paradies, das wir sehr viel nutzen. Edi freut sich an der Blumenpracht und am Blick auf den Bodensee.

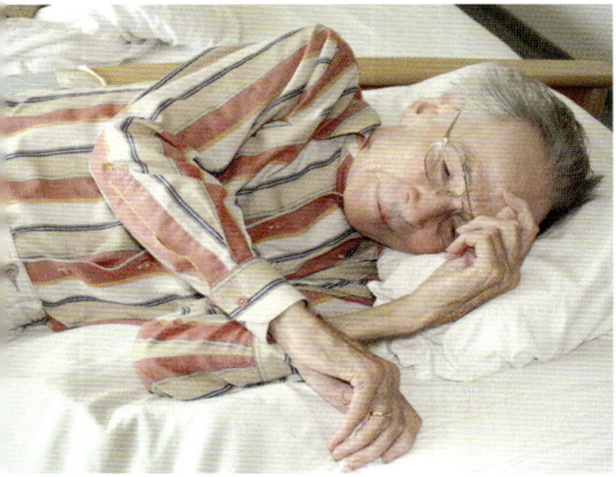

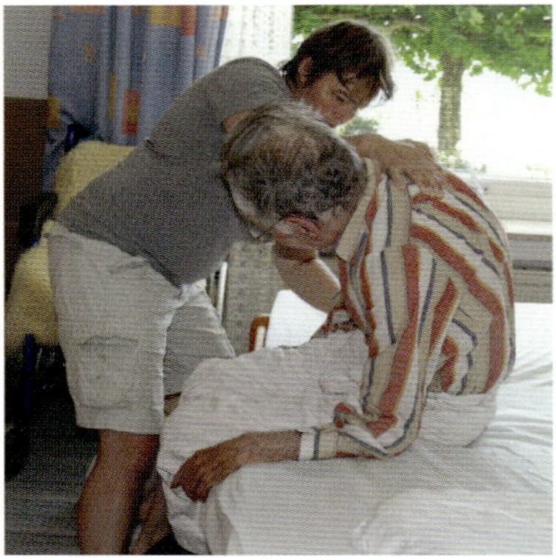

Fertig angezogen liegt Edi auf dem mitgebrachten Bett in der Ferienwohnung: entspannt und zufrieden.

Heike unterstützt Edi mit Hilfe der Kinästhetik. Sie hilft ihm, sich vom Liegen ins Sitzen aufzurichten.

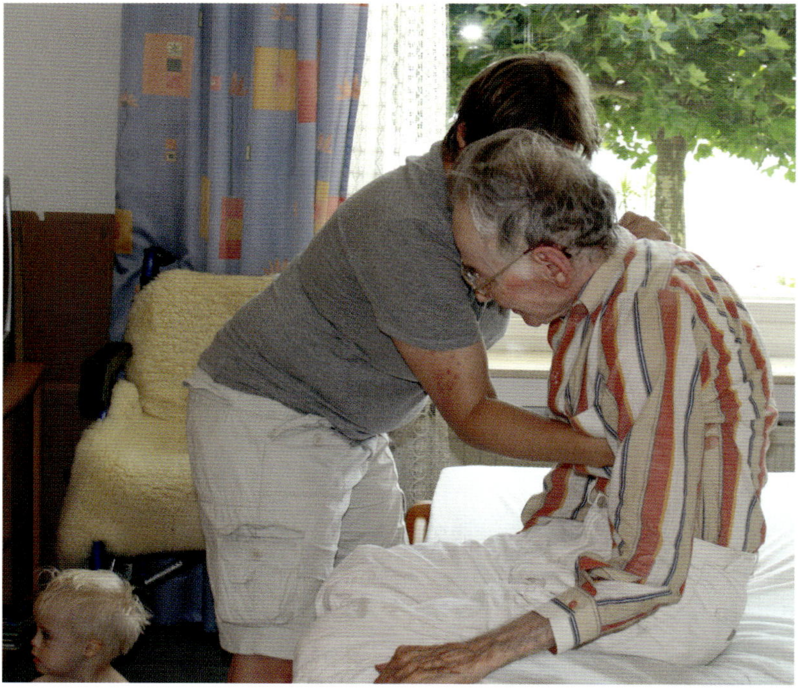

Edi ist im Sitzen angekommen und schaut zu Heikes Sohn Moritz. Nach einer kleinen Pause wird es weiter in den bereitgestellten Rollstuhl gehen.

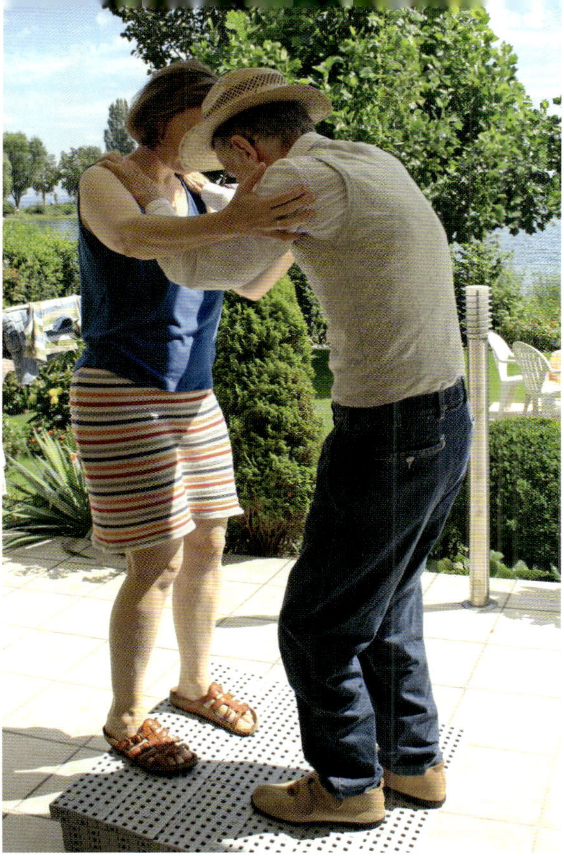

An diesem Tag kann ich nicht neben Edi gehen, sondern muss ihn sorgfältig halten. Die Schwelle hilft, Gleichgewicht zu üben.

Schon wieder trinken! Die nötige Flüssigkeitsmenge zu erreichen macht nicht immer Freude.

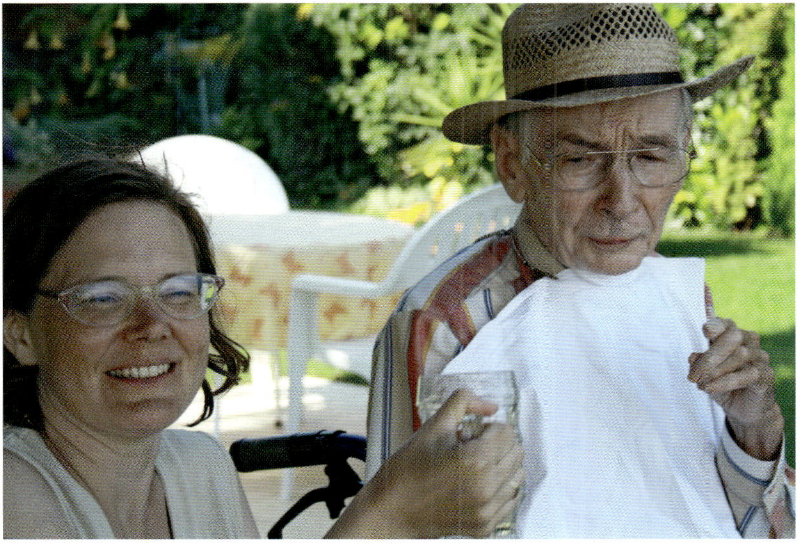

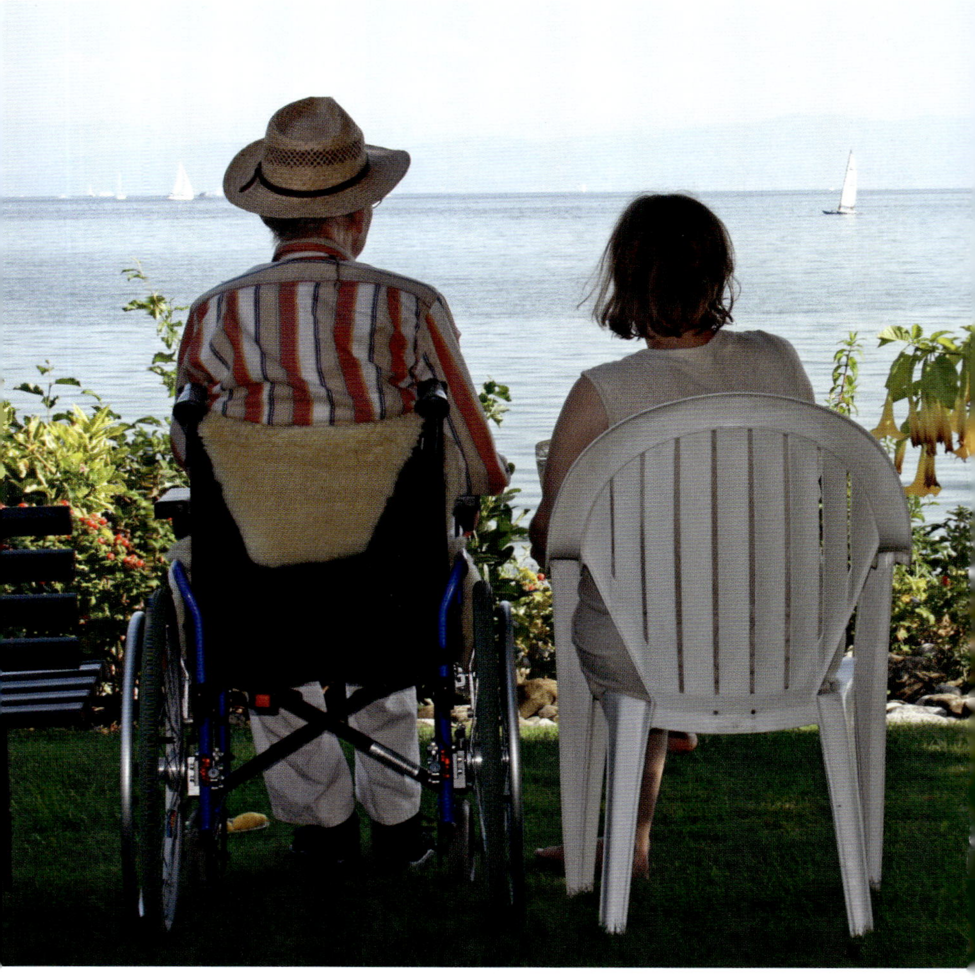

Im Garten unserer Ferienwohnung: Oft sitzen Edi und ich in diesem Sommerurlaub 2011 dicht am Wasser und schauen auf den Bodensee.

Das letzte Jahr

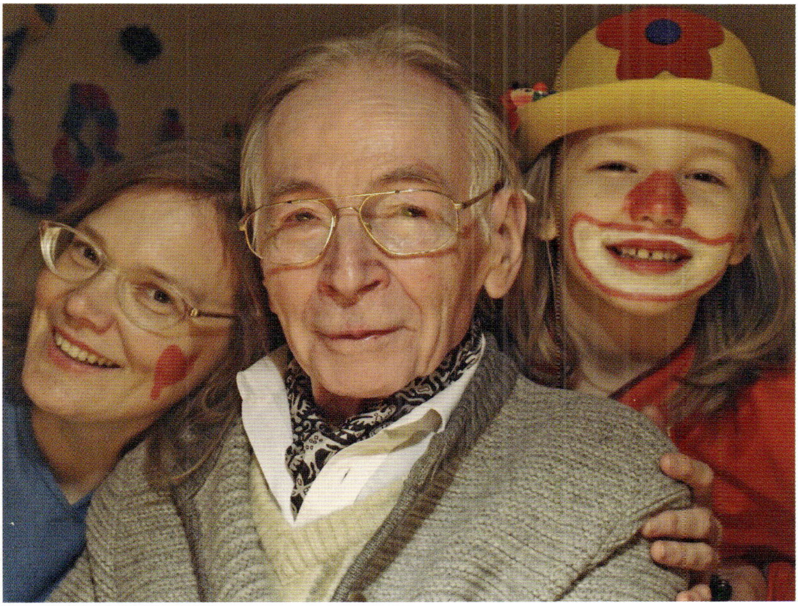

Fasching 2012: Edi bei uns zu Hause zusammen mit mir und Anna Laura.

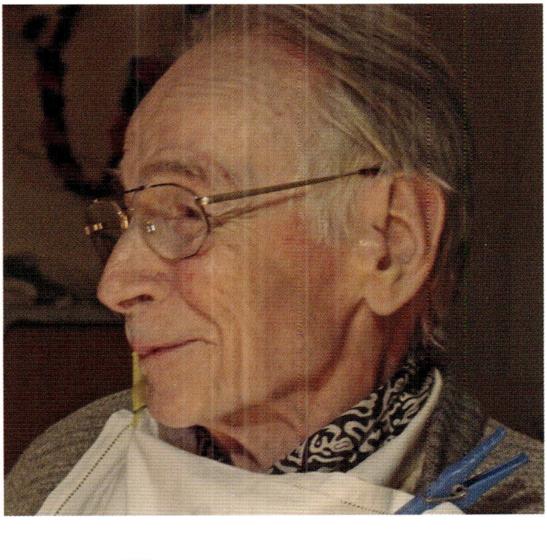

Am selben Tag: Edi strahlt Ingrid an, die ihm beim Essen geholfen hat.

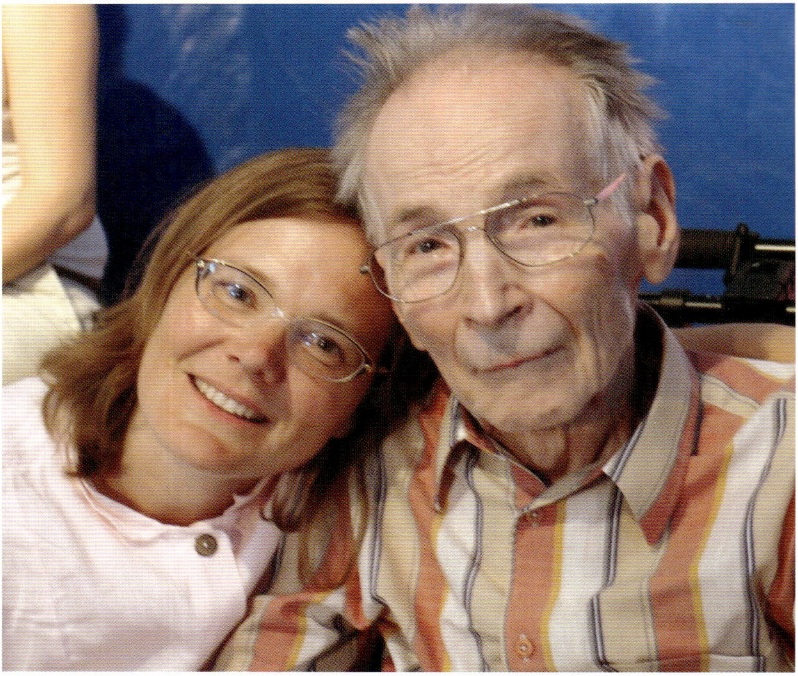

Edi und ich in einem Zirkuszelt kurz vor einer Zirkusaufführung von Anna Laura. Diese Aufführung bildete den Abschluss einer einwöchigen Tagesferienfreizeit, die Anna Laura besuchte (Anfang August 2012).

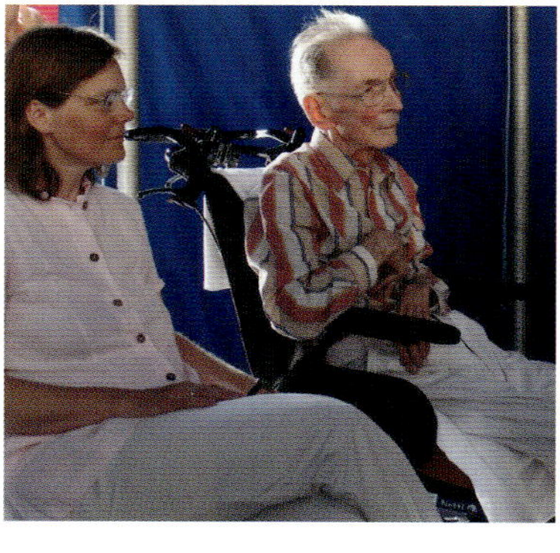

Mit mir während der Aufführung. Edis Hände sind in dieser Zeit bereits in einer Dauerspastik.

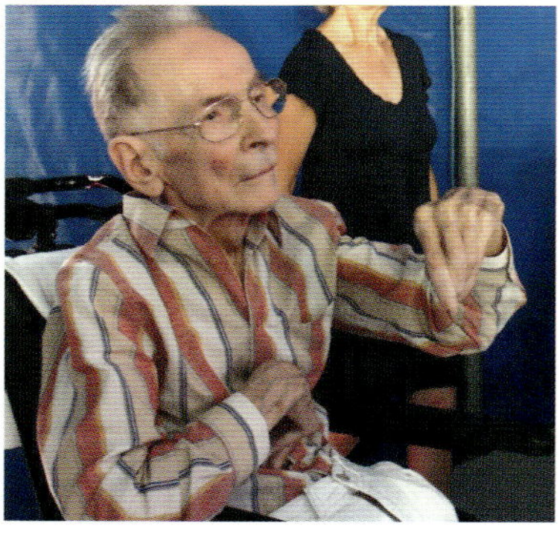

Edi betrachtet aufmerksam das Geschehen auf der Bühne. Dabei hebt er gleichzeitig seine Hand.

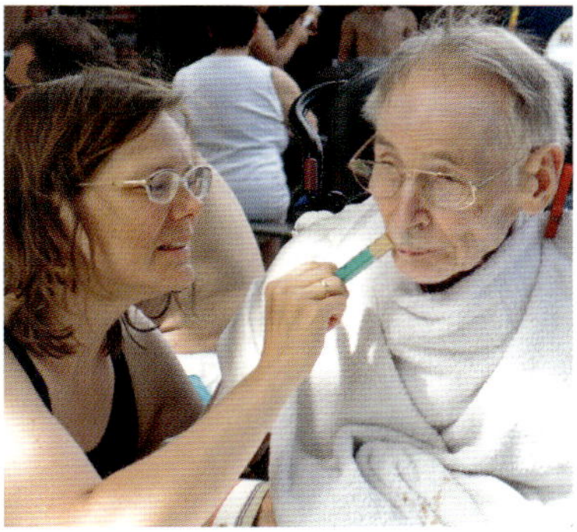

An einem Badesee: Mit Hilfe einer Spritze gebe ich Edi flüssige Nahrung (Anfang August 2012).

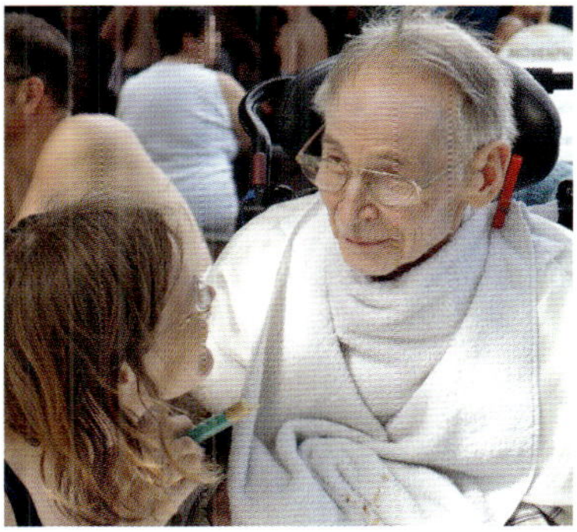

Schlucken ist schwierig und benötigt viele Pausen. Hier strahlt Edi mich in einer Essenspause an.

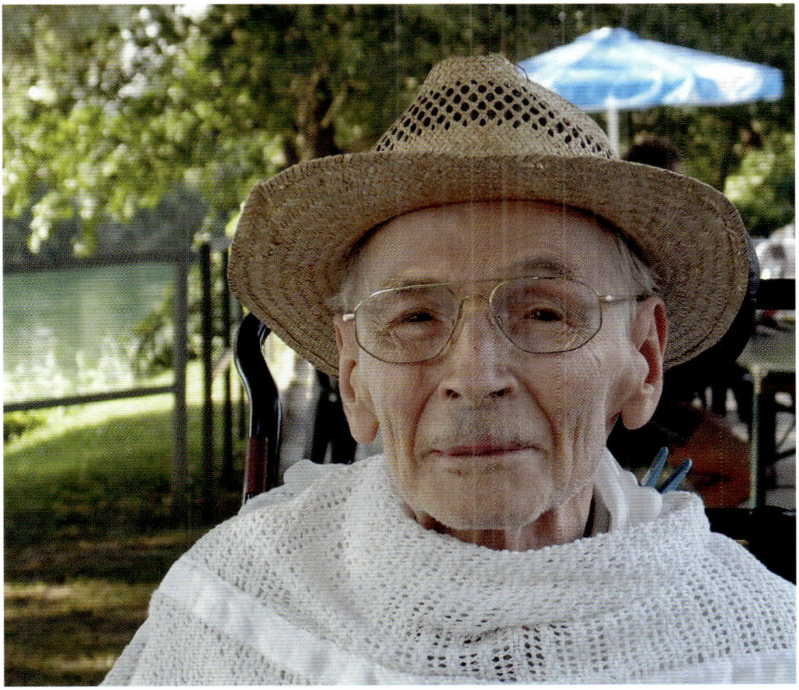

Der Ausflug ist Edis letztes Erlebnis außerhalb unserer Wohnung. Aufmerksam und glücklich schaut er uns und den Badesee an. Er ist sehr dankbar für den Tag, an dem er zwischendurch im Multifunktionsrollstuhl schläft.

Mandalas als Tagesgestaltung

Mandalas auszumalen entwickelte sich ab dem zweiten Jahr der Demenzerkrankung für Edi zu einem sehr wichtigen Teil seiner Tagesgestaltung. Viele Stunden war er jede Woche am Tisch sitzend zufrieden beschäftigt und geistig angeregt. Die ausgemalten Mandalas sind chronologisch geordnet und spiegeln so zugleich den Krankheitsverlauf.

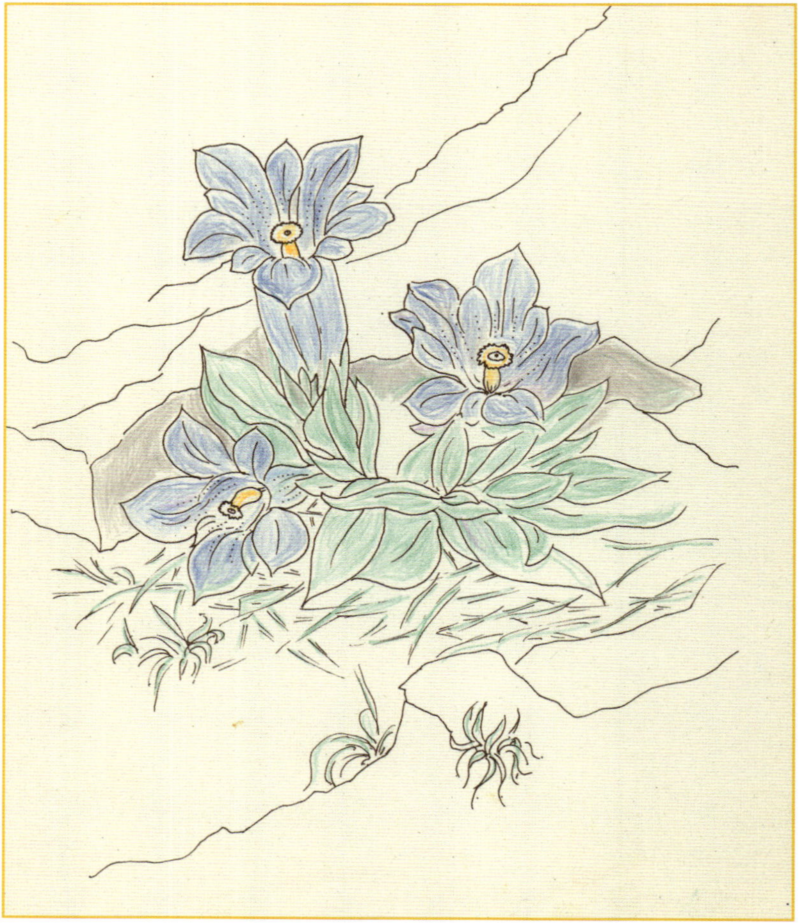

Edis erstes Mandala: Eine Enzianwiese, ungeplant entstanden dank eines Malbuches von Anna Laura, das sie liegen gelassen hatte (Herbst 2009).

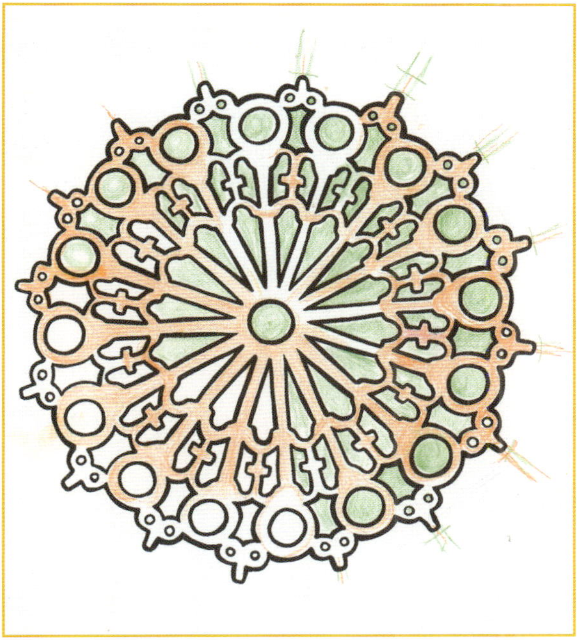

Sorgfältige Strichführung und Schraffur. Edi gestaltete bereits in dieser Krankheitsphase auch außerhalb der Mandala-form (Herbst 2009).

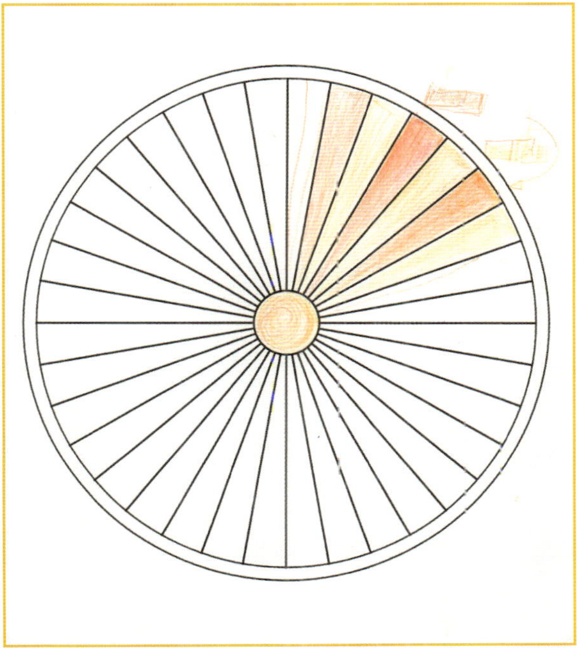

Edi malte „Ziegelsteine“ rechts oberhalb des Mandalas. Mit den Pfeilen wollte er sie ins Innere integrieren (Dezember 2010).

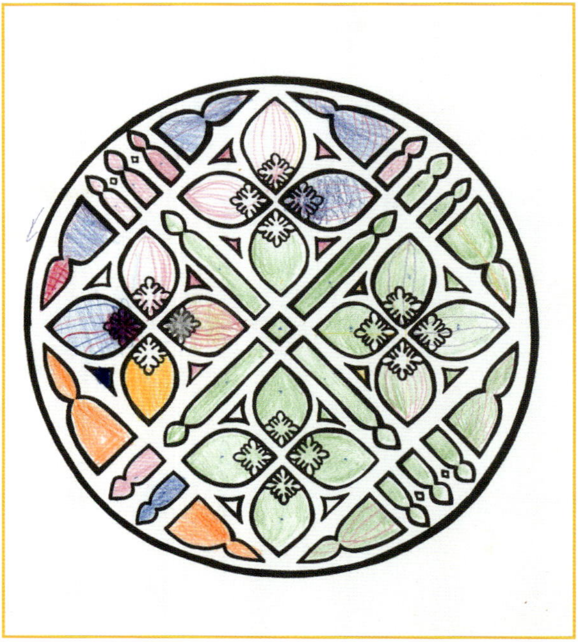

Beginnend in der ersten Jahreshälfte 2011, malte Edi nicht mehr flächig aus. Eine Zeit lang malte er Muster in den Formelementen des Mandalas.

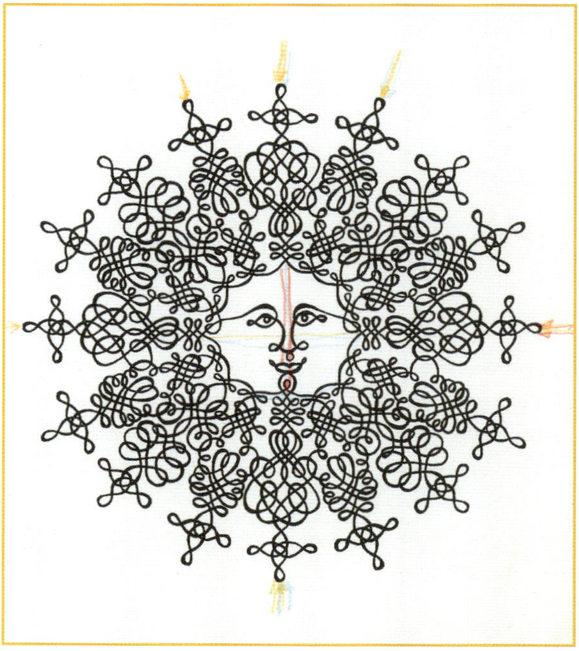

Manche Mandalas regten Edi nur zu wenigen Strichen an. Hier malte er im Umraum und im Zentrum ein Kreuz (2011).

In dieses Ankerkreuz vertiefte Edi sich über mehrere Wochen. Jeden Tag kamen sorgfältig gesetzte, etwas unsicher geführte Striche hinzu, unterbrochen von Pausen, in denen Edi das Motiv aufmerksam betrachtete (2011).

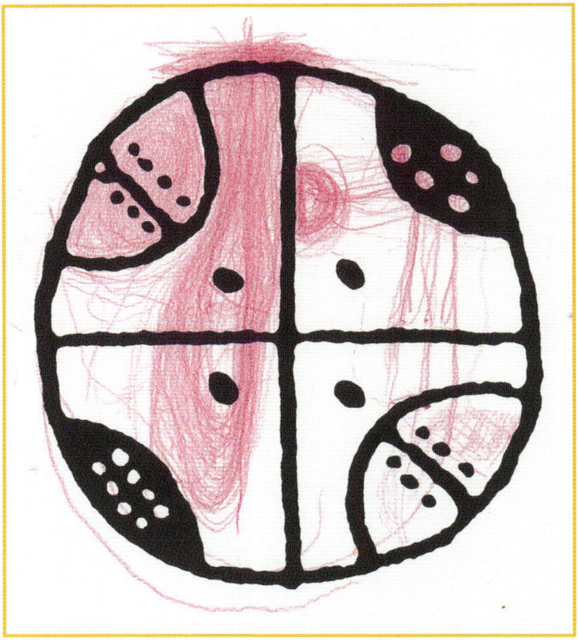

Im Jahr 2012 löste sich die Gestaltung teilweise von der Mandalaform. Inzwischen benutzte Edi weiche Wachspastellstifte.

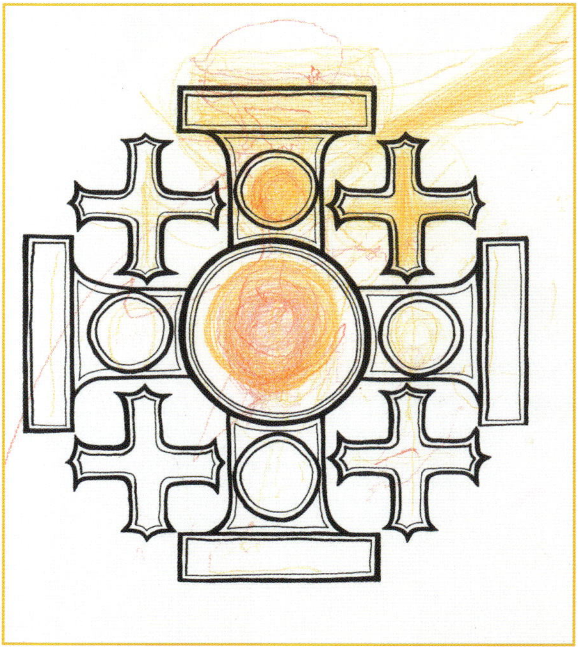

In diesem Mandala leben viele Stunden aufmerksamer Konzentration. Edi gestaltete es wenige Monate vor seinem Tod.

Bilder aus der Kunsttherapie

Ab dem dritten Jahr seiner Demenzerkrankung erhielt Edi regelmäßig Kunsttherapie. Eine Atmosphäre erfüllter Konzentration entstand im Tun mit der Kunsttherapeutin. Die entstandenen Bilder sind chronologisch geordnet. Abgebildet sind mit zwei Ausnahmen immer die gesamten Blätter einschließlich der von Edi nicht bemalten Flächen.

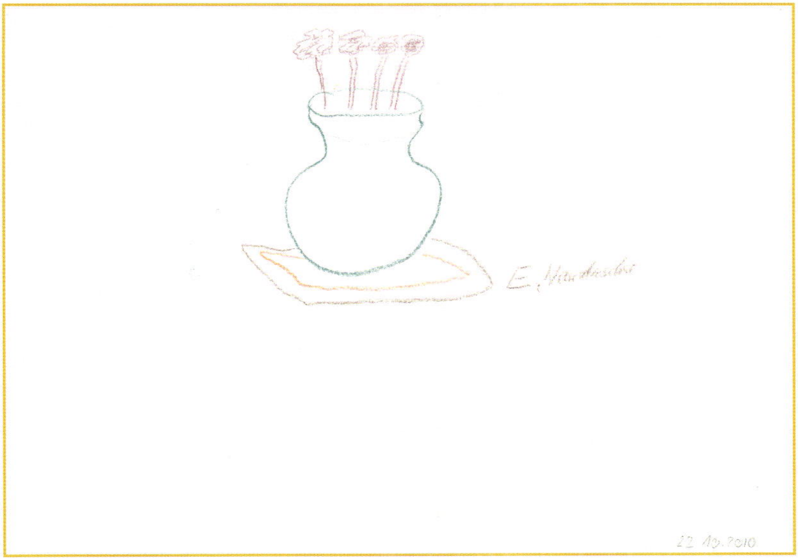

Erste Kunsttherapiestunde Oktober 2010: Edi malte, angeregt durch die Dekoration auf dem Tisch, eine Blumenvase. Lange schon hatte er nicht mehr seinen Namen geschrieben, hier setzte er ihn als Signatur auf sein Bild!

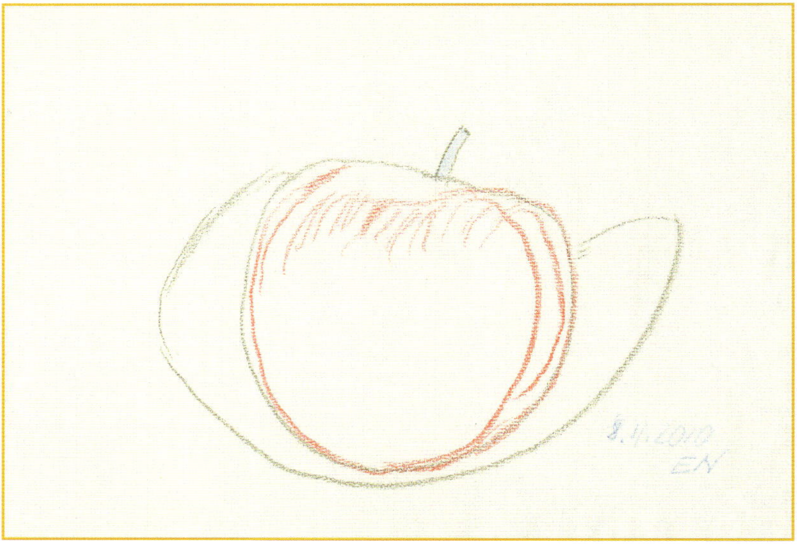

In der zweiten Kunsttherapiestunde zeichnete Edi angeregt durch eine Obstschale, die vor ihm auf dem Tisch stand. Mit seinem Namenskürzel EN aus seiner Zeit an der Universität signierte er sein Bild (November 2010).

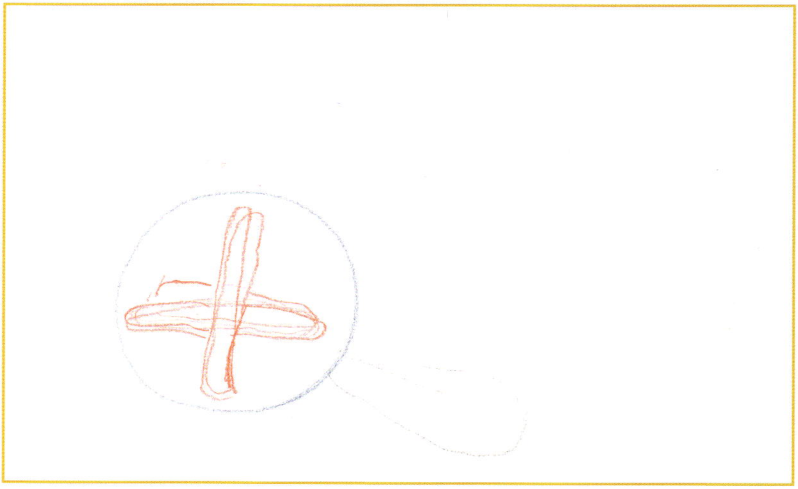

Durch das Abzeichnen von Gegenständen kamen Fähigkeiten zurück, doch nur vorübergehend. Bald gestaltete Edi anhand von Formen, die die Kunsttherapeutin vorgab, hier malte er im Kreis ein Kreuz (Januar 2011).

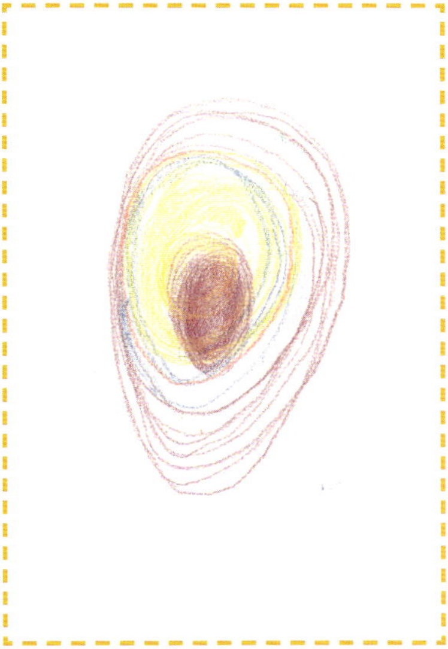

Sorgfältig führte Edi seine Linien. Die Kunsttherapeutin gab das rote Oval vor (März 2011, Ausschnitt).

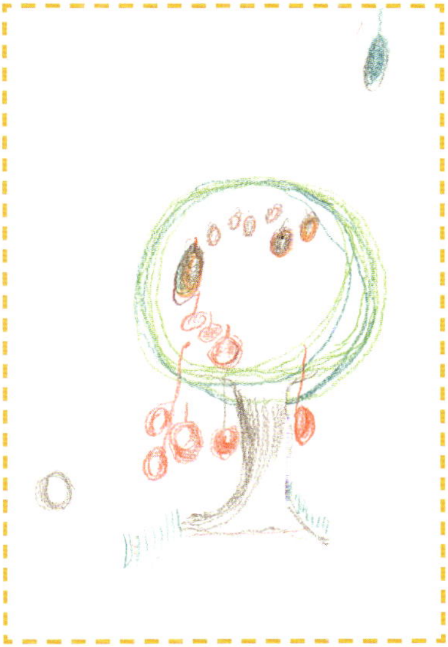

Die Kunsttherapeutin legte den Baum an. Edi gestaltete ihn mit Kirschen (Juli 2011, Ausschnitt).

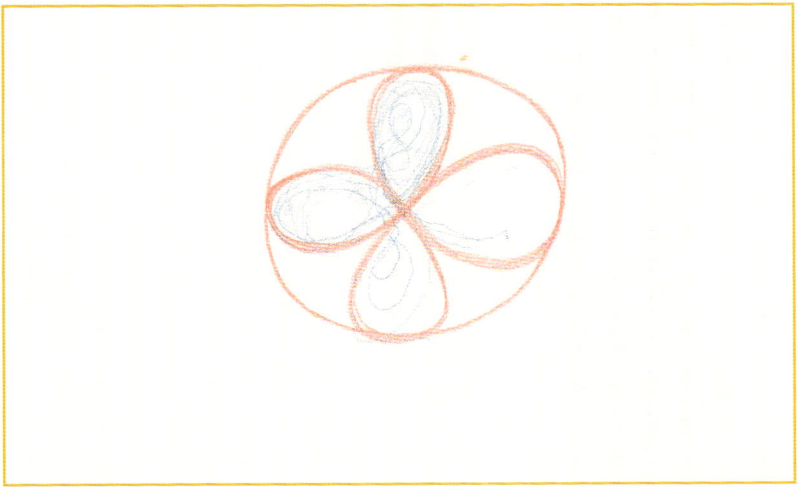

Edi malte nur in einem Teil der roten Form, die die Kunsttherapeutin zeichnete. Den angelegten Kreuzungen ging er in seiner eigenen Linienführung nur zum Teil nach (Januar 2012).

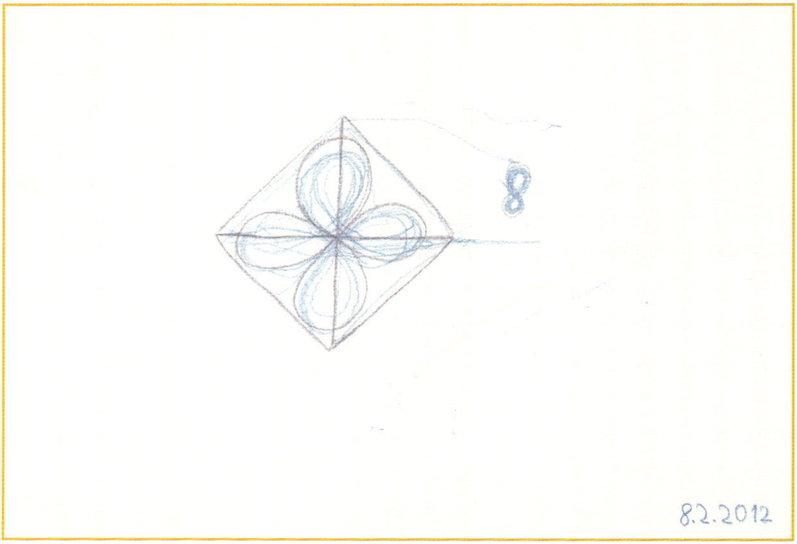

Eine ähnliche Form wie auf S. 253 unten, doch später entstanden. Nach einem besonders aufmerksamen Miteinander in der Pflege vermochte es Edi, die doppelte Kreuzung nachzuzeichnen sowie die kleine Acht (Februar 2012).

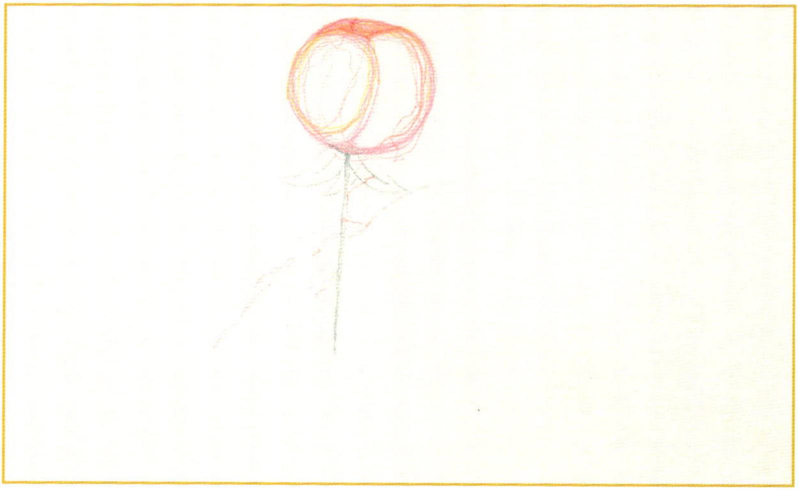

Die äußere Form der Blume, gemalt von der Kunsttherapeutin, regte Edi zu vielen Strichen an. Zu dieser Zeit waren seine Hände bereits in einer leichten Dauerspastik und hatten Mühe, den Stift zu halten (Mai 2012).

Peters Weg zur Sonne

Die Tonfiguren, die zu der selbst geschriebenen Geschichte „Peters Weg zur Sonne“ gehören (S. 196ff), stammen aus einer Kunsttherapie, die Anna Laura und ich nach Edis Tod gemeinsam machten. Wir stellten die Figuren im Laufe der Zeit in immer neue Beziehungen zueinander. Über den Figuren hängt das Bild, das wir wenige Wochen vor Edis Tod dank einer Anregung von Edis Kunsttherapeutin als Familie gemeinsam gestalteten: Anna Laura malte die Sonne, ich den Himmel und Edi mit Katharinas Hilfe die Farbtupfer.

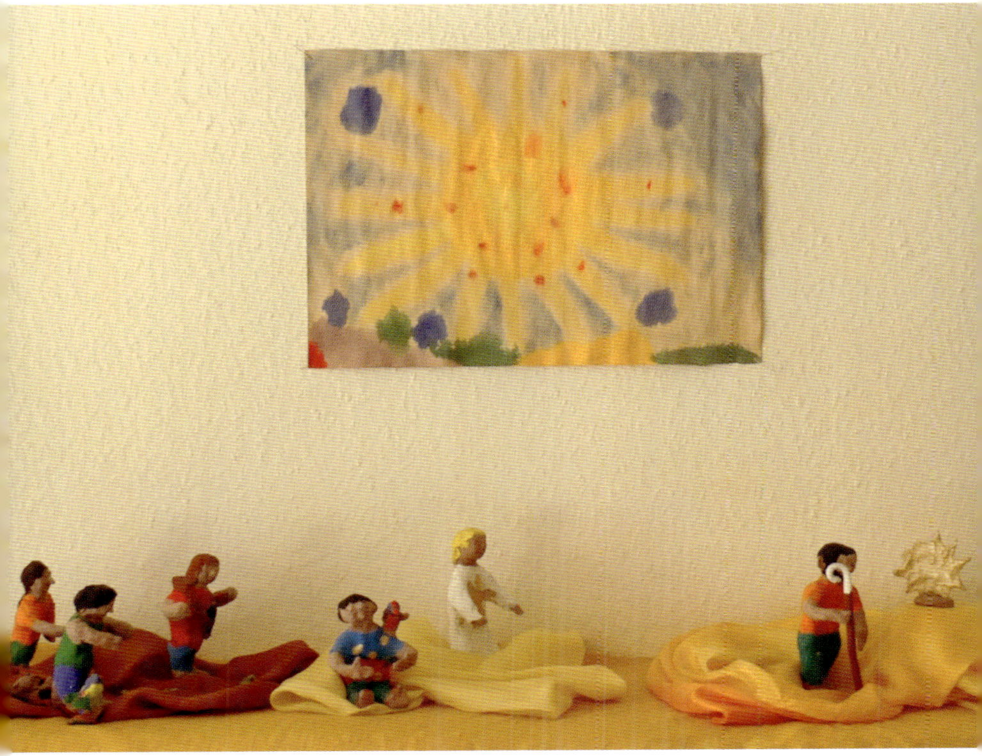

‚Jaane, die gerne wandert‘, ‚Martin, der gut hört‘ und ‚Laui, die gerne beobachtet‘ schauen gemeinsam ‚Peter, der die Sonne sucht‘ hinterher. In der Mitte ‚Der von der Sonne kommt‘ und der sitzende ‚Martin, der gut hört‘.

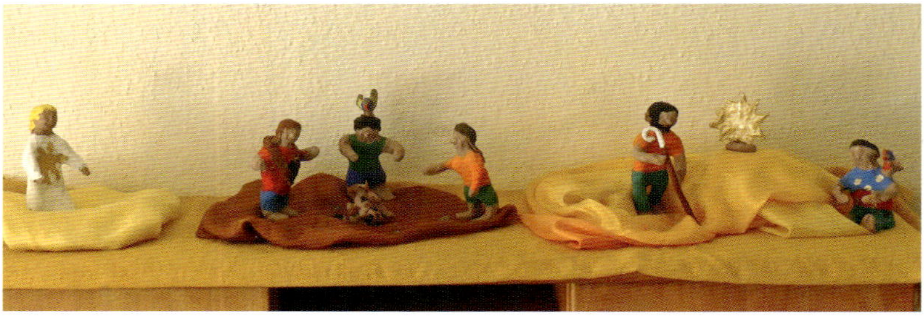

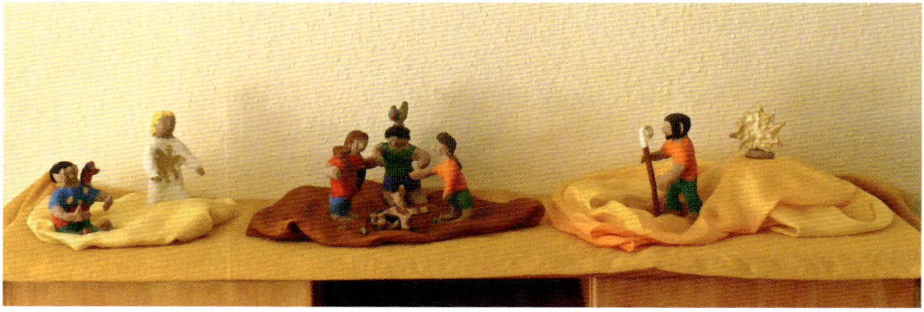

Peters Familie findet sich neu (oben), Peter schaut zu seiner Familie (unten).

Bildnachweis

Die Erkrankung in Fotos: © privat, mit herzlichem Dank an die Menschen, die uns vor und während Edis Demenz fotografiert haben

Bilder aus der Kunsttherapie: © privat

S. 246 (Enzianwiese) und S. 247 unten (Kreis mit Strahlen): Die zwei zugehörigen Bücher zu den aufgehobenen einzelnen Mandalablättern habe ich leider nicht herausfinden können. Ich freue mich über Hinweise und über eine Kontaktaufnahme seitens der Rechteinhaber.

S. 247 oben und S. 248 – 250: aus „Mandalas und das Geheimnis der Farben", Südwest Verlag 2008, mit freundlicher Genehmigung von Marion und Tiki Küstenmacher

S. 249: aus „Christliche Mandalas", Klaus Holitzka, 1998, mit freundlicher Genehmigung des Schirner Verlags